Complet avec titre & table

Te 159
32

MANUEL

DES

EAUX MINÉRALES

DE LA FRANCE.

MANUEL

DES

HAUS MIEHE...

DE LA NATION

MANUEL

DES

EAUX MINÉRALES

DE LA FRANCE,

A L'USAGE DES MÉDECINS, ET DES MALADES QUI LES FRÉQUENTENT;

Contenant l'exposé des précautions qu'on doit prendre avant, pendant et après l'usage des Eaux minérales; la topographie, le tableau des sources; les propriétés physiques, chimiques, médicales, et le mode d'administration des Eaux; la manière d'en composer d'artificielles; une Notice bibliographique; la description des sources de Spa, d'Aix-la-Chapelle, d'Aix en Savoie, de Louesche et de Saint-Gervais; précédé du Rapport de la Faculté de médecine de Paris.

PAR PH. PATISSIER,

Docteur en médecine, ancien Élève interne de l'Hôtel-Dieu de Paris, de l'École pratique; Membre de l'Athénée de médecine de Paris, et de la Société d'instruction médicale.

A PARIS,

Chez MÉQUIGNON-MARVIS, Libraire pour la partie de Médecine, rue de l'Ecole de Médecine, n° 9.

1818.

MANUEL

DES

EAUX MINÉRALES

DE LA FRANCE.

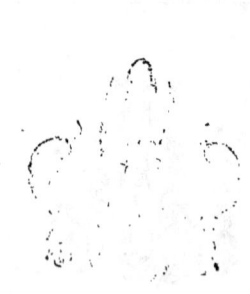

RAPPORT

De *MM. Vauquelin et Geoffroy sur un Ouvrage présenté, le 19 mars 1818, à la Société de la Faculté de Médecine de Paris, ayant pour titre:* Manuel des Eaux minérales de la France, etc., *par* M. Patissier, *docteur en médecine de la Faculté de Paris, etc.*

Depuis long-temps, et à diverses époques, il a paru des traités généraux sur les eaux minérales de la France; mais aucun jusqu'ici n'a considéré cette branche de la matière médicale, à-la-fois et sous le point de vue chimique et sous le rapport de la médecine.

Dans nombre de traités particuliers, plusieurs médecins recommandables ont rempli une partie de cette tâche, pour des eaux dont ils avaient spécialement étudié les propriétés.

Il manquait un ouvrage qui présentât le résumé des connaissances répandues dans ces traités épars; c'est ce qu'a entrepris M. Patissier, docteur en médecine de la Faculté de Paris, dans le *Manuel des eaux minérales de la France*, etc., dont il soumet le manuscrit au jugement de la Société, et dont nous sommes chargés de faire le rapport.

Avant d'en faire l'analyse, nous allons donner l'énumération des traités généraux publiés sur cette matière.

En 1605, Jean Banc réunit toutes les connaissances qu'on possédait alors sur les eaux thermales de la France.

Il décrit les anciens bains du Bourbonnais et de l'Auvergne, tels qu'ils avaient été construits par les Romains, et en trace avec exactitude les ruines encore existantes. Cet ouvrage précieux pour le temps, n'est aujourd'hui que d'une faible utilité.

En 1772, Monnet publie une nouvelle hydrologie contenant l'analyse de plusieurs sources minérales; il détermine les propriétés des eaux, d'après leurs principes constituants. Cet ouvrage est encore consulté pour les eaux dont on n'a pas d'analyse récente; mais la chimie moderne, qui a décomposé la plupart des eaux justement célèbres, a dépassé de beaucoup les connaissances d'alors.

A la même époque, Buchoz rassemble, dans son dictionnaire minéralogique et hydrologique, des détails sur les sources minérales, qu'il range par ordre alphabétique; dictionnaire qui est d'un médiocre intérêt.

En 1774, Raulin, inspecteur-général des sources minérales, donne un traité analytique de quelques eaux minérales; il les compare à celles d'Allemagne, et donne la préférence aux eaux de notre sol. Ce traité est incomplet.

En 1780, à la sollicitation de la Société royale de médecine, Carrère rédige un catalogue raisonné des ouvrages qui ont été publiés sur toutes les eaux minérales de la France, et en donne un extrait succinct. On regrette que cet ouvrage, un des meilleurs à consulter, ait paru avant la création de la chimie pneumatique, qui a amené de grandes améliorations dans les procédés analytiques.

En 1811, M. Bouillon Lagrange a réuni toutes les analyses dues aux travaux des chimistes modernes, dans son *Essai sur les eaux minérales naturelles et artificielles*. Cet essai est ce qu'il y a de plus complet sur cette matière;

mais on y désire encore des détails plus étendus sur la topographie, sur la manière d'administrer les eaux, et sur-tout sur leurs propriétés médicinales.

C'est cette lacune que M. Patissier a cherché à remplir; par le plan de l'ouvrage, on verra s'il a atteint son but.

Le *Manuel des eaux minérales*, etc., se divise en deux parties; la première est consacrée à des considérations générales; la seconde traite de chaque source en particulier.

Trois chapitres partagent la première partie.

1er Chapitre. Aperçu sur l'histoire des eaux minérales. L'auteur cherche à faire connaître le degré de faveur ou de discrédit que ce moyen a obtenu chez les Grecs, les Romains, et les modernes.

Après avoir défini les eaux minérales, indiqué leurs divisions admises par les chimistes, il détermine le degré d'utilité de ces eaux dans les maladies chroniques; il les considère à-la-fois comme moyen médicamenteux et comme moyen hygiénique. Il expose les précautions qui doivent précéder, accompagner et suivre l'usage des eaux minérales; et il trace les règles hygiéniques que doivent observer et le buveur d'eau et le baigneur.

2e Chapitre. L'auteur y traite des bains, des boues minérales, des étuves et des douches. Après une description succincte des bains des différents peuples, il parle des bains domestiques, qu'il divise en froids, chauds et tempérés; il en développe les effets immédiats et les propriétés médicales. Ces considérations lui paraissent nécessaires pour se rendre compte de l'action des eaux thermales. Ici l'auteur combat l'opinion des médecins qui prétendent que les eaux thermales pures ne jouissent pas d'autres vertus que les bains domestiques. Il prouve par des faits, que le calorique contenu dans les eaux thermales, est bien différent de celui qui échauffe ces derniers; qu'alors il doit imprimer à l'eau des vertus étrangères. Il énonce ensuite les opinions plus ou moins hypothétiques avancées sur la cause de la chaleur des eaux thermales, et finit par exposer l'action des bains de vapeurs, des douches, leurs propriétés médicinales.

3ᵉ Chapitre. Description des procédés pour l'analyse des eaux minérales, procédés tirés en entier du traité de chimie de M. Thénard. L'auteur estime le degré d'utilité des analyses chimiques; il pense que seules elles ne peuvent fixer les propriétés médicinales des eaux, et qu'elles ne doivent servir qu'à confirmer le résultat de l'observation. Ces réflexions le conduisent à comparer les eaux minérales artificielles aux naturelles. Après avoir payé son tribut d'éloges aux chimistes qui ont su ravir à la nature une partie de ses secrets, il ne croit pas que l'art soit supérieur à la nature. Il objecte que les eaux thermales ne peuvent être absolument analogues aux naturelles, puisque les analyses de ces dernières ne sont pas encore d'une exactitude parfaite. Sans rejeter les eaux minérales factices de la pratique médicale, il indique les circonstances où on peut les employer presque avec le même succès que les naturelles.

2ᵉ *Partie*. Histoire de chaque source en particulier. Les eaux sont divisées en quatre classes, de là autant de chapitres.

1° Eaux minérales hydro-sulfureuses.
2° Acidules.
3° Ferrugineuses acidules.
4° Salines.

Cette division, empruntée à Bergmann et adoptée par les

chimistes modernes, est loin d'être à l'abri de tout reproche. Il est en effet des eaux qui, par leurs propriétés physiques, se placent naturellement parmi les eaux sulfureuses, et qui, d'après l'analyse chimique, appartiennent à une autre classe. Quoique ce défaut de classification soit bien connu de l'auteur, il l'a cependant préféré à l'ordre topographique et à l'ordre alphabétique, qui offrent peu d'avantages.

Dans le premier chapitre, on trouve des considérations générales sur les propriétés physiques, chimiques et médicales des eaux hydro-sulfureuses, sur le mode de leur administration, sur les précautions qu'exigent leur transport, sur la manière d'en fabriquer d'artificielles. Après ces données générales, applicables à toutes les eaux de cette classe, l'auteur s'occupe de chaque source. Il indique la situation du lieu où jaillissent les eaux minérales, la distance des villes voisines, les commodités que l'on y trouve, la température du climat, l'état des routes qui y conduisent, la saison où l'on prend les eaux. Ces renseignements nous paraissent d'une grande utilité, et pour les médecins et pour les malades éloignés des sources.

Il fait mention de la nature du sol environnant les sources; il décrit succinctement ces dernières, leurs propriétés physiques, telles que la limpidité, l'abondance, l'odeur, la saveur, la pesanteur spécifique, la température de l'eau et les sédiments. Quant à l'analyse chimique, il ne rapporte pas toutes celles qui ont été faites, il se borne à indiquer les résultats de celles qui sont dues aux chimistes modernes. A l'article des propriétés médicinales, l'auteur énumère celles qui ont été reconnues par les meilleurs médecins, cherche à distinguer les maladies où les eaux sont nuisibles, et à ne présenter que ce qui est le fruit de l'observation : tâche difficile. Comment en effet se former des idées positives sur les vertus d'une source minérale, lorsque la plupart des écrivains, entraînés par l'enthousiasme et la prévention, ont considéré les eaux qu'ils dirigeaient comme une panacée universelle ?

L'auteur expose la manière d'administrer les eaux, leur dose, les précautions particulières qu'exigent la boisson et les bains. Il détermine si les eaux peuvent se transporter sans une grande perte de leurs propriétés. Il indique également la manière et les doses des substances pour fabriquer des eaux minérales factices, d'après M. Duchanoy et MM. Tryaire et Jurine.

Enfin, pour compléter la description de chaque source, il donne une notice bibliographique des meilleurs auteurs à consulter, et par rang de date.

Cette même méthode est conservée dans l'examen de toutes les sources de la France, renfermant dans son cadre les sources de Spa, d'Aix-la-Chapelle, d'Aix en Savoie, de Saint-Gervais, de Loëche, qui, à raison du voisinage et de leur efficacité, sont fréquentées par un grand nombre de Français.

Enfin si cet ouvrage n'est pas entièrement complet, c'est que l'auteur n'a point voulu parler des sources sur lesquelles on n'avait point d'analyses un peu exactes ; mais il est à croire que les médecins voisins des sources non citées, s'empresseront de les faire connaître par l'analyse et par des observations authentiques qui prouveront le degré d'utilité.

D'après cet exposé, nous pensons que la Société ne peut porter qu'un jugement très-favorable sur l'ouvrage qui lui est soumis, et que son approbation sera un vif encouragement pour le jeune médecin qui a consacré plusieurs années à rassembler, avec une critique éclairée, une multitude de faits épars, et est parvenu à rédiger un ouvrage également utile, et pour les médecins et pour les malades qui sont dans le cas d'avoir recours à l'usage des eaux minérales.

Paris, le 3 avril 1818.

Signé VAUQUELIN, GEOFFROY.

Le secrétaire de la Société de la Faculté de médecine de Paris, certifie que le rapport ci-dessus est extrait des registres destinés à réunir tous les actes de ladite Société.

Paris, le 21 mai 1818.

C. DUMÉRIL.

INTRODUCTION.

Depuis long-temps les médecins et les malades qui fréquentent les eaux minérales naturelles, désirent un ouvrage qui, rassemblant les faits épars dans de volumineuses collections ou dans des traités difficiles à se procurer, présente, dans un cadre étroit et fidèle, tout ce qu'il y a de plus certain sur chaque source en particulier. Ayant accompagné quelques malades aux eaux minérales, j'ai senti moi-même l'utilité, le besoin d'un pareil travail; et quoique sa composition exigeât beaucoup de recherches fastidieuses, j'ai osé l'entreprendre, encouragé par les conseils de plusieurs praticiens célèbres de la capitale. Pour remplir cette tâche difficile, j'ai lu un très-grand nombre d'écrits publiés sur les eaux minérales; j'ai consulté les différents Journaux de médecine, les Annales de chimie, le Journal de pharmacie; et, après avoir réuni un grand nombre de matériaux divers, j'ai disposé dans un ordre méthodique tout ce qui m'a paru indispensable à la connaissance de chaque source. Je n'insisterai pas sur le plan de cet ouvrage, dont MM. Vauquelin et Geoffroy, commissaires de la Société de la Faculté de médecine, ont fait un exposé très-exact dans leur rapport (*voyez* pag. j); je crois devoir seulement ajouter ici quelques remarques sur le même objet.

Les deux premiers chapitres de la première partie sont consacrés à des considérations générales sur l'utilité et l'emploi des eaux minérales. Je cherche à faire connaître les précautions qu'exige ce remède, pour en obtenir des résultats avantageux. Le troisième chapitre a pour objet l'analyse chimique, c'est à dire la description des procédés usités pour découvrir les éléments minéralisateurs des eaux. Ce point est une des parties les plus difficiles de la chimie; c'est ce qui m'a engagé à rapporter textuellement les règles que M. Thénard a si bien tracées à ce sujet dans son excellent traité de chimie.

La deuxième partie comprend la description de chaque source en particulier. Pour classer les eaux minérales, on peut suivre l'ordre alphabétique, l'ordre topographique et l'ordre chimique. 1° *L'ordre alphabétique* admis par

Buchoz et M. Bouillon-Lagrange, a pour défaut principal de séparer des sources qui, voisines les unes des autres, ont plusieurs points d'analogie entre elles, et dont l'usage doit être souvent combiné pour l'intérêt des malades. 2° *L'ordre topographique,* suivi par Carrère, offre l'avantage de présenter d'un seul coup d'œil toutes les eaux minérales de chaque département; ce mode de classification me paraît excellent pour un traité complet des sources minérales. 3° *L'ordre chimique* consiste à classer les eaux d'après les principes fournis par l'analyse; cette méthode rapproche beaucoup de sources dont les propriétés sont à-peu-près les mêmes; elle prévient les répétitions, et facilite la mémoire. Ces raisons m'ont décidé à l'adopter, d'autant mieux que mon but est de traiter seulement des sources les plus célèbres, de celles sur lesquelles on possède des analyses un peu exactes. Je divise donc les eaux minérales en hydro-sulfureuses, acidules, ferrugineuses acidules, et salines.

Après avoir indiqué la situation des lieux où jaillissent les eaux minérales, les routes qui y conduisent, les commodités et les agréments que l'on y trouve, la saison la plus favorable aux eaux, je décris les sources, leur nombre, leur situation, leurs propriétés physiques, leur analyse chimique (1). A l'article des propriétés médicales, je trace le tableau de celles qui sont les plus constantes, les plus avérées, et je cite de préférence les opinions des auteurs qui ont écrit sur cette matière dans des vues pratiques. Il faut l'avouer, les vertus des eaux minérales sont loin d'être parfaitement connues, et ce n'est pas sans étonnement que l'on voit des médecins prôner leurs eaux dans des maladies entièrement opposées. Après avoir déterminé les cas où les eaux conviennent le mieux, je tâche d'apprécier les circonstances qui les rendent nuisibles.

Comme il n'est pas indifférent de prendre les eaux minérales en boisson, en bains et en douches, j'indique les différentes manières de les administrer, la dose de la boisson, les précautions nécessaires pour prendre les bains et les douches.

Les eaux minérales s'altérant plus ou moins par le transport, je fais mention de celles que

(1) Je n'ai pas cru devoir me servir de quelques termes nouveaux de la chimie, parce qu'ils sont encore peu connus de la plupart des médecins.

l'on peut faire voyager sans beaucoup de perte dans leurs principes et dans leur vertus.

Quelque soin que j'aie mis à extraire de chaque ouvrage ce qu'il est important de connaître, il est une infinité de renseignements que plusieurs personnes jugeront nécessaires. Pour faciliter sur ce point les recherches qu'elles seraient tentées de faire, j'ai placé, à la fin de la description de chaque source, une notice bibliographique, dans laquelle j'ai rangé, par ordre de date, les ouvrages qui méritent d'être consultés. J'ai signalé ceux qui m'ont paru les meilleurs, et je ne crains point d'affirmer que l'impartialité a toujours guidé ma plume et dicté mon jugement.

Quoique nous possédions un très-grand nombre de traités particuliers sur les eaux minérales, la connaissance de ce moyen de guérison est encore imparfaite, et il s'en faut bien que l'on puisse appliquer à ce sujet le mot de la Bruyère, *que tout est dit et que nous venons trop tard*. Que d'expériences à faire ! que d'observations à recueillir ! que de faits merveilleux à soumettre à l'examen d'un jugement sévère ! De bonnes analyses, de fidèles observations de pratique, faites par des esprits sages et de bonne foi, peuvent seules fixer les idées des gens de l'art sur ce point important de la thérapeutique.

Les sources minérales ne doivent pas être seulement un objet de méditation pour les médecins, elles doivent aussi appeler l'attention des administrateurs qui veillent à la prospérité de leur département. Une source minérale célèbre est un fonds précieux pour un pays pauvre ; pendant la saison des eaux, elle y attire le numéraire et augmente la valeur des denrées. Les sources de Baréges, de Bonnes, de Bagnères, de Spa, et de plusieurs autres enrichissent les contrées stériles où la nature les a placées. Ces exemples ne doivent-ils pas encourager les habitants des lieux où sourdent les eaux minérales, à réunir dans ce séjour l'agréable à l'utile, à entretenir les fontaines, à les décorer comme la richesse principale de leur sol, à embellir le local destiné aux malades, à rendre l'emplacement et les sites des environs plus agréables et plus accessibles, à établir par-tout des promenades commodes et spacieuses ?

Lorsque je présentai cet ouvrage à la Société de la Faculté de médecine de Paris, je m'étais borné à la description des sources un peu renommées. Depuis cette époque, M. le docteur Mérat, membre de la Société de la Faculté, m'a engagé, pour compléter ce *Manuel*, à y

Introduction. xv

ajouter, comme supplément, une notice des eaux peu connues, et sur lesquelles on ne possède pas d'analyse exacte. J'ai suivi ce conseil utile; et je saisis cette occasion pour témoigner ma gratitude à cet habile et savant médecin.

Sans rien préjuger du succès de cet ouvrage, j'ose espérer qu'il sera utile aux praticiens qui le consulteront, en leur épargnant de pénibles recherches, en leur rappelant les propriétés des eaux minérales et les circonstances dans lesquelles ils peuvent les prescrire. Les malades eux-mêmes y trouveront des connaissances et des conseils qui pourront, jusqu'à un certain point, les diriger dans l'emploi d'un remède aussi salutaire. Au reste, quelque soin que j'aie apporté à la confection de ce travail, je suis loin de le regarder comme exempt de toute erreur; je suis tout disposé à recevoir avec reconnaissance les avis que l'on voudra bien me donner, et à faire tous mes efforts pour en profiter à l'avenir, si toutefois ce *Manuel* est accueilli favorablement du public.

Qu'il me soit permis, en terminant, de témoigner publiquement ma gratitude à mes anciens maîtres, M. le professeur Dupuytren,

MM. Geoffroy, Husson, Asselin, Petit, Récamier, Borie, médecins de l'Hôtel-Dieu de Paris, qui tous, en même temps qu'ils cherchaient, au lit des malades, à me dévoiler les secrets de notre art, ont bien voulu successivement m'honorer de leur amitié. Puisse ce faible travail être digne d'être offert à des maîtres aussi distingués!

MANUEL
DES
EAUX MINÉRALES
DE LA FRANCE.

APERÇU SUR L'HISTOIRE DES EAUX MINÉRALES.

De tous les temps, l'utilité des eaux minérales a été généralement reconnue; répandues sur toute la surface du globe, elles offrent à l'homme un remède puissant à ses maux. Leur découverte fut due au hasard. Dans les premiers âges de la Médecine, la tradition fit seule connaître leur efficacité; les guérisons qu'elles opéraient, engageaient d'autres malades à les aller prendre, et c'est par une suite de succès, qui ne se sont pas démentis, qu'elles ont obtenu et mérité la confiance des médecins de tous les siècles.

Les Grecs, dont les connaissances en médecine furent au-dessus de celles des nations qui les avaient précédés, honoraient les sources d'eaux chaudes comme un bienfait de la Divinité; elles étaient dédiées à Hercule, le dieu de la Force. Ils s'en servaient pour boisson, en bains et comme remèdes topiques. Hippocrate, le père de la médecine, nous parle (1) d'eaux chaudes empreintes de cuivre, d'argent, d'or, de soufre, de bitume, de nitre, et les interdit pour la boisson ordinaire. Aristote enseignait, quatre cents ans avant l'ère chrétienne, qu'il se mêle avec les eaux des sources minérales, des vapeurs de différente nature qui font leur principale vertu. Strabon décrit une source miraculeuse à laquelle il attribue la propriété de diviser la pierre dans la vessie, et d'en évacuer les graviers. Théopompe (2) en indique une qui guérit les blessures. Archigènes (3) conseille les eaux minérales en boisson dans les maladies de vessie, depuis une livre jusqu'à douze ou quinze. Plusieurs médecins grecs employaient encore ce remède contre l'éléphantiasis, la colique, les paralysies, les affections nerveuses; déjà on parlait des eaux soufrées, alumineuses, bitumineuses, nitreuses, ferrugineuses. Galien (4) fait l'éloge d'une eau bitumineuse et martiale dont se servaient ceux qui étaient sujets à la gravelle. Il défend la boisson des eaux minérales à ceux qui ont quelque *astriction*, *acerbité*, *aridité*, *acrimonie* dans les humeurs.

Les eaux minérales étaient un remède familier aux Romains, qui faisaient un usage habituel de

(1) De aere, locis et aquis, lib. 3, cap. 2.
(2) Plin., liv. 3, chap. 2.
(3) Aétius, liv. 2, chap. 30.
(4) De facult. simpl. lib. x.

celles d'Italie. Horace (1) a vanté les bains de Saint-Casciano dans ces vers.

Qui caput et stomachum supponere fontibus audent Clusinis.

Vitruve (2), qui étudia également l'histoire naturelle et l'architecture, dit que les eaux nitreuses sont purgatives. Sénèque le philosophe (3) s'explique davantage : il est suivant lui des eaux célèbres par leur saveur, ou l'usage avantageux qu'on en fait ; les unes sont bonnes pour les yeux, les autres ont la vertu de guérir les maladies invétérées et même désespérées ; il en est qui conviennent aux ulcères ; la boisson de quelques-unes est utile aux poumons et aux viscères ; on en trouve qui arrêtent les hémorrhagies ; leurs vertus sont aussi variées que leur saveur. Pline, dans son Histoire naturelle, traite des eaux acidules, sulfureuses, salées, nitreuses, alumineuses, martiales et bitumineuses, etc. Il dit que l'eau sulfureuse est très-bonne pour les nerfs ; que celle qui est alumineuse convient aux paralytiques, et que celle de mer enlève les tumeurs, sur-tout les *parotides*. Il décrit ainsi la source de Tongres : *Tungri, civitas Galliæ, fontem habet insignem, multis bullis stillantem, ferruginei saporis, quod ipsum non nisi in fine potûs intelligitur : purgat corpora, tertianas febres discutit, calculorumque vitia. Eadem aqua, igne admoto,*

(1) Epist. 15, lib. 1.
(2) Lib. 8.
(3) De natural, lib. 3, cap. 1.

turbida fit, ad postremum rubescit. Oribase, qui vivait sous l'empereur Julien, parle beaucoup des eaux minérales naturelles; il donne de bons préceptes relativement aux eaux ferrugineuses qu'il conseille dans les affections de l'estomac et du foie; il développe quelques aperçus sur les eaux spiritueuses qu'on nomme aujourd'hui acidules, et il les juge salutaires dans les maladies des sens. Aétius, né en 455, paraît s'être beaucoup occupé des eaux minérales; il prescrit les eaux alumineuses, sulfureuses, contre les maladies nerveuses et rhumatismales, et sur-tout contre la lèpre, la gale, les dartres; il vante les eaux ferrugineuses dans les maladies chroniques du foie et de l'estomac.

Dans tous les pays où les Romains portèrent leurs armes triomphantes, ils cherchaient des eaux minérales; ils s'arrêtaient de préférence aux sources d'eaux chaudes, sans doute, parce qu'ils avaient remarqué qu'elles étaient propres à guérir les blessures. Aix en Provence, Bourbon-l'Archambaud, Néris, le Mont-d'Or, les sources des Pyrénées, furent autant de lieux recherchés par les vainqueurs du monde, qui venaient y rétablir leur santé, se délasser des fatigues de la guerre, et goûter les plaisirs de la Gaule. En reconnaissance des bienfaits qu'ils avaient éprouvés de l'usage de ces sources, ils les décorèrent de plusieurs monuments, dont il reste encore des vestiges qui portent l'empreinte de la grandeur que ce peuple donnait à ses moindres ouvrages. Chaque fontaine fut pla-

tée sous la protection de quelque divinité tutélaire. Les prêtres du paganisme, abusant alors de la crédulité des malades, inventèrent certaines cérémonies religieuses, qu'ils rendirent indispensables, pour obtenir le soulagement ou la guérison qu'ils venaient chercher à la source; et les inscriptions qu'on lit encore sur les murs de quelques fontaines minérales, attestent que les cures qui s'opéraient dans ces temps, étaient moins attribuées à l'efficacité des eaux qu'aux bienfaits de la déesse. La chute de l'empire romain entraîna la ruine de ces édifices précieux. Les Gaulois, loin de les conserver, les négligèrent, affectèrent même de les laisser dépérir. Dès lors les sources minérales furent délaissées. « Les Chrétiens, dit Bordeu (1),
» fixant ces objets du côté de la mondanité, et ju-
» geant qu'ils appartenaient aux rêveries du paga-
» nisme, les trouvaient déplacés : ils se concen-
» traient dans leur ménage, et s'occupaient peu de
» la propreté et de la santé du corps, ils ne pensaient
» qu'à celle de l'ame. Les valétudinaires allaient
» ensevelir leurs infirmités dans des maisons reli-
» gieuses, devenues l'objet principal des sensations
» dans ces siècles. »

Dans le dixième siècle, où la médecine fut plus particulièrement cultivée par les Arabes, les sources minérales obtinrent quelque crédit; les médecins se bornèrent à répéter ce qu'en avaient dit Pline

---

(1) Recherch. sur les mal. chron., pag. 23.

et Galien. Avicenne les recommanda dans les obstructions et plusieurs autres maladies internes.

En France, les fontaines minérales restèrent désertes jusqu'au règne de Charlemagne. Convaincu de leur utilité, ce prince fit construire lui-même à Aix-la-Chapelle un vaste bassin pour s'y baigner avec tous ses enfants; les autres sources minérales commençaient à être fréquentées, lorsque la mort de ce grand homme et la division de ses états, replongèrent la France dans l'ignorance et la barbarie.

Ce n'est que sur la fin du quinzième siècle que les médecins s'occupèrent des eaux minérales, et les Italiens furent les premiers à faire revivre leur antique célébrité. En 1498, Jean-Michel Savonarola, de Padoue, composa un traité considérable sur les bains en général, et sur toutes les eaux thermales de l'Italie. Dans le deuxième livre, intitulé *de la nature et des propriétés des bains d'eaux minérales*, il recherche la cause de la chaleur de ces eaux, les propriétés du soufre et de l'alun, celles du nitre, de la chaux et du fer qui entrent dans leur composition. André Baccius publia en 1596 un traité sur les eaux thermales les plus célèbres de l'Europe, et indiqua quelques procédés pour reconnaître leurs principes constituants : jusqu'alors, les sources minérales étaient le rendez-vous des joueurs et des baladins des provinces; l'administration des eaux était abandonnée à des charlatans qui en imposaient facilement à l'aveugle et superstitieuse crédulité.

Henri IV qui, pendant sa jeunesse, avait fréquenté les eaux des Pyrénées, et qui avait reconnu les abus qui s'étaient glissés dans l'emploi d'un remède aussi salutaire, chercha à les réprimer lorsqu'il fut monté sur le trône de France. Il nomma par ses édits et lettres patentes du mois de mai 1603, des surintendants et intendants-généraux, qui étaient chargés de la haute surveillance des eaux, bains et fontaines minérales du royaume. Ces édits furent confirmés par les rois Louis XIV, Louis XV et Louis XVI. De toutes parts, on étudia les propriétés des eaux minérales; Fagon examina avec soin les eaux de Bonnes et de Baréges, pour reconnaître si elles ne seraient pas utiles à la guérison de la fistule à l'anus, dont Louis XIV était atteint. Chirac s'occupa des eaux de Balaruc, à l'égard d'une blessure du régent. Déjà les sources de Spa, d'Aix-la-Chapelle, de Baréges, de Cauterets, de Bagnères, de Bourbon-l'Archambaud, attiraient un grand nombre de malades qui venaient y puiser la santé; dans quelques provinces, certaines fontaines étaient placées sous la protection de quelque saint, et à une époque déterminée de l'année, on y venait en dévotion pour implorer les secours du ciel, et pour s'y purifier.

Cependant, sur la fin du dix-septième siècle, un grand nombre de physiciens et de médecins parlaient avec enthousiasme des eaux minérales des pays qu'ils habitaient; Conrad Gesner vantait les eaux thermales de la Suisse, Hoffmann celles de l'Allemagne; Allen, Lyster, célébraient les eaux de Bath et de Buxton, tandis que Boyle esquissait un traité complet sur les eaux minérales.

Persuadée que les notions qu'on possédait sur les sources minérales seraient incomplètes, tant qu'on ne connaîtrait pas leurs principes constituants, l'Académie des sciences de Paris chargea deux de ses membres, Duclos et Bourdelin, de faire l'analyse de toutes les eaux minérales de la France. En 1670 et 1671, ces deux académiciens publièrent leur travail; mais la chimie était encore au berceau, et les procédés analytiques ne pouvaient qu'être imparfaits; ils reçurent de grandes améliorations dans le dix-huitième siècle. Geoffroy substitue en 1707 à la distillation, l'évaporation des eaux dans des capsules de verre évasées. En 1729, Boulduc présente une nouvelle méthode d'analyser les eaux minérales, et en fait une heureuse application dans l'analyse des eaux de Passy et de Bourbon-l'Archambaud. Leroy de Montpellier découvre le muriate de chaux en 1752; Home le nitrate calcaire en 1756; Margraff le muriate de magnésie en 1757, et Black fait connaître la véritable nature du sulfate de magnésie. En 1755, Venel présente à l'Académie des sciences son résultat si remarquable sur l'imitation des eaux de Seltz; il découvre dans les eaux minérales l'air fixe ou acide carbonique. Les travaux successifs de Black, de Priestley, Chaulnes, Rouelle le cadet, sur la dissolution de ce nouveau gaz dans l'eau, révélèrent la véritable composition des eaux acidules. En 1766, Bayen analyse les eaux de Bagnères-de-Luchon, et sentant l'insuffisance des procédés analytiques jusqu'alors usités, cet habile chimiste conçoit la nécessité de s'éloigner du sentier battu et de suivre une route nouvelle: tout fut changé, instruments, appareils et manière d'opérer. En 1770, il indique les moyens de séparer le soufre dans les eaux sulfureuses. Monnet en 1768, Bergmann en 1774, découvrent le gaz hépatique, et Rouelle confirme cette découverte. Le célèbre chimiste d'Upsal donne en 1774, 1775 et 1778, dans ses précieuses dissertations, les plus sages préceptes sur la préparation des eaux froides artificielles, sur l'acide carbonique et sur l'analyse des eaux en général. Il prouve que l'analyse d'une eau minérale ne peut être réputée exacte, que lorsqu'en dissolvant les principes qu'on en a extraits dans de l'eau distillée, on a réussi à reconstituer une eau minérale semblable dans toutes ses propriétés. Il fait voir qu'il n'y en a aucune à excepter de cette conclusion générale. En 1772, Monnet produit au jour une nouvelle hydrologie; écrit systématique, dans lequel l'auteur ne juge de l'efficacité des eaux minérales que d'après les principes que l'analyse lui a fournis. La chimie était assez riche en belles découvertes, pour désirer qu'un chimiste habile procédât à l'analyse de toutes les eaux minérales de la France; le Gouvernement confia, en 1773, ce travail à Venel, qui s'associa

Bayen pour digne collaborateur dans ses opérations; déjà un grand nombre de recherches étaient faites, lorsqu'une mort prématurée vint frapper le professeur de Montpellier, et ravir un ouvrage attendu de tous les médecins. En 1779 parut l'ouvrage de M. Duchanoy, qui offrit le premier ensemble sur la fabrication artificielle de la plupart des eaux minérales connues, et réduisit en un système suivi cet art dont on avait nié presque la possibilité vingt années auparavant. En 1780 la chimie change entièrement de face en France; elle est comme posée sur de nouveaux fondements; la chimie pneumatique est créée. Cette révolution, opérée par Lavoisier, Berthollet, Guyton-Morveau, etc., jette un grand jour sur l'analyse des eaux minérales. Fourcroy, dans ses leçons de chimie, expose les préceptes les plus clairs et les plus précis sur l'art d'analyser les eaux; et, en 1787, il les met en pratique dans sa belle analyse de l'eau d'Enghien. Il fait voir que l'union du soufre et de l'hydrogène est le véritable minéralisateur de cette eau. Pour immortaliser leurs travaux, les chimistes pneumatiques publient les *Annales de Chimie*, qui sont le dépôt de leurs grandes découvertes, et qui offrent en même temps au philosophe la marche qu'a suivie l'esprit humain pour arriver au degré de perfection où cette science est parvenue. C'est dans cette riche et précieuse collection, et dans le *Journal de Pharmacie*, que se trouvent consignées un grand nombre d'analyses d'eaux minérales faites par MM. Vauquelin, Deyeux, Thénard, et plusieurs autres, qui tous cherchèrent à rendre plus simple et plus parfaite l'analyse des sources minérales. En 1811, M. Bouillon-Lagrange réunit dans un seul ouvrage toutes les analyses dues aux chimistes modernes.

Tandis que ceux-ci cherchaient à révéler les principes constituants des eaux, les médecins étudiaient leur action sur le corps humain, et tâchaient d'apprécier et de déterminer les cas où elles sont utiles, et ceux où elles peuvent être dangereuses. Éclairé sur cette nouvelle cause de prospérité publique, le gouvernement fit élever, près des fontaines minérales, des hôpitaux où les soldats et les pauvres sont soignés gratuitement. Sénac, premier médecin de Louis XV, fut chargé de la surintendance générale des sources minérales du royaume; des médecins furent nommés auprès de chaque source pour veiller à l'administration des eaux et au soulagement des malades.

En 1746 et 1748, Théophile Bordeu publie ses Lettres sur les eaux du Béarn : la surintendance des eaux de l'Aquitaine devient le prix de cet ouvrage, qui décelait un esprit supérieur aux préjugés. Encouragé par ce succès, Bordeu met tout son zèle à constater les vertus des eaux de son pays, et à en recueillir les effets. Il pose les premiers fondements du Journal des eaux de Baréges, qui, continué pendant trente ans par Antoine Bordeu, son père, et François Bordeu, son frère, lui a fourni les matériaux nécessaires et propres à la composition de son immortel ouvrage intitulé : *Recherches sur les maladies chroniques.*

En 1758, Leroy, de Montpellier, compose une excellente dissertation latine sur l'usage des eaux minérales. Cet opuscule renferme beaucoup de réflexions utiles.

Après la mort de Sénac, qui s'était proposé de composer un grand ouvrage sur les eaux minérales, Louis XV jugea convenable d'établir une commission de médecine, à laquelle il confia l'administration des sources minérales du royaume, et le soin de recueillir toutes les observations sur cet objet important. Raulin obtient une des places d'inspecteur-général ; et pour remplir une des fonctions de cette place, il publie un *Traité analytique de quelques eaux minérales en particulier.* Il compare les eaux de notre patrie avec celles des nations voisines; et, en nous montrant nos propres richesses, il tend à prouver que les eaux fournies par notre sol sont préférables aux étrangères.

Buchoz, en 1772, rassemble, d'une manière confuse, dans son Dictionnaire minéralogique et hydrologique, un grand nombre de notions sur les eaux minérales.

Sentant l'imperfection de tous ces travaux faits jusqu'alors sur les eaux minérales, la Société royale de Médecine chargea, en 1780, M. Carrère, un de ses membres, de composer un catalogue raisonné des ouvrages qui ont été publiés sur les eaux minérales, en général, et sur celles de la France en particulier. Elle exprima en même temps le vœu que l'on donnât de nouvelles analyses de ces eaux, et de nouvelles observations sur leurs effets. Un grand nombre de chimistes, et plusieurs praticiens distingués, se sont empressés de répondre à cette invitation; et, depuis cette époque, on a vu successivement paraître plusieurs ouvrages sur ce sujet.

À la sollicitation de la Société royale de Médecine, M. de Briende examina sur les lieux les sources de Bourbon-l'Archambaud, de Vichi et du Mont-d'Or. Ses remarques sur ces eaux sont pleines de discernement et de justesse.

Enfin, dans notre siècle, tandis que MM. Paul, Tryaire et Jurine s'occupaient à imiter, par des procédés ingénieux, les eaux minérales naturelles, MM. Martinet, Faye, Bertrand, Boirot-Desservière, ont enrichi la science d'ouvrages utiles sur les eaux qu'ils dirigent avec tant de succès. Nous citerons également avec éloge plusieurs mémoires intéressants sur les eaux minérales, que le docteur Delpit a insérés dans le Journal universel des Sciences médicales.

Grâce à ces travaux divers, les sources minérales jouissent actuellement d'une faveur méritée. Les auteurs de matière médicale, tels que Desbois, Peyrilhe, Schwilgué, M. Alibert, leur accordent dans leurs ouvrages une place distinguée. Tous les ans, dans la belle saison, un grand nombre de malades, parmi lesquels se trouvent beaucoup d'illustres personnages, accourent aux sources les plus renommées.

On voit, d'après cette faible esquisse, que les

sources minérales, d'abord honorées chez les Grecs et les Romains, négligées par les Gaulois, puis cultivées par les Arabes, ont été de plus en plus fréquentées à mesure que la civilisation et la médecine ont fait des progrès.

La nature semble avoir prodigué les eaux minérales dans tous les pays pour le bonheur et la conservation de l'espèce humaine, et les Français ne sont pas les seuls qui, dans leurs maladies, aient recours à ce remède. L'Angleterre s'enorgueillit avec juste raison des bains de Bath, de Bristol, de Tunbridge, de Buxton et de Matlok. On estime les eaux minérales de Cheltenham, de Scarboroug, qui sont le refuge des Anglais mélancoliques. Qui ne sait que l'Allemagne contient à elle seule plus d'eaux minérales que toute l'Europe? On connaît les eaux de Wisbaden, de Pyrmont, de Carlsbad, de Saint-Charles, de Tœplitz, de Vildungen, de Gastein, etc. La Suisse possède les bains de Louesche, de Bade, de Pffefer, les eaux acidules de Saint-Maurice, et l'eau ferrugineuse d'Évian. L'Italie vante ses eaux de Gurgitelli, de Pisciarelli, de Citara, de Capoue, de Castiglione, d'Olmitello, etc. L'Espagne abonde en sources minérales; on y trouve les bains d'Armedillo, d'Alhama, de Sacedon, de Ledesma, etc. La Russie célèbre les eaux d'Olonitz.

Les nations les moins instruites, les Persans, les Mogols, les Égyptiens, les Abyssins, ont leurs sources minérales, où ils vont puiser la santé. Comment tant de peuples qui ont des opinions diverses, des préjugés propres, des maximes opposées, des tempéraments différents, des manières de vivre contraires, peuvent-ils n'avoir qu'une seule opinion sur l'emploi des eaux minérales? N'est-ce pas une preuve irréfragable de leurs vertus médicinales?

PREMIÈRE PARTIE.

Considérations générales sur les Eaux minérales.

CHAPITRE PREMIER.

Définition des Eaux minérales; leur parallèle avec l'eau commune, et leur division admise par les chimistes.

Toutes les eaux qui, sortant du sein de la terre, sont naturellement chargées de substances propres à opérer la guérison de quelques maladies, ont été appelées *eaux minérales*. Cette expression semble indiquer qu'elles seules contiennent des principes minéraux, et cependant l'eau commune, celle de pluie, de rivière, renferment plusieurs de ces mêmes substances, l'eau distillée seule étant la plus simple, celle où l'hydrogène et l'oxygène sont isolés le plus possible de toute autre matière. Le terme d'*eaux minérales* est donc inexact, et peut-être devrait-on lui substituer celui d'*eaux médicinales* ou *médicamenteuses*. Pour ne pas être taxés de néologisme, nous conserverons la dénomination d'*eaux minérales*, consacrée par l'usage.

Eau commune, pure, ou économique. On comprend sous ce nom l'eau de pluie, des rivières, des lacs, des fontaines. Les substances minérales qu'elle contient ne sont pas en assez grande quantité pour lui donner une saveur et une odeur bien tranchées. Considérée en masse, l'eau pure est un corps diaphane, pesant, sans odeur, sans saveur et sans couleur. Elle peut exister sous les trois états, liquide, solide et gazeux. L'état solide constitue la glace, qui est employée avec succès dans certaines maladies; sous forme liquide, l'eau pure offre à l'homme et aux animaux une boisson douce, salutaire à l'entretien de leur existence; à l'état de vapeur, l'eau provoque la transpiration, des sueurs même; et sous ce rapport, est souvent utile en médecine.

Hoffmann et quelques autres médecins ont présenté l'eau comme le remède universel convenant à toutes les maladies et dans toutes les circonstances. Nous ne doutons pas que les propriétés de l'eau ne soient très-efficaces dans beaucoup de maladies où on la néglige absolument, et où son unique usage triompherait souvent des affections qui sont rebelles aux moyens pharmaceutiques les mieux combinés; mais nous pensons aussi que son usage a des bornes et des restrictions, que tout médecin éclairé et exempt de préjugés saura bien connaître.

Eaux minérales. Elles sont composées d'une assez grande quantité de matières étrangères qui leur donnent de la saveur et des propriétés différentes de celles de l'eau pure. Elles se chargent de ces principes en traversant des terroirs remplis de minéraux, de sels et de substances pyriteuses.

Les anciens ont divisé les eaux minérales en froides, tièdes, chaudes ou thermales, selon que leur température égale ou surpasse celle de l'air environnant.

Lorsque la chimie fut riche de connaissances exactes, on chercha à imiter la nature dans la composition des eaux minérales, et dès lors elles furent distinguées en naturelles et en factices.

Monnet range les eaux minérales en trois classes, alcalines, sulfureuses et ferrugineuses.

Fourcroy en distingue neuf classes : 1° acidules froides; 2° acidules chaudes; 3° sulfuriques salines; 4° muriatiques salines; 5° sulfureuses simples; 6° sulfureuses gazeuses; 7° ferrugineuses simples; 8° ferrugineuses acidules; 9° sulfuriques ferrugineuses.

M. Duchanoy en fait dix ordres, qu'il nomme eaux gazeuses, alcalines, terreuses, ferrugineuses, chaudes, simples thermales, savonneuses, sulfureuses, bitumineuses et salines.

Quelque nombreuses que soient ces divisions, elles ne peuvent comprendre exactement les variétés des eaux minérales. Il nous semble qu'il vaut mieux les rapprocher par leurs caractères principaux, et les diviser, à l'exemple de Bergmann, en quatre classes; savoir, en eaux minérales hydrosulfureuses, acidules, ferrugineuses acidules, et salines. Quoique cette division, admise par les chimistes modernes, soit la plus simple, nous sommes loin de la regarder comme exacte, et à l'abri de tout reproche. En effet, il est plusieurs eaux minérales qui, par leurs propriétés physiques, appartiennent, par exemple, aux eaux hydro-sulfureuses, et qui, d'après les principes fournis par l'analyse chimique, sont exclues de cette classe. Malgré ce défaut, nous avons adopté la classification des chimistes modernes, parce qu'elle nous a paru la plus avantageuse pour la connaissance des vertus des eaux minérales.

On comprend dans cette division les eaux savonneuses qui ont pour caractère principal d'être douces, onctueuses au toucher. Cette onctuosité est attribuée, par le docteur Castiglioni, à l'action d'une substance animalisée qui se combine et se dissout par l'intermède d'un alcali fixe, et qui a un grand rapport par ses propriétés avec le blanc d'œuf.

De l'utilité des Eaux minérales.

Les eaux minérales naturelles sont un des moyens curatifs le plus anciennement en usage ; nos ancêtres ont cru comme nous à leurs vertus, et l'observation justifie chaque jour la confiance qu'ils leur ont accordée. Et pourrait-on douter de leur efficacité, sur-tout dans les maladies chroniques, lorsqu'on pense qu'elles offrent à-la-fois un moyen médicamenteux et hygiénique ? C'est à cette heureuse association que l'on doit les succès étonnants qui ont été quelquefois obtenus aux sources minérales.

La nature nous donne libéralement ce remède, pour nous inviter à y avoir plus souvent recours dans nos maladies. Elle a épargné, autant qu'il a été possible, notre délicatesse, notre goût; elle a tempéré la vertu des eaux, leur force, et les a proportionnées à une infinité de tempéraments. Nous tirons des plantes, des minéraux, des animaux, beaucoup de médicaments; mais ils ont presque tous besoin de certaines préparations pharmaceutiques : les eaux sont un remède qui est toujours à notre disposition. Malgré des avantages aussi précieux, les eaux minérales ne sont pas autant estimées qu'elles devraient l'être; et, à cet égard, elles subissent le sort ordinaire des choses communes, qu'on peut se procurer facilement, et dont souvent on néglige trop la connaissance. Il est une chose qui a beaucoup concouru à les discréditer dans l'esprit des médecins, c'est que la plupart des auteurs qui ont écrit sur les eaux minérales, se sont laissé entraîner par une prévention qui leur a fait voir dans leurs eaux un remède à toutes les infirmités humaines; leurs ouvrages, loin d'éclairer la science, n'ont servi qu'à jeter beaucoup de vague et d'incertitude dans l'emploi de ce remède. Combien l'histoire des eaux minérales ne serait-elle pas avancée, si tous les auteurs, au lieu de ne proclamer que des faits brillants et des guérisons éclatantes, avaient rapporté dans leurs écrits des observations exactes et sincères, sur les effets heureux, incomplets ou malheureux des eaux dont ils ont fait une étude particulière. Les propriétés des sources minérales ne seraient plus un objet de contestation ; les médecins leur accorderaient une confiance méritée, et les emploieraient avec plus de sécurité et de discernement.

Les eaux ne sont pas une panacée universelle ; la nature a départi à plusieurs sources des propriétés spéciales, bien distinctes, qui ne se sont pas démenties depuis des siècles. Ainsi, depuis un temps immémorial, les eaux de Bourbonne-les-Bains et de Bourbon-l'Archambaud sont renommées contre la paralysie; celles du Mont-d'Or et de Bonnes contre la phthisie pulmonaire ; celles de Vichi contre les engorgements chroniques du foie et des viscères abdominaux; celles de Baréges contre les plaies d'armes à feu et les maladies cutanées anciennes. C'est aux médecins-inspecteurs des eaux à nous faire connaître de bonne foi ces vertus principales, constantes; à nous indiquer l'espèce, le degré et la période des maladies pour le traitement desquelles ils recommandent l'emploi de leurs eaux; à communiquer les auxiliaires dont ils se sont servis, et qu'ils ont pris dans le régime et les médicaments, en assignant toutefois à chaque moyen employé, la part qui revient à chacun dans la guérison. Si jamais ce travail essentiel s'effectue, la science des eaux minérales et des maladies chroniques fera de rapides progrès.

Il est des médecins qui voulant apprécier avec une exactitude minutieuse les effets des eaux minérales, ont étudié la manière d'agir de chacun de leurs principes constituants, et ont déduit l'action générale du composé. Cette méthode purement chimique a conduit bien souvent à des conséquences erronées. Les différents principes minéralisateurs sont tellement combinés avec l'eau, que les propriétés médicinales ne sauraient être déterminées par les qualités d'un principe considéré séparément. L'abus des raisonnements chimiques est pernicieux en médecine. On peut, d'après la connaissance des éléments constituants, préjuger jusqu'à un certain point des propriétés médicinales des médicaments ; mais c'est à l'autorité des faits multipliés, à l'expérience, qu'il appartient de fixer leurs vertus. Toutes les épreuves et les raisonnements à *priori* ne peuvent nous fournir que de simples conjectures, et en médecine il faut des vérités.

En général, dans les maladies aiguës, et sur-tout dans les phlegmasies un peu vives, les eaux minérales ne conviennent point ; leur marche rapide nécessite des moyens actifs, et repousse les remèdes dont l'action est douce et insensible. Il n'en est pas de même des maladies chroniques, on ne peut en obtenir la guérison que par le concours des ressources que nous offrent la pharmacie, et sur-tout l'hygiène. Bordeu, Dumas, le professeur Pinel, ont observé que la solution de ces maladies ne s'opère quelquefois qu'à l'aide de mouvements fébriles assez prononcés qui s'excitent spontanément. L'usage des eaux minérales produit souvent cet effort critique ; et c'est à cette excitation lente, modérée, que Bordeu attribue en grande partie l'action puissante des eaux de Baréges. En général, les eaux minérales raniment la circulation languissante, impriment une nouvelle direction à l'énergie vitale, rétablissent l'action perspiratoire de la peau, rappellent à leur type physiologique les sécrétions viciées ou supprimées, provoquent des évacuations salutaires, soit par les urines, les selles ou la transpiration ; elles produisent dans l'économie une transmutation intime, un changement profond ; elles retrempent le corps malade, pour me servir de l'expression énergique d'un auteur moderne. Que de malades, abandonnés de tous les médecins, ont trouvé la santé à des sources minérales! Que d'individus épuisés par de violentes maladies, ont recouvré, par un voyage aux eaux minérales, le ton, la mobilité, l'énergie, qu'on aurait peut-être tenté de leur rendre d'une autre manière avec des succès moins assurés! Mais, il faut l'avouer, combien cette action médicamenteuse des eaux n'est-elle pas secondée par le voyage, l'éloignement des lieux témoins des maux qu'on a soufferts, l'abandon momentané de toutes les affaires, et de tout ce qui peut mettre en jeu une sensibilité trop active, l'espoir d'une guérison prochaine, un air pur, un régime salutaire, la régularité dans l'emploi méthodique du temps, des eaux, dans les heures du repas, le lever, le coucher, souvent même dans les plaisirs, les divertissements. La vie active que les malades mènent aux eaux, intervertit bientôt l'ordre de leurs idées, et les arrache aux affections tristes qui les minent sourdement.

« Ils se trouvent tout-à-coup, dit le docteur Ber-
» trand (1), lancés dans un monde nouveau, au
» milieu d'une foule mouvante, inoccupée, exempte
» de soins, affranchie d'affaires, libre de devoirs,
» où chacun ne songe qu'à son rétablissement, et
» travaille, sans s'en douter, au rétablissement des
» autres. On se voit, on s'encourage mutuellement,
» en s'entretenant de ses maux : il est si doux d'en
» parler à qui nous écoute! Et quel autre nous écou-
» terait avec l'intérêt de celui qui souffre lui-même ?
» Que les heures qui s'écoulent dans de pareils en-
» tretiens se passent doucement! que de douleurs ils
» calment! que de tristes pensées ils détournent!
» que de moments d'inquiétude et de décourage-
» ment ils préviennent! »

Voyez cet hypocondriaque, dont les digestions sont laborieuses, qui se plaît dans la solitude, et réalise sur lui-même toutes les maladies dont son imagination lui suggère l'idée; il a épuisé tous les secours de la pharmacie, il se dégoûte de la vie; un médecin instruit de l'influence du physique sur le moral, lui conseille l'usage d'une eau minérale, et lui proteste qu'elle lui sera salutaire. Il vole à la source indiquée; le désir d'y trouver sa guérison lui persuade facilement qu'elle a toutes les vertus propres à sa maladie; son imagination s'échauffe, sa confiance augmente; il prend les eaux, il en est soulagé, son ame s'ouvre aux affections douces et agréables; la société

---

(1) Recherches sur les eaux du Mont-d'Or; introduction.

devient pour lui un besoin, le courage renaît avec la santé, dont le retour comble les vœux du malade et du médecin.

Personne ne conteste aux eaux minérales leur efficacité comme moyen hygiénique; il n'en est pas de même comme moyen médicamenteux. Quelques médecins nient l'action médicamenteuse des eaux, et proclament avec une sorte d'affectation que les bons effets qu'elles produisent sont dûs uniquement au voyage, à la distraction, au changement d'air, d'habitudes. Sans doute, ces causes sont bien puissantes pour la guérison des maladies vaporeuses et hypocondriaques : mais les voyages, les distractions, les charmes d'un beau site, sont-ils suffisants pour guérir des rhumatismes chroniques, des paralysies, des engorgements de viscères, des exanthèmes cutanés, les ankiloses fausses, les plaies fistuleuses, suites de coups de feu? Les eaux minérales contiennent plusieurs sels dont on fait un fréquent usage en médecine : pourquoi, puisés dans le laboratoire de la nature, n'auraient-ils pas la même vertu que pris dans celui de l'apothicaire? Si l'eau pure est efficace dans beaucoup de maladies, de quelles vertus ne doit-elle pas être douée, lorsqu'elle tient en dissolution des substances minérales combinées par la nature? Rien n'est plus nuisible dans la pratique médicale que les opinions exclusives; on sait que l'action des remèdes est complexe, que souvent leur efficacité dépend d'un grand nombre de circonstances accessoires. Pourquoi n'en serait-il pas de même des eaux ? Pour concevoir leur action, le médecin doit considérer non-seulement leur composition, mais encore le temps, le mode de leur administration, l'impression qu'elles produisent sur les divers organes, et principalement sur l'estomac, par leur quantité et leur température. Il doit y ajouter l'influence simultanée du climat, de la saison, de la nourriture et de l'exercice.

Dangers des Eaux minérales.

En recommandant les eaux minérales dans les maladies chroniques, nous sommes bien loin d'approuver les égarements d'un zèle indiscret et irréfléchi. Il en est de ce remède comme de tous ceux qui sont efficaces; il est très-utile lorsqu'il est employé avec prudence et discernement; il devient au contraire nuisible, lorsqu'on l'administre dans des cas où il est contre-indiqué.

Ainsi, les eaux minérales ne conviennent point aux personnes qui sont menacées de quelque maladie aiguë, ou qui en ressentent les préludes, tels que frisson, mal de tête, lassitudes spontanées.

Il faut en interdire l'usage aux malades qui ont des tumeurs rénitentes, dures et squirrheuses, ou qui sont menacés d'abcès intérieurs ou d'épanchements dans quelques cavités.

Les eaux chaudes sulfureuses, salines et ferrugineuses, sont nuisibles, comme toniques et irritantes, dans toutes les maladies qui ont un caractère aigu, et chez les individus qui ont la fibre délicate et très-sensible. Les eaux acidules froides sont alors très-convenables.

Remarques sur l'association des médicaments aux Eaux minérales.

Quelle que soit l'efficacité des eaux minérales, leur usage réclame dans plusieurs cas, celui de quelques remèdes propres à seconder leur action. Hoffmann donne les plus grands éloges à la combinaison du lait avec les eaux minérales. Dans le traitement des scrophules, Théophile Bordeu a obtenu des avantages signalés de l'union des frictions mercurielles aux eaux de Baréges. Pour la curation des dartres, on ajoute avec succès aux eaux, les sucs d'herbes savonneuses et dépuratives, quelques laxatifs et quelques pilules de Belloste. Les substances dites fondantes, les purgatifs salins, associés aux eaux, sont très-utiles dans les engorgements des viscères. C'est au médecin observateur à connaître et distinguer les cas où la nature n'a besoin que des eaux, de ceux où la combinaison d'autres médicaments devient indispensable; il faut consulter l'idiosyncrasie du sujet, l'état des organes malades, et se rappeler que dans le traitement des affections chroniques, on ne doit pas surcharger la nature de remèdes qui, loin de l'aider, ne tendent qu'à l'opprimer dans beaucoup de circonstances. Les malades qui viennent aux sources minérales, ont le plus souvent épuisé toutes les ressources de la pharmacie, leur estomac est fatigué de drogues dégoûtantes dont on l'a accablé, et leur suspension n'est peut-être pas un des moindres avantages que les malades retirent de leurs visites aux fontaines minérales.

Les moyens externes, tels que les frictions, les cornets, les ventouses, sont excellents pour rétablir les forces affaiblies.

Nous ne pouvons trop engager les médecins-inspecteurs à établir auprès de leurs sources un dépôt d'eaux minérales les plus célèbres. Il se présente beaucoup de cas où ils pourront les combiner avec celles qu'ils administrent. Les eaux purgatives peuvent remplacer ce qu'on appelle vulgairement les médecines noires, pour lesquelles les malades ont une répugnance invincible.

Précautions qu'on doit prendre avant, pendant et après l'usage des Eaux minérales.

Les eaux minérales n'opèrent de bons effets qu'autant qu'elles sont précédées, accompagnées et suivies des précautions que nous allons exposer. Examinons d'abord l'époque où l'on peut prendre les eaux.

De l'époque où l'on peut prendre les Eaux.

Il ne suffit pas qu'un remède soit indiqué, il faut, comme l'a dit Hippocrate, que les circonstances favorisent son activité et ses succès. La saison où l'on doit prendre les eaux est donc très-importante à déterminer. Comme la plupart des eaux minérales jouissent des mêmes propriétés dans tous les temps de l'année, quelques auteurs ont pensé qu'on pouvait les prendre indifféremment dans toutes les saisons. Cependant, 1°. dans l'hiver le mauvais état des routes, la difficulté de voyager, le froid, la pluie, la neige, les brouillards qui ne permettent pas aux malades de sortir de leur chambre et de se promener, la crainte bien fondée des affections catarrhales, des rhumatismes, éloignent avec raison les malades du séjour des eaux. On ne doit y avoir recours pendant cette saison, que dans certaines circonstances où tout retard est impossible. 2°. Autrefois on regardait comme dangereux de boire les eaux pendant l'été, et sur-tout durant la canicule; on craignait de provoquer alors la nature à de trop grands efforts, en joignant des moyens artificiels d'excitation à ceux qu'elle avait déjà; mais les plus fortes chaleurs se font presque aussi souvent sentir avant et après la canicule, que pendant sa durée. Néanmoins, lorsqu'il fait une chaleur très-ardente, il est prudent de modérer l'emploi des eaux, ainsi que celui des bains et des douches, qu'il faut même suspendre, quand on a lieu de craindre une congestion sanguine vers le cerveau et la poitrine, chez les malades disposés à l'apoplexie et à l'hémoptysie. 3°. Le commencement du printemps et la fin de l'automne sont toujours un peu froids, sur-tout dans les pays montagneux où sourdent les eaux minérales. Les saisons les plus favorables à l'usage des eaux, sont la fin du printemps, l'été et le commencement de l'automne. C'est en effet dans ces temps de l'année que les forces de la vie sont le mieux disposées à établir un travail qui doit amener la solution d'une ancienne maladie. C'est alors que les ressources de l'hygiène, si puissantes dans le traitement des maladies chroniques, exercent l'influence la plus avantageuse, que l'on peut plus facilement entreprendre un voyage de long cours, si l'on est éloigné des sources, et que l'on peut mieux jouir des plaisirs et des agréments de la campagne.

En général, les sources d'eaux minérales doivent être fréquentées plus tard dans les pays septentrionaux, et plus tôt dans les méridionaux. De là résulte la nécessité de choisir la saison convenable à chaque source.

Précautions à prendre avant l'usage des Eaux minérales.

Les eaux minérales ne conviennent ni à toutes les maladies ni à tous les malades.

Il ne faut se déterminer à boire les eaux, que d'après le conseil d'un médecin instruit, après lui avoir bien expliqué son mal, son tempérament, le degré de ses forces, et ses habitudes.

Le médecin véritablement ami de l'humanité, ne doit jamais attendre que le malade soit dans un état désespéré pour l'envoyer aux eaux, comme à son dernier refuge. Il doit chercher à distinguer les cas absolument incurables, de ceux qui peuvent trouver un secours efficace dans le voyage aux sources minérales. C'est à lui à choisir la fontaine qui, eu égard à sa situation, à l'activité, à la température des eaux, à l'affection morbide du malade, paraît la plus convenable. Il peut aussi fixer la quantité d'eau que le *buveur* prendra, et régler à-peu-près la durée de son séjour aux eaux.

Il serait à désirer que chaque médecin donnât à ceux qu'il envoie aux eaux, un bulletin exact et détaillé de leur maladie; instruits par lui, les médecins-inspecteurs n'auraient d'autre tâche à remplir, que celle de surveiller l'administration du remède, et de le faire concourir au traitement adopté.

Il faut quelquefois se préparer par des remèdes généraux; mais cette règle n'est pas nécessaire, ni avantageuse à tous les malades; c'est au médecin à décider s'il faut être purgé ou saigné auparavant.

L'ignorance a fait naître et la routine a conservé l'emploi des purgatifs avant et pendant l'usage des eaux minérales. L'expérience confirme chaque jour que les purgatifs sont nuisibles, lorsque les fonctions de l'estomac se font dans l'ordre de la nature. Sydenham se plaignait déjà de cet abus. Cependant, lorsqu'il existe des symptômes d'embarras gastrique ou intestinal, il faut, avant que de commencer à prendre les eaux, faire disparaître ces accidents par un émétique ou un cathartique, selon l'indication.

La saignée, dont on a fait un précepte général, est le plus souvent inutile et quelquefois même contre-indiquée; c'est seulement dans quelques cas d'une constitution pléthorique, d'une évacuation supprimée, d'une habitude dès long-temps contractée de la saignée, d'un genre de vie livré à la bonne chère, que l'on peut se permettre d'ouvrir la veine.

Si l'on est fatigué par le voyage, il faut se reposer pendant deux ou trois jours avant que de commencer le traitement.

Régime que l'on doit suivre pendant l'usage des Eaux minérales.

C'est à l'aide du régime que l'on parvient à guérir les maladies les plus rebelles, et les eaux minérales n'ont aucune puissance, si l'on n'observe pas en même temps les règles que prescrit l'hygiène.

Il est des personnes qui, dès qu'on leur a ordonné l'usage d'une eau minérale, se rendent arbitres de leur propre conduite, et pensent qu'il n'y a qu'à boire et que tout ira bien; elles n'ont pas besoin d'un homme instruit pour les guider dans la quansité de la boisson, des aliments, dans l'exercice; ou bien elles s'en rapportent aux différents *donneurs d'avis* qui fourmillent auprès des sources minérales, et qui ne connaissent ni la médecine ni les eaux. Pour retirer de son voyage tout le succès qu'on a lieu d'en attendre, il faut consulter fréquemment le médecin-inspecteur, lui faire part des effets des eaux, et suivre ses conseils. Essayons de tracer les préceptes généraux qui doivent servir de base de conduite aux buveurs d'eau et aux baigneurs.

1°. Rechercher un air pur; faire renouveler souvent celui de l'appartement que l'on occupe; ne pas s'exposer à la chaleur du soleil ni au serein, qui est pernicieux auprès de quelques sources.

2°. Régler ses repas; le matin, après la boisson d'eau minérale, prendre un aliment léger et un peu de vin vieux de bonne qualité; ne faire usage du café et du chocolat, qu'autant qu'on en a contracté depuis long-temps l'habitude.

Au dîner, manger des viandes tendres, rôties, grillées, bouillies, des légumes cuits au gras. Au dessert, faire usage de fruits bien mûrs, de confitures, et de café même, si l'estomac y est accoutumé.

Le souper doit être léger; les eaux passent mieux le lendemain, quand l'estomac est dans un état de vacuité. Il doit consister en légumes, en potages, en œufs, ou en quelques compotes de fruit.

S'abstenir de viandes noires, salées, de ragoûts, de salade, de pâtisserie, de fruits crus et acides, de fromages, de liqueurs alcoholiques. Les eaux minérales provoquent quelquefois un si grand appétit, qu'il est dangereux de s'y abandonner; aussi faut-il être circonspect sur la quantité d'aliments. Lorsque l'estomac est rempli d'un trop grand nombre de substances, la nature ne peut pas s'occuper du rétablissement de la santé.

Dans les maladies graves et de longue durée, ce n'est pas en mangeant beaucoup qu'on reprend des forces; plus de malades les ont perdues en mangeant trop, qu'en ne mangeant pas assez.

3°. Les vêtements contribuent beaucoup à la santé des hommes. *Sydenham* disait que la mode de changer d'habits suivant les saisons, avait tué plus de monde que la poudre à canon.

Les vêtements doivent être légers et chauds. Les sources minérales sont presque toutes situées dans des vallons entourés de montagnes, où l'air est froid et humide, et la température atmosphérique très-variable. On ne doit porter que des habits d'hiver et d'automne.

4°. Il est extrêmement utile que les excrétions se fassent dans leur ordre et leur état physiologique. Aussi doit-on, pour favoriser la transpiration, se vêtir chaudement, sur-tout pendant l'usage des eaux thermales. Si les selles sont trop fréquentes, il faut les modérer; on les provoque au contraire, s'il y a constipation.

5°. L'exercice est favorable à la guérison des maladies chroniques. Les promenades sont un objet important, et l'exercice à pied, à cheval ou en voiture, est d'une nécessité impérieuse.

Éviter les exercices violents, longs et fatigants du corps et de l'esprit. Les malades doivent régler leurs courses sur leurs forces et leur susceptibilité nerveuse.

Se coucher et se lever de bonne heure, et ne rester que six à sept heures au lit quand on dort tranquillement.

Celse et l'école de Salerne recommandent le repos après le repas; des auteurs célèbres prétendent au contraire que l'exercice est nécessaire pour hâter la digestion. Sur ce point, la connaissance que chatun peut avoir acquise de son tempérament ou de de ses habitudes, est le meilleur guide qu'il puisse consulter.

6°. Les passions influent puissamment sur la santé. Les malades doivent bien se persuader que ce n'est pas en pensant toujours à leur maladie, et en s'occupant sans cesse de son traitement, qu'ils parviennent à guérir d'une manière plus prompte. Ils doivent éloigner de leur esprit les affaires, les inquiétudes, les chagrins de la vie, s'égayer et s'amuser sans application au milieu d'une agréable et paisible société. Ceux qui veulent soigner sérieusement leur santé, et entre autres les personnes atteintes d'engorgements dans les viscères, doivent fuir les plaisirs bruyants et tumultueux, et rechercher le calme et la tranquillité. La plus grande dissipation, les distractions continuelles, les assemblées nombreuses, sont utiles aux individus dont la sensibilité est seule affectée, pour rompre la chaîne d'idées tristes et mélancoliques qui les assiégent de toutes parts.

Nous n'insisterons pas davantage sur ces préceptes généraux, qui doivent être modifiés selon une multitude de circonstances, et qui, quoique répandus dans la plupart des ouvrages, n'en sont pas mieux observés par le plus grand nombre des malades. *Indè mali labes.*

Après avoir indiqué d'une manière générale le régime qui convient aux personnes qui fréquentent les eaux pour rétablir leur santé, occupons-nous de l'hygiène, ou des soins qu'exigent, chacun en particulier, le buveur d'eau et le baigneur.

Hygiène du buveur d'Eau minérale.

Nous n'exposerons ici que les règles communes à tous les buveurs; comme il en est de particulières que nécessitent l'âge, le sexe, la force, l'habitude, les circonstances, nous engageons le malade à consulter le médecin qu'il a honoré de sa confiance.

C'est à la pointe du jour, dans les belles matinées, que l'on va à jeun boire les eaux à la source. On les prend par verre de cinq à six onces; on en boit d'abord quelques verres, et on augmente chaque jour la dose jusqu'à la quantité que l'on peut supporter sans s'incommoder. On laisse entre chaque verre un intervalle d'un quart d'heure, d'une demi-heure, que l'on consacre le plus souvent à un exercice modéré.

On boit également les eaux froides et les eaux chaudes; celles-ci étaient autrefois employées uniquement à l'extérieur : leur usage interne ne s'est introduit que depuis environ un siècle et demi.

Si le genre de maladie, ou la pluie, le brouillard, le froid, ne permettent pas de se rendre à la fontaine, il faut envoyer chercher l'eau à la source dans un vase bien fermé, pour prévenir l'évaporation des principes volatils. Si l'eau est chaude, il faut envelopper le vase de grosse laine, afin que le liquide salutaire puisse conserver plus long-temps sa chaleur.

Tantôt on boit les eaux pures, tantôt on les coupe avec le lait ou la décoction de quelques plantes; quelquefois on ajoute des sels neutres, suivant les circonstances où se trouve le malade.

On peut boire, soit en se promenant, soit dans le bain, soit dans le lit. Ces trois manières sont bonnes, et il ne faut donner la préférence qu'à celle qui permet aux eaux de passer le mieux. Si le malade observe qu'elles passent mieux par l'exercice, il faut qu'il se promène. Quand elles sont digérées également de toutes les manières, on peut en boire une partie en se promenant, et une partie dans le bain.

L'eau passe bien, lorsqu'elle ne pèse pas sur l'estomac; quand elle n'excite pas de pesanteurs, d'envies de vomir; qu'elle ne cause ni gêne, ni douleur de tête, et qu'au bout d'un quart d'heure, une demi-heure, on se sent disposé à boire un second verre.

C'est à tort que des malades se persuadent que les eaux ne passent pas, lorsqu'ils n'urinent pas incontinent. On ne les rend quelquefois que six ou huit heures après les avoir bues.

Il est nuisible ou au moins inutile d'exciter la soif en mâchant et en avalant *de l'anis de Verdun*. Ceux qui ont une répugnance naturelle pour les eaux minérales, doivent les prendre à faible dose, parce qu'alors elles passent moins facilement. Lorsqu'il existe plusieurs sources dans le même endroit, il faut essayer et choisir celle dont l'estomac pourra supporter les eaux.

Les personnes qui fréquentent les sources minérales pour leur plaisir, ne doivent boire les eaux qu'en petite quantité. Il faut se méfier des remèdes les plus simples.

L'excès des meilleures choses nuit; il ne faut donc pas imiter ceux qui, dans l'intention de hâter leur guérison, et d'abréger leur séjour aux eaux, en boivent de grandes doses les premiers jours de leur arrivée. Cette conduite occasione des pesanteurs d'estomac, des douleurs générales, des gastrites, des fièvres inflammatoire, bilieuse, putride. Les eaux minérales ne sont pas un remède à produire en peu de jours les effets dont il est capable. Quatre-vingts livres d'eau, prises en trois ou quatre jours, ne feront pas le même effet que cette même quantité, prise en vingt-cinq ou trente jours. C'est par un grand nombre de petits effets, augmentés de jour à autre, qu'on obtient les plus parfaites guérisons.

En général, les femmes qui ont leur règles, et celles qui sont enceintes peuvent boire les eaux, en diminuant toutefois leur dose, sur-tout si elles sont actives et excitantes; elles doivent s'en abstenir entièrement lorsque le liquide est très-froid.

Les eaux minérales peuvent convenir aux enfants, aux vieillards, en variant la quantité selon l'état des forces.

Toutes les eaux froides qui contiennent de l'acide

carbonique, doivent être bues telles qu'elles coulent à la source. La chaleur hâte leur décomposition, et dès lors, on ne peut compter sur leur effet. Cependant si l'estomac ne peut supporter celles qui sont très-froides, on en fait chauffer un peu, et on en mêle une cuillerée dans un verre d'eau de la fontaine.

Il ne faut déjeuner qu'une heure ou deux après avoir cessé de boire, lorsque l'on sent l'estomac entièrement libre et le besoin de prendre quelques aliments.

Quand bien même les eaux ne produisent pas d'abord tout le bien qu'on en attendait, il ne faut pas se décourager; il est des tempéraments difficiles à émouvoir, et des maladies opiniâtres.

Si l'on éprouve du soulagement, il faut continuer le traitement jusqu'à complète guérison.

Quand on a fait usage des eaux pendant un mois ou six semaines, il faut se reposer pendant une quinzaine, et les reprendre si la maladie l'exige.

Il ne faut pas terminer l'emploi des eaux d'une manière brusque; mais, sur la fin, diminuer progressivement la dose, et revenir à la quantité par laquelle on a commencé. En effet, l'économie animale supporte difficilement les changements subits et intempestifs.

Les buveurs urinent beaucoup. La quantité de l'urine est assez égale à celle des eaux, et rarement moindre, à moins que des sueurs, la diarrhée ou la salivation, ne surviennent.

Considérations générales

Hygiène du Baigneur.

On ne doit jamais se baigner lorsque le corps est très-fatigué ou en sueur.

Il ne faut entrer dans aucun bain que quatre ou cinq heures après avoir mangé, et encore est-il nécessaire de ne pas sentir de pesanteur à l'estomac.

Pendant la durée de leurs règles, les femmes doivent s'éloigner du bain, si l'écoulement sanguin s'opère facilement; si, au contraire, il est difficile, elles peuvent prendre des bains à une chaleur tempérée. Un bain très-chaud ou froid serait alors fort nuisible.

Il n'est pas indifférent de se plonger dans un grand bassin ou dans une baignoire; l'impression que le poids de l'eau exerce à la surface du corps, est en raison directe de la masse du liquide. La chaleur très-élevée de certaines sources produit, en peu de temps, sur l'économie animale des effets très-rapides et très-marqués; aussi doit-on en prescrire l'usage avec la plus grande circonspection.

Il est toujours à propos de fixer dans des proportions relatives à l'état des malades, et la chaleur, et le volume d'eau où ils doivent se baigner.

Chaque bain devrait être muni d'un thermomètre, afin de ne le prendre qu'à la température commandée par le médecin.

Pour prévenir l'évaporation des principes volatils des eaux, il serait à désirer que toutes les baignoires fussent exactement fermées par un couvercle.

C'est ordinairement le matin à jeun que l'on va au bain ; on peut s'y rendre plusieurs fois par jour ; cependant, en général, un bain seul suffit.

Lorsque le genre d'affection exige que le malade prenne les bains chauds, il faut les faire précéder par des bains tempérés, dont on augmente chaque jour la chaleur.

On peut se plonger dans le bain, nu ou revêtu d'une chemise qui mette à l'abri du froid les parties du corps qui ne sont pas dans l'eau. Il faut se couvrir la tête pour la garantir des vapeurs aqueuses.

Pendant la durée des bains, il faut causer, ou lire un ouvrage amusant, écarter, autant que possible, de son esprit les idées tristes.

On peut boire avec avantage les eaux minérales dans le bain ; l'estomac, environné d'une douce chaleur, les digère facilement.

En général, il ne faut pas manger dans le bain ; cependant si le malade éprouve de la faiblesse, une défaillance, on peut lui donner un bouillon.

Quelquefois les vapeurs d'eau minérale occasionent au baigneur la syncope, qui cesse dès qu'il respire un air frais, ou qu'on lui fait boire un peu de vin pur.

Il est utile avant le bain froid de faire un peu de mouvement, qui ne doit être porté que jusqu'au point où l'on est échauffé. Il est d'observation que si l'on sort d'un repos trop prolongé pour entrer immédiatement dans le bain froid, on en reçoit à un plus haut degré les effets débilitants. Le bain froid doit être de courte durée (cinq à dix minutes), et, en général, d'autant moins froid et moins long, que la susceptibilité nerveuse est plus grande.

En quittant le bain froid, il faut s'essuyer promptement, se faire frotter fortement et vite avec des linges bien secs et non chauffés, s'habiller, et prendre un léger exercice qui n'ira point jusqu'à la sueur.

La durée du bain chaud est de quinze à quarante-cinq minutes; il faut en sortir dès qu'on éprouve des anxiétés, des étouffements, un peu de vertige.

La durée du bain tempéré est d'une heure, deux heures, et même davantage, selon l'état des forces du malade.

Avant que de sortir du bain chaud et du tempéré, il faut avoir du linge sec et chaud tout prêt, afin qu'aussitôt qu'on est dehors, on soit couvert, et même enveloppé, soit d'un grand peignoir, soit d'un drap. Il faut se faire bien essuyer, bien sécher, et se faire frictionner avec des tissus de laine. Pendant le reste de la journée, on doit se garantir de l'impression du froid.

Faut-il, après le bain tempéré, se mettre dans un lit chaud, et boire un verre de vin ou une infusion théiforme pour provoquer la sueur? En général, le bain n'est salutaire qu'autant qu'il favorise une sueur douce et aisée. Rien n'est plus préjudiciable aux malades que de les surcharger de couvertures, et de susciter des sueurs violentes et forcées.

Doit-on dormir après le bain? On peut le faire si on n'a pas dormi la nuit; sinon il vaut mieux se livrer au mouvement et à un léger exercice.

Lorsque le baigneur n'est pas trop fatigué, lorsque son corps n'est plus couvert de sueur, il peut prendre des aliments.

Les baigneurs doivent toujours être chaudement vêtus, et s'abstenir des habits d'été; la transpiration est essentielle pendant le traitement par les eaux thermales.

(Voyez l'article *Douches* et *Etuves* pour les précautions qu'elles nécessitent.)

Accidents qui peuvent survenir pendant l'usage des Eaux minérales.

Comme les maladies et les tempéraments offrent de nombreuses variétés impossibles à décrire, le médecin-inspecteur est obligé de diminuer ou d'augmenter l'énergie des eaux, et, dans quelques cas, de les interrompre pour adopter d'autres moyens. C'est ce qui arrive, lorsque, durant l'usage des eaux, il apparaît quelque accident. Voici les plus fréquents, et les moyens d'y remédier.

La fièvre qui survient durant le traitement, ne doit pas toujours inquiéter le médecin et le malade. Elle est souvent un moyen de guérison employé par la nature. Pendant sa durée il faut garder le repos, manger peu, et suspendre la boisson minérale.

On doit tenir la même conduite lorsque les eaux

ne passent pas bien; lorsque l'on ressent du malaise, de la chaleur à la peau, une diminution de l'appétit, la langueur des forces.

Il est très-fréquent de voir des personnes qui font abus des eaux minérales, et qui par là s'irritent l'estomac; elles éprouvent des douleurs à l'épigastre, une anxiété générale, la bouche devient mauvaise, la langue rougit, la peau se sèche, le pouls est petit, fréquent. A la première apparition de ces symptômes les malades doivent se soumettre à la diète, et prendre des tisanes acidules, telles que de la limonade végétale, de l'orgeat, de l'orangeade, de l'eau oximellée. L'intensité des symptômes nécessite quelquefois l'application des sangsues à l'anus ou à l'épigastre. Le médecin-inspecteur des eaux ne peut surveiller avec trop d'attention l'action de ce liquide sur l'estomac des malades; c'est en proportionnant la dose de ce remède à la susceptibilité de cet organe très-important, qu'il préviendra les gastrites aiguës et chroniques dont M. Broussais a démontré tous les dangers. Ce médecin observateur a également signalé le traitement préservatif et curatif de ces maladies.

L'augmentation des douleurs n'est pas toujours un signe dangereux; la plupart des eaux déterminent cet effet, qui cède facilement au repos et aux boissons délayantes; souvent aussi cette exaspération est l'avant-coureur d'une crise favorable par la peau, les urines, les selles. *Dolor amarissimum naturæ remedium*, dit Sydenham.

Les autres accidents les plus fréquents sont, 1° un sentiment de froid dans la région épigastrique; on le fait cesser en se couvrant la région de l'estomac avec des linges chauds, et en buvant une tasse de café, de vin chaud, ou de quelque autre boisson excitante; 2° une pesanteur incommode, accompagnée de tiraillements, de gonflement à l'épigastre; on y remédie par quelques cuillerées d'eau de fleur d'oranger, de menthe, ou quelques gouttes d'éther; 3° la constipation; elle cesse spontanément au bout de quelques jours par une vie active, ou bien on la combat par quelques gros de sel neutre que l'on mêle à la boisson; 4° les vomissements ou la diarrhée; si des symptômes concomitants, tels que la rougeur de la langue, la chaleur et l'aridité de la peau dénotent un état inflammatoire, il faut suspendre l'eau minérale, et se borner aux adoucissants et au régime; si ces accidents sont purement nerveux, les calmants suffisent.

Il est des bains d'eau thermale qui déterminent au bout de quelques jours une éruption miliaire à la peau; cet exanthème est presque toujours suivi d'un soulagement ou de la guérison.

Les eaux acidules et ferrugineuses produisent quelquefois un léger mal de tête, de l'assoupissement et une sorte d'ivresse. Ces accidents sont de courte durée, et disparaissent par l'exercice. Pour les prévenir, on peut avant que de boire les eaux, laisser dégager à l'air libre une partie des gaz qu'elles contiennent.

Enfin, si pendant le traitement il survient une maladie aiguë, il faut surseoir l'usage des eaux pour combattre, d'après les principes de la médecine, la complication qui se manifeste.

De la durée du séjour aux Sources minérales.

On entend communément par saison des eaux, leur usage pendant dix-huit ou vingt jours; ce temps expiré, les malades, guéris ou non, pensent, la plupart, qu'il est inutile de prolonger leur séjour aux eaux. Il est des maladies qui se dissipent quelquefois dans ce court espace de temps, mais il en est d'autres qui exigent un traitement dirigé avec moins de célérité. Lorsqu'il s'agit de la santé, il ne faut rien précipiter. N'est-ce pas à cette manière presque instantanée de faire usage des eaux, que l'on doit attribuer le défaut de succès de ce remède, dans des maladies où il était parfaitement indiqué?

Peut-on espérer de bonne foi, que quinze à vingt jours suffiront pour guérir d'anciennes sciatiques, des rhumatismes chroniques, des paralysies, des engorgements de viscères, et autres maladies rebelles dont la cause est longue et difficile à détruire? Les affections chroniques guérissent-elles toutes dans le même espace de temps? L'âge, le sexe, le tempérament, la maladie, l'état actuel du malade, l'action plus ou moins prompte des eaux sur certains sujets que sur d'autres, sont des règles qu'on doit consulter pour déterminer la durée du séjour aux sources minérales. On ne doit en cesser l'usage qu'après avoir obtenu l'effet désiré ; plusieurs personnes n'ont recouvré la santé qu'en prenant les eaux pendant deux, trois, quatre, six mois, et même pendant plusieurs années.

Précautions à prendre après l'usage des Eaux minérales.

On pensait autrefois que les eaux minérales laissaient dans les premières voies un sédiment, et on aurait cru faire une faute essentielle, si on avait manqué de se purger pour chasser au dehors cette substance nuisible.

Si l'appétit est bon, si les digestions s'exécutent facilement, si l'on n'a point commis d'excès dans le régime, il faut s'abstenir de purgations qui, loin d'être utiles alors, sont dans le cas de détruire le fruit qu'on a pu retirer des eaux minérales.

Il est prudent de ne partir qu'un ou deux jours après avoir cessé de prendre les eaux, de s'en retourner à petites journées, et de saisir en voyageant les moments où les chaleurs sont moins fortes.

Après le départ, il faut encore pendant un mois suivre le régime qu'on a observé. L'expérience a prouvé nombre de fois que l'action des eaux se prolonge même après en avoir interrompu l'emploi, et que la guérison commencée à la source, s'achève, se confirme lorsqu'on est de retour dans ses foyers.

Si l'on a éprouvé un soulagement marqué de l'usage des eaux, il faut retourner les prendre quelques mois après qu'on les a quittées, ou l'année suivante. Plusieurs personnes qui ont trouvé leur guérison, vont par reconnaissance visiter les sources où elles ont puisé la santé.

Avant leur départ, les malades doivent demander au médecin-inspecteur qui les a dirigés, un bulletin du traitement pendant le temps des eaux; ce moyen ne peut que tourner au profit des malades et aux progrès de la science.

Précautions nécessaires dans le transport des Eaux et des Boues minérales.

La plupart des eaux minérales naturelles, et surtout les gazeuses, perdent une partie de leurs propriétés par le transport. Comme les malades, après leur séjour aux eaux, sont souvent obligés, à raison de l'opiniâtreté du mal, d'en continuer l'emploi même dans leurs foyers, et comme on ne peut pas se procurer par-tout des eaux minérales artificielles, nous croyons devoir indiquer les précautions qui nous paraissent les plus sûres pour transporter les eaux avec la moindre perte possible dans leurs vertus.

Il vaut mieux se servir de bouteilles de verre ordinaire, que de bouteilles de grès; les premières se nettoient plus facilement, et il est plus aisé de les boucher exactement. Ces bouteilles ne doivent ni être fêlées, ni avoir contenu du vin ou autre liquide. Il faut les rincer avec de l'eau minérale, et veiller à ce qu'il n'entre pas dans leur intérieur des parties végétales, telles que des brins de paille, etc., qui pourraient déterminer la putréfaction de l'eau.

Lorsque l'on veut puiser des eaux gazeuses pour les transporter, il importe beaucoup de faire attention à l'état de l'atmosphère, car l'humidité les affaiblit en absorbant beaucoup de gaz.

On a coutume quelquefois, quand on veut avoir des eaux bien naturelles et les plus parfaites qu'il est possible, de mettre dans les bouteilles, les dépôts, les espèces de glaires que les eaux minérales forment autour des parois des fontaines; mais par ce moyen l'eau se décompose plus vite, perd son goût et sa saveur. Il faut emporter l'eau comme elle coule à la source.

Pour remplir les bouteilles, il faut les plonger au-dessous du niveau de l'eau, enfoncer dans leur intérieur un petit bâton cylindrique, qui fait sortir assez d'eau pour qu'on puisse introduire dans le goulot un bouchon neuf de liége, que l'on fait pénétrer avec un petit maillet de bois.

Il faut clore les bouteilles au moment même où l'on vient de les puiser, pour prévenir l'évaporation des gaz. Cependant il est des eaux acidules qui sont tellement chargées d'acide carbonique, qu'il est nécessaire de les laisser un moment exposées à l'air, avant que de boucher les bouteilles. Si l'on néglige cette précaution, celles-ci se cassent, ou bien le gaz fait sauter les bouchons, comme il arrive au vin de Champagne mousseux.

Les bouteilles étant bouchées, on les plonge renversées dans de la poix liquide, on lie ensuite un morceau de peau par-dessus, et on les replonge une seconde fois jusqu'au col dans de la poix ou goudron.

Les bouteilles doivent être couchées horizontalement dans un lieu tempéré, à l'abri de l'humidité et de la chaleur. Celles qui sont remplies d'eau gazeuse doivent être placées renversées dans un vase plein d'eau commune, afin de diminuer la perte du gaz acide carbonique.

Quand on boit les eaux minérales ainsi transportées, faut-il leur donner le même degré de chaleur qu'elles ont à la fontaine ? Telle eau thermale qui ne brûle pas à la source, brûlerait peut-être échauffée artificiellement au même degré ; il est à craindre aussi que le feu n'altère les principes constituants. Je conseille aux personnes qui peuvent ainsi les digérer, de les boire froides, telles qu'on les reçoit ; mais si elles pèsent sur l'estomac, il faut les faire chauffer au bain-marie ; ou bien en faire bouillir une certaine quantité, et avec quelques cuillerées de celle-ci échauffer la dose que l'on veut boire.

Il n'y a point de saison affectée pour les personnes qui usent des eaux minérales transportées ; le besoin du malade doit seul décider. Il est indispensable de suivre le même régime qu'à la source. On compense un peu par l'augmentation de la dose de l'eau et par la durée du traitement, ce qu'elle perd par le transport.

On trouve à Paris un dépôt d'eaux minérales naturelles, rue J.-J. Rousseau, près la poste. Rien n'égale la juste confiance que mérite cet établissement.

Transport des boues minérales.

Quelques personnes font transporter chez elles des boues minérales qu'elles emploient avec succès dans certaines maladies des articulations. Lorsqu'on transporte des boues, il faut avoir l'attention de se pourvoir en même temps d'une quantité suffisante d'eau minérale, afin de leur donner le degré de ramollissement qu'elles présentent dans le bassin ou le bourbier. On les fait chauffer jusqu'à une température modérée; et on en fait un cataplasme dont on recouvre le membre malade. Celui-ci doit être lavé chaque jour avec de l'eau minérale chaude. On continue ces sortes de cataplasmes pendant quinze jours ou trois semaines.

Après avoir jeté un coup d'œil général sur l'histoire des eaux minérales, leur utilité dans les maladies, les précautions qu'elles exigent avant, pendant et après leur emploi, nous allons nous entretenir de leur usage extérieur, c'est-à-dire des bains, des boues minérales, des étuves, et des douches.

CHAPITRE II.

Des Bains. Notions générales sur les Bains des différents peuples.

Le bain est l'immersion et le séjour passager et plus ou moins prolongé du corps, ou d'une partie du corps dans un liquide, et spécialement dans l'eau simple, ou tenant en dissolution différentes substances.

Bains des Grecs et des Romains. L'usage des bains, qui date de l'antiquité la plus reculée, a pris sans doute son origine dans les climats chauds de l'Asie, ce berceau de l'espèce humaine. Les Égyptiens et les Grecs en parlaient déjà dans les temps fabuleux de leur histoire. Homère, dans son Odyssée, nous dit que Circé délassa Ulysse, en lui préparant un bain dans un métal éclatant. L'usage du bain fut bientôt appliqué à la médecine. Hippocrate en parle comme d'un remède très-utile dans un grand nombre de maladies (*de sanorum victûs ratione, liber* ii, *cap.* 10). Rome qui paraît avoir tiré de la Grèce et de l'Asie tout ce qui concerne les beaux-arts et le luxe, semble y avoir pris également l'usage des bains. Ils se multiplièrent dans toute l'Italie à mesure que le luxe y fit des progrès. Agrippa fit bâtir les premiers thermes publics qui furent à Rome; le peuple romain en fit ses délices : sous Dioclétien on en comptait plus de huit cents en Italie. Les vestiges des thermes d'Agrippine, de Néron, de Titus, Domitien, Trajan, Caracalla, suffisent pour nous prouver la magnificence avec laquelle on les élevait. Dans les thermes de Caracalla, il y avait mille six cents siéges d'un superbe marbre, et l'histoire rapporte que trois mille personnes pouvaient s'y baigner à-la-fois.

Bientôt les bains devinrent une vraie passion, et furent le théâtre de la licence et de la débauche la plus odieuse. Pour faire cesser l'usage indécent aux deux sexes, de se baigner ensemble, Adrien fut obligé de porter un édit défendant cette coutume, sous peine de répudiation et de perte de la dot.

Les Romains employaient les bains froids; mais les bains chauds étaient les plus fréquentés. Le lieu du bain était divisé en quatre chambres. Dans la première (*solium frigidum*), la température était presque froide; dans la seconde (*solium tepidum*), elle était douce; dans la troisième (*solium calidum*), elle était tout-à-fait chaude; les baigneurs se dépouillaient de leurs habits dans la quatrième chambre qui était une espèce d'étuve. Dans une autre pièce on huilait le corps; on se plongeait ensuite dans le bain qui était immédiatement à côté, et où l'on descendait par quelques degrés sur lesquels on pouvait s'asseoir et prendre autant d'eau qu'on le désirait. L'espèce de cuve dans laquelle on se baignait, avait quelquefois un espace suffisant pour permettre d'y nager. Les Latins nommaient ce lieu *solium* ou *labrum*. Pour faire chauffer l'eau on avait des vases dans lesquels on l'entretenait plus ou moins chaude, pour s'en servir à volonté.

En sortant de l'eau, on mettait sur le corps une espèce de couverture qu'on appelait *sindone*; on épongeait ensuite, puis enfin on essuyait avec des linges secs. On commençait par faire sécher la tête avec le plus grand soin, on évitait l'impression de l'air froid, et le bain était terminé par une onction avec une huile douce; au défaut d'huile, on se servait de beurre. Là se trouvaient les serviteurs du bain, appelés *reunctores*, qui oignaient d'huile les baigneurs, les frottaient ensuite avec un instrument appelé *strigillum*, espèce d'étrille ou de grattoir, pour nettoyer et ratisser la peau, et on finissait par essuyer : on se servait quelquefois d'éponges quand on avait affaire à des gens faibles ou malades; ensuite on se rhabillait.

Les Romains transmirent l'usage des bains à quelques-uns des peuples qu'ils conquirent : on voyait encore à Paris au quatorzième siècle, des bains publics assez semblables aux leurs, c'est-à-dire des bains d'eau chaude, dont on ne sortait pas sans une abondante onction. (Brixianus, *Curieuses recherches sur les écoles de médecine.*)

Bains des Russes et des Finlandais. On doit à Sanchez, médecin de l'impératrice de Russie, un mémoire sur les bains de vapeurs de Russie (1). Un bain russe consiste dans une seule et unique salle, construite en bois, dans laquelle on voit un large fourneau de fonte, adossé au mur et chargé de cailloux de rivière rougis et presque embrasés par le feu du fourneau; autour de la salle sont de larges banquettes; lorsqu'on y entre, on éprouve une chaleur si violente, on respire un air si brûlant, que ceux qui n'y sont point accoutumés, ne peuvent y rester quelques minutes sans se trouver mal. Pour ceux auxquels l'habitude a donné la faculté de demeurer quelque temps dans cette atmosphère, ils peuvent s'y déshabiller et se coucher sur une de ces banquettes, ou plutôt sur un matelas, rempli de foin ou de paille qui la recouvre. Alors on verse de l'eau froide sur les cailloux rougis qui garnissent le fourneau, et cette étuve sèche devient une étuve humide: une vapeur épaisse, ardente, environne la personne qui se soumet à un tel bain; elle ne tarde point à éprouver une sueur considérable. Pour entretenir ces vapeurs, on verse de l'eau de cinq minutes en cinq minutes sur les cailloux échauffés. Dans cette étuve humide, le thermomètre monte, en général, de 40 à 45 degrés, thermomètre de Réaumur. Sur la fin du bain, on se fait fouetter avec des verges de bouleau amollies dans l'eau, ce qui augmente la rougeur de la peau; on se fait frotter avec du savon, ce qui diminue la sueur; ensuite on est lavé à l'eau tiède et puis à l'eau froide, dont

(1) Mémoires de la Société royale de Médecine, t. 3, 1780.

on reçoit plusieurs seaux sur la tête. Au défaut d'eau froide, dans les lieux mêmes du bain, on va se plonger dans quelque ruisseau ou étang, ou enfin dans la neige.

Après avoir reçu les douches d'eau froide, le seigneur russe prend une boisson composée de bière anglaise, de vin blanc, de pain rôti, de sucre, et de tranches de citron, et se repose sur un lit; l'homme esclave, le mongik, après s'être roulé dans la neige, va boire un verre ou deux d'esprit de grain, et reprend ses travaux.

Les Russes se servent fréquemment de ces bains. Ils sont un des besoins du peuple; on en trouve dans chaque village.

Les bains de la Finlande sont des étuves sèches et humides, chauffées encore plus fortement que les étuves des Russes. Leur construction est assez semblable. Quelques Finlandais prennent de ces bains tous les jours, d'autres de deux jours l'un, le plus grand nombre en use moins souvent.

Bains des Turcs. Les Turcs sont obligés par leur religion à de fréquentes ablutions, à des lavages répétés plusieurs fois par jour; mais ce n'est pas là ce qu'il faut entendre par leurs bains. Le bain des Turcs est le *laconicum* des anciens ou l'étuve sèche. Les édifices qui y servent, sont construits en pierres de taille, et composés de plusieurs pièces pavées de marbre, et chauffées au moyen de tuyaux qui parcourent leurs parois, et portent la chaleur par-tout.

Après s'être déshabillé dans une chambre particulière, on s'enveloppe d'une serviette de coton, on prend à ses pieds des sandales de bois, destinées à les garantir de la chaleur du pavé, et l'on entre dans la salle du bain; on ne tarde pas à y suer; on y est lavé, essuyé, peigné, et long-temps frotté avec un morceau de camelot qui débarrasse la peau des débris de l'épiderme : puis on passe sur tout le corps du savon, ou d'autres cosmétiques. Ce bain dure une demi-heure en hiver, un quart d'heure en été. Après le bain, on se repose sur un lit, et l'on prend du café, des sorbets, de la limonade. Les femmes turques se baignent de cette manière à-peu-près tous les jours; les hommes un peu moins souvent. Les deux sexes sont obligés par leur religion de se baigner tout le corps après le coït : les femmes y sont de plus obligées après chaque évacuation menstruelle.

Il n'est point de village turc avec une mosquée, qui n'ait un bain public. On peut consulter pour plus de détails la dissertation de Timony sur les bains orientaux.

Bains des Indiens. Dans les Indes, suivant Anquetil, le bain ne consiste pas à se plonger comme en Europe, dans une rivière ou dans une cuve. On trouve dans ceux qui sont publics trois salles voûtées et éclairées par en haut, au moyen de fenêtres rondes. On se déshabille dans la première; il y a dans la seconde des fontaines d'eau tiède ; dans la troisième l'eau est presque bouillante, et la chaleur est si grande qu'on peut à peine marcher sur le plancher.

Dès que l'on est entré nu dans l'une de ces deux dernières salles, un des serviteurs du bain vous étend sur une planche et vous arrose d'eau chaude, ensuite il vous presse tout le corps avec un art admirable. Il fait craquer les jointures de tous les doigts, et même celles de tous les membres. Il vous retourne et vous étend sur le ventre. Il s'agenouille sur vos reins, vous saisit par les épaules, fait craquer l'épine du dos en agitant toutes les vertèbres, donne de grands coups sur les parties les plus charnues et les plus musculeuses, puis il revêt un gant de crin, et il vous frotte tout le corps, au point de se mettre lui-même en sueur; il lime avec une pierre ponce la chair épaisse et dure des pieds; il vous oint de savon et d'odeur; enfin il vous rase et vous épile.

Les femmes prennent les bains avec la même cérémonie. Ce manége, dit Anquetil, dure bien trois quarts d'heure; après on ne se connaît plus, il semble qu'on soit un homme nouveau; on sent dans tout le corps une sorte de quiétude et le désir de se reproduire par l'irritation et l'harmonie que les frottements et les tiraillements ont établies entre toutes les parties; la peau est quelque temps couverte d'une sueur légère qui lui donne une douce fraîcheur : on se sent revivre. On passe ensuite deux heures sur un canapé, et l'on s'endort, soit faiblesse, soit excès de chaleur, après avoir fumé un demi-*hoka*.

Bains des Égyptiens. La description qu'en a donnée M. Savary dans ses *lettres sur l'Égypte* mérite d'être rappelée ici.

Une rotonde élégamment décorée est la salle d'entrée. La personne qui vient prendre le bain, s'y déshabille sur un tapis, se ceint d'une serviette, et chausse des sandales de bois; puis elle enfile un corridor étroit où la chaleur commence à se faire sentir : la chaleur augmente dans un second corridor, séparé du premier par une porte, et le croisant à angle droit; on arrive enfin à une grande salle de marbre, où s'arrêtent ceux qui ne veulent pas se livrer trop promptement à une forte chaleur, et ensuite à la salle du bain. La vapeur sans cesse renaissante d'une fontaine et d'un bassin plein d'eau chaude, s'y mêle aux parfums que les hommes voluptueux y font brûler. On prend ce bain de vapeurs étendu sur un drap et la tête appuyée sur un petit coussin. Bientôt un esclave vient vous *masser* doucement, puis vous frotter avec un gant d'étoffe; ensuite vous êtes conduit dans un cabinet où l'on vous verse sur la tête une eau de savon parfumée. Ce cabinet a deux fontaines, l'une d'eau chaude, l'autre d'eau froide; on s'y lave soi-même. Pendant ce temps-là, l'esclave va chercher une pommade épilatoire qui, en un instant et sans aucune douleur, fait tomber le poil aux endroits où on l'applique. Rentré dans la salle du bain pour en sortir aussitôt, on s'arrête ensuite dans celle qui précède l'étuve, aussi long-temps qu'on le juge à propos pour s'accoutumer peu-à-peu à l'air extérieur; on revient par des détours assez longs, la chaleur décroissant à mesure qu'on les parcourt, et l'on arrive enfin à la salle où l'on a laissé ses vêtements; on y trouve un lit préparé, on y est massé, essuyé de nouveau; les parties dures de la plante du pied y sont rapées par une main légère, et la pipe et le café moka viennent terminer toutes ces cérémonies : on éprouve alors ce sentiment de bien être, cette quiétude dont nous parlions tout à l'heure. Les femmes égyptiennes aiment ces bains passionnément.

Cette description succincte des bains des différents peuples, n'est peut-être pas dans cet ouvrage aussi déplacée qu'on pourrait le penser au premier abord; je suis en effet convaincu que si on unissait aux bains d'eau commune et sur-tout d'eau minérale, plusieurs des pratiques énoncées ci-dessus, on triompherait sûrement de plusieurs maladies chroniques qui sont rebelles à tous les moyens pharmaceutiques.

Des Bains domestiques.

Pour bien apprécier l'action des bains d'eaux minérales sur l'économie vivante, il est indispensable de connaître celle que produisent les bains domestiques.

Ceux-ci se divisent en bains entiers, demi-bains,

en froids, très-chauds, et en tempérés. Les bains entiers sont ceux où le corps plonge dans l'eau jusqu'au cou; les demi-bains sont ceux où l'eau ne s'élève que jusqu'à l'ombilic; les pédiluves et les manuluves sont ceux dans lesquels on plonge seulement les pieds ou les mains.

Il n'est point indifférent de prendre un bain à tel ou tel degré de chaud ou de froid, et les médecins retireraient bien plus d'avantages des bains, s'ils en faisaient déterminer, le thermomètre à la main, le degré qui convient aux différentes maladies et aux différents tempéraments.

Quoiqu'on prescrive rarement les bains domestiques d'eau froide auprès des sources minérales, nous en dirons un mot comme objet de comparaison avec les autres espèces de bains.

Bain froid. Un bain est froid au-dessous de 15° Réaumur, 18° 75' therm. centigr., entre 32 et 65 Farenheit.

Effets immédiats. Le premier effet de ce bain est le frisson, suivi d'une contraction spasmodique de la peau qui lui donne l'aspect de ce qu'on appelle vulgairement *chair de poule*. On ressent un léger tremblement convulsif, et un sentiment de malaise; le pouls se resserre, se concentre; la respiration est irrégulière, et plus ou moins précipitée; on a des envies d'uriner. Peu-à-peu ces symptômes s'effacent, les forces vitales réagissent, la peau rougit, la vitesse du pouls augmente, et de soixante-dix pulsations elle peut s'élever à cent vingt. Mais, si l'on reste long-temps dans le bain froid, on ressent un nouveau frisson avec tremblement, la peau pâlit, une espèce d'engourdissement se fait sentir dans tout le corps. A la sortie du bain, l'homme robuste, après s'être essuyé, éprouve une sensation agréable de chaleur; cette chaleur s'exalte, et devient brûlante; le pouls se développe. Toutefois, dit Marcard, si l'on tient un thermomètre près de la peau, lorsqu'elle semble être brûlante après le bain froid, il monte plus lentement que dans l'état naturel; de là il conclut que cette chaleur est une sensation illusoire produite par la transition rapide d'une température très-basse à une autre très-élevée relativement. Quant à l'homme faible, il a beaucoup de peine à se réchauffer; la pesanteur de tête, les crampes des membres, ne se dissipent qu'insensiblement à mesure que la chaleur se rétablit.

Propriétés médicales. Le bain froid est un remède très-actif que l'on doit employer avec beaucoup de circonspection. Il faut, en général, que les personnes qui prennent ce bain, n'aient pas le système nerveux trop mobile, et que leurs forces soient suffisantes pour réagir contre l'impression du froid. Ces bains sont un excellent remède tonique; ils conviennent aux adultes, et nullement aux vieillards; on les a recommandés pour les enfants; mais la délicatesse de la peau, la susceptibilité nerveuse de l'enfance, quelquefois excessive, ne saurait, en général, s'accommoder du bain froid. Celui-ci est nuisible aux personnes dont la poitrine est délicate ou malade, à ceux qui sont sujets aux hémorrhagies et aux congestions cérébrales. Il est utile dans les affections asthéniques, les scrophules, le rachitis, la faiblesse générale résultant de l'onanisme, de pollutions nocturnes abondantes, ou de l'excès des plaisirs vénériens; dans les fièvres intermittentes rebelles, l'hystérie, l'hypochondrie, la mélancolie, la manie. Marcard dit avoir vu, à Pyrmont, Zimmermann guérir une mélancolie profonde avec une douleur irrégulière au bras, à l'aide de bains froids seulement. Ce traitement avait commencé par des bains tempérés.

Le demi-bain froid convient dans les incontinences d'urine, les règles immodérées, les fleurs blanches. Le pédiluve froid, continué pendant quatre heures, prévient l'inflammation dans les entorses récentes.

Bain très-chaud. Un bain est très-chaud au 34° Réaumur, 42° 50′ therm. centigr., 109 Farenheit.

Effets immédiats. Au moment de l'immersion dans ce bain, la peau se resserre, devient rouge, chaude, se gonfle sensiblement; une bague au doigt y devient trop étroite; la face est rouge, gonflée; le pouls très-fréquent, la respiration accélérée et difficile; on éprouve de l'anxiété, du malaise, de la soif; la sueur découle du visage; les artères du cou et de la face battent avec violence; il y a des palpitations, une oppression forte; et si l'on ne se hâte de sortir d'un tel bain, il survient des vertiges, un affaiblissement général, la syncope, et même l'apoplexie. Après le bain la sueur continue, même à l'air froid et sans vêtements.

En général, le bain chaud laisse une légère faiblesse. Le jour que l'on a pris un tel bain, l'estomac est moins apte à la digestion ; on ne peut faire une longue marche sans fatigue, et les facultés intellectuelles sont languissantes et comme obscurcies. Si l'on a soin de se retirer de l'eau chaude avant une déperdition notable de sueurs, ce bain, loin d'être débilitant, devient tonique par la réaction qu'il provoque.

Propriétés médicales. C'est à la chaleur très-élevée de ce bain, et non à la pression de l'eau, qu'est due son action excitante, révulsive et sudorifique. Il développe un moment de fièvre artificielle qui est très-salutaire dans plusieurs maladies chroniques. On en use avec succès dans les anciens rhumatismes, les paralysies, les tumeurs blanches des articulations, et dans certains cas de sécheresse à la peau, accompagnée de quelques symptômes d'irritation vers les organes pectoraux et abdominaux. Ils sont nuisibles dans les cas de phlegmasies aiguës sous-cutanées, aux personnes pléthoriques sujettes aux hémorrhagies, aux étourdissements.

Les demi-bains chauds sont fort efficaces dans les rétentions d'urine, les affections spasmodiques, la suppression des règles. Les pédiluves et les manuluves sont très-avantageux pour opérer une dérivation dans la céphalalgie et la difficulté de respirer.

Bain tempéré. Nous préférons l'expression de bain tempéré à celle de bain tiède, parce que l'acception de ce dernier mot est très-vague dans les différents auteurs. Le bain tempéré tient le milieu entre le bain très-froid et le bain très-chaud ; sa température est un peu au-dessous de celle du sang, qui, comme l'on sait, est de 30°, therm. Réaum.

Effets immédiats. On éprouve un sentiment de bien-être, une chaleur douce et agréable à l'extérieur du corps. La peau semble s'y étendre et s'y ramollir ; il y a des envies d'uriner ; si le bain est à la chaleur du sang, le pouls conserve par minute le nombre de pulsations qu'il avait avant le bain ; s'il est un peu au-dessous, les pulsations deviennent moins fréquentes, la respiration se ralentit ; sur la fin du bain, on a de la tendance au sommeil. En le quittant on éprouve une légère sensation de froid, qui cesse dès qu'on a été essuyé et recouvert de vêtements ; on est alors plus pesant qu'avant d'entrer dans le bain. *Falconner* porte, d'après ses expériences, jusqu'à quarante-huit onces par heure, ce qu'un adulte peut absorber de liquide dans un bain tiède. Le sentiment de bien-être qu'on y a goûté se prolonge encore le reste de la journée ; on est délassé, rafraîchi, plus souple.

Propriétés médicales. Les bains tempérés sont relâchants et calmants ; ils délassent les membres fatigués, et conviennent aux personnes qui ont le système nerveux délicat et mobile, la fibre sèche ; et à celles qui sont d'un tempérament bilieux et mélancolique. On les emploie avec succès dans toutes les inflammations du ventre, dans les affections des reins, des uretères et de la vessie, dans les engorgements des viscères de l'abdomen, dans les rhumatismes, les maladies nerveuses, l'hystérie, certaines hypochondries accompagnées d'une chaleur brûlante et d'une insomnie opiniâtre.

Les demi-bains et les pédiluves tempérés ne s'emploient que dans les cas où les bains entiers pourraient être pernicieux.

Des Bains d'eaux thermales minérales.

Nous n'avons considéré jusqu'à présent les bains que comme formés d'eau commune. Ceux que l'on prend aux sources thermales sont imprégnés de plusieurs sels, et d'un calorique qui ne semble pas être de même nature que celui qui échauffe les bains domestiques.

Les eaux thermales sont fort répandues sur le globe; elles sont tantôt pures, tantôt elles renferment des substances minérales en assez grande quantité. Le phénomène le plus remarquable qu'elles offrent au naturaliste, c'est la constance de leur température, qui reste à peu près la même depuis plusieurs siècles ; cette température égale quelquefois celle de l'eau bouillante, mais le plus ordinairement elle lui est inférieure. Quelques sources paraissent bouillir, mais cet effet est dû au dégagement des gaz qu'elles contiennent. La plus chaude de toutes les sources de la France, est celle d'Olette, dans le département des Pyrénées-Orientales; elle marque 70°, therm. Réaum.

Pline, Hoffmann, Leroy, Peyrilhe, etc., ont appelé la plupart des eaux chaudes *non minérales* ou *non médicinales*. Ils prétendent qu'elles n'ont d'autres effets que ceux des bains domestiques, chauffés au même degré que l'eau thermale ; et que si elles en produisent d'autres, il faut les attribuer au déplacement du malade, à la distraction, au climat.

Sans doute l'efficacité de plusieurs sources dépend du degré de leur chaleur ; mais ce calorique, qu'elles empruntent des entrailles de la terre, est-il identique à celui que nous développons par nos combustibles ? Des différences assez tranchées semblent le distinguer : 1° Les eaux thermales, quoique déjà pourvues d'un degré considérable de chaleur, n'entrent pas plus vite en ébullition que l'eau commune, toutes choses égales d'ailleurs ; elles se refroidissent plus lentement, et n'abandonnent pas avec autant de facilité les gaz dont elles sont saturées. 2° Elles rendent aux végétaux fanés leur couleur et leur fraîcheur. 3° On boit les eaux de Bourbon-l'Archambault à 48 et 50 degrés, et la bouche n'en reçoit aucune impression désagréable ; la langue et le voile du palais n'en souffrent pas, tandis que l'eau commune, chauffée à 10 degrés de moins, les brûlerait et causerait des accidents graves. 4° Les personnes qui se baignent dans les eaux de Balaruc, d'Aix, du Mont-d'Or, etc., sont bien autrement affectées que par un bain domestique ; l'eau a une chaleur plus douce, qui rend l'immersion plus agréable; le bain, loin d'affaiblir, fortifie le baigneur.

Mais, objecte-t-on, les eaux thermales pures ne fournissent au chimiste aucune substance qui les différencie de l'eau commune. Cependant elles opèrent chaque jour des guérisons extraordinaires; il faut donc supposer en elles l'existence d'un agent très-actif, qui a échappé jusqu'à ce jour aux recherches des chimistes, et qui sans doute en constitue le principal moyen curatif. M. Chaptal était sans doute bien pénétré de cette vérité, lorsqu'il disait que ceux qui s'occupent de l'examen des eaux minérales ne peuvent qu'analyser le cadavre de ces liquides. Ce principe qu'on n'a pu saisir, ne serait-il pas le fluide électrique?

Opinions des auteurs sur la cause de la chaleur des eaux thermales. Lorsqu'on voit sortir du sein de la terre des eaux pourvues d'une grande chaleur, on est naturellement porté à rechercher la cause de ce phénomène. La diversité d'opinions des auteurs sur cet objet est encore une des tristes preuves des bornes de l'esprit humain. Exposons succinctement les hypothèses qui ont eu le plus de vogue.

Empédocle, disciple de Telangès, qui l'avait été lui-même de Pythagore, admettait dans l'intérieur de la terre un feu central qui communiquait aux eaux la chaleur que nous leur reconnaissons, et qui occasionait aussi les éruptions des volcans. Ce système fut accrédité par plusieurs auteurs, et entre autres par Fallope (1), Solenander (2), Bacot de la Bretonnière (3), France (4), Bordeu (5), Kirker (6), Rigaudeau (7). Tous ces auteurs ont supposé dans le centre de la terre un feu qui existerait sans le concours de l'air, et sans le secours de matières renouvelées pour l'alimenter, et qui en même temps serait d'une activité constante. L'énoncé seul de cette opinion suffit pour en faire sentir le vide.

Paul Dubé (8) admet dans le centre de la terre un feu sous forme de charbons ardents et sans flammes. Cette hypothèse fut soutenue par Jean Decombes (9), Louis Arnaud (10), Fabri de Toulouse (11); mais elle est erronée, puisque, comme l'on sait, l'air est indispensable pour entretenir la combustion.

Thermophyle, disciple de Pythagore, attribue la chaleur des eaux à l'action du soleil. S'il en est

---

(1) Tractatus de medicatis aquis, 1564.
(2) De caloris fontium medicatorum causâ, 1558.
(3) Analyse des eaux de Bourbon.
(4) Cause de la chaleur des eaux minérales.
(5) Lettres sur les eaux du Béarn.
(6) Mundus subterraneus.
(7) Journal de Verdun, mai 1724.
(8) De mineralium naturâ
(9) Hydrologie, 1645.
(10) Analyse des eaux d'Aix en Provence.
(11) Eaux et fontaines de Mierz en Quercy.

ainsi, pourquoi beaucoup de sources placées à la surface de la terre sont-elles très-froides?

Jacques Callet (1) prétend que la chaleur des eaux est communiquée par un second soleil que Dieu, par sa providence, a caché dans le sein de la terre, et qui produit les mêmes effets que celui qui éclaire et échauffe le globe terrestre. Rien ne démontre l'existence de ce second soleil.

Piton (2), Jean-François Borie (3), font dépendre la chaleur des eaux thermales d'une fermentation opérée dans le sein de la terre. Suivant ce système, l'eau venant à traverser des lieux abondants en sels, les dissout, les incorpore à sa propre substance; et de là résulte la chaleur que nous remarquons. Piton décide même que le bitume, le soufre, le nitre, et sur-tout le plâtre, sont les agents ordinaires de ce phénomène : mais on suppose gratuitement ce bitume, ce soufre.

Salaignac (4) prétend que la véritable cause de la chaleur des eaux thermales dépend de la combinaison d'un acide et d'un alcali; que chaque source est munie de deux canaux, dont l'un verse un acide et l'autre un alcali ; que le point de réunion des deux canaux est le foyer de la chaleur de

(1) Dissertation sur les eaux de Bourbonne.
(2) Les eaux de la ville d'Aix, 1678.
(3) Eaux de Cauterets, 1714.
(4) Dissertation sur les eaux de Bagnères.

l'eau thermale. Rien ne prouve l'existence de cet acide et de cet alcali.

Des physiciens, des chimistes, et entre autres Gioneti (1), Monnet (2), Godefroy Berger (3), Ettmuller (4), Schütte (5), Valmont de Bomare (6), Frédéric Hoffmann (7), ont expliqué la chaleur des eaux minérales par la décomposition des pyrites, qui imprègnent quelquefois les terrains environnant les sources. Mais comment supposer dans l'intérieur du globe des amas de pyrites assez considérables pour produire constamment la chaleur des eaux? Et, quand bien même l'existence de ces bancs immenses de pyrites pourrait être une fois supposée, comment supposer encore qu'elles ont la faculté de se régénérer, pour soutenir toujours cette chaleur invariable depuis plusieurs siècles? D'ailleurs les analyses les plus exactes n'ont pas fourni la plus petite quantité de décomposition pyriteuse.

Pendant long-temps les chimistes et les naturalistes ont attribué la chaleur des eaux à des volcans et à des masses de charbon de terre enflammées.

---

(1) Analyse des eaux thermales près de Saint-Didier.
(2) Analyse des eaux d'Aix-la-Chapelle.
(3) Histoire des eaux thermales de la Caroline, 1709.
(4) Collegium pharmaceuticum.
(5) De aquis medicatis.
(6) Dictionnaire d'histoire naturelle.
(7) De acidularum et thermarum abusu.

« Cela paraît assez probable, dit Nicolas (1), nous
» avons des exemples d'embrasements qui durent
» depuis des siècles; d'ailleurs rien ne répugne à croire
» que l'eau qui circule dans l'intérieur de la terre,
» venant à pénétrer dans les volcans, en reçoit une
» chaleur proportionnée à la proximité du foyer;
» si l'eau vient à laver ces matières et à en recevoir
» les vapeurs, elle se chargera des parties dissolubles,
» ce qui produira les eaux thermales composées. Si,
» dans son cours, elle s'éloigne assez du foyer pour
» n'en recevoir que la chaleur sans toucher à ces
» matières, elle fournira une source d'eau ther-
» male très-pure. » On peut objecter à cette hypothèse admise par Buffon, 1° que toutes les eaux
thermales ne sont pas situées auprès de volcans;
2° que les éruptions volcaniques ne sont pas dues
à des masses de charbon de terre enflammées, mais
bien au fluide électrique. Plusieurs modernes se sont
saisis de la découverte de l'immortel Francklin (2),
et ont cherché à expliquer la chaleur des eaux par le
fluide électrique souterrain. Quelque extraordinaire
qu'ait dû paraître cette nouvelle théorie, on ne peut
disconvenir qu'elle n'ait des bases véritablement fon-
dées sur la nature. Beaucoup de médecins, chargés de
l'inspection des eaux minérales, ont remarqué que
l'électricité de l'atmosphère a une influence physique très-sensible sur quelques sources minérales.
Certains bassins bouillonnent lorsque le tonnerre

(1) Analyse des eaux de Plombières.
(2) L'électricité.

gronde, tandis qu'ils restent tranquilles et sans mouvement sous un ciel ordinaire. M. Bertrand (1) dit qu'au moment où de grands orages se préparent, l'eau du grand bain au Mont-d'Or devient plus chaude que de coutume; que le bain peut être supporté moins long-temps. Des expériences faites à ce sujet le portent à penser que ce phénomène est dû au fluide électrique.

Tel est l'aperçu des principales opinions émises sur la cause de la chaleur des eaux thermales; il est facile de voir que la cause réelle est encore inconnue; et peut-être sera-t-on tenté de répéter avec Richardot (2), que les eaux thermales sont chaudes, parce que telle fut la volonté de Dieu : explication qui, quoiqu'elle ne souffre pas d'objections, ne laisse pas l'esprit sans désir, et satisfait peu la curiosité.

Propriétés médicales des Bains d'eaux minérales.

Les bains d'eaux minérales agissent par leurs principes minéralisateurs, et sur-tout par leur température. Ils sont d'une grande valeur dans les maladies chroniques, en nettoyant, stimulant la peau; en rétablissant les fonctions de ce vaste émonctoire; en provoquant un mouvement vital, une légère excitation qui est, dans beaucoup d'affections morbides anciennes, un puissant instrument de guérison.

On emploie le plus ordinairement les bains tempérés auprès des sources minérales; les bains

(1) Recherches sur les eaux du Mont-d'Or.
(2) Traité des eaux de Plombières.

chauds sont trop négligés, et je suis convaincu qu'on obtiendrait de leur emploi sagement dirigé des résultats très-avantageux.

Les bains d'eaux thermales minérales sont très-recommandés pour les blessures; ils réussissent parfaitement à assouplir les parties ligamenteuses et tendineuses, à rendre plus libres les mouvements des membres qui ont éprouvé des contusions, des entorses, des fractures; à déterger les vieux ulcères, les plaies fistuleuses. Ils sont spécialement indiqués contre les douleurs rhumatismales, les engourdissements, les tremblements des membres, et contre les paralysies qu'ils guérissent souvent et dont ils préviennent les rechutes. Indépendamment de ces propriétés générales, les eaux thermales jouissent chacune de vertus particulières dont nous ferons mention dans le cours de cet ouvrage.

Des Boues minérales.

Les boues qui appartiennent aux sources minérales sont des substances épaisses, formées de terres molles, argileuses, et imprégnées de matières minérales que les eaux entraînent avec elles. Elles forment des espèces de bains qui ne diffèrent des bains ordinaires que par la consistance et les matières qui les composent.

M. Duchanoy distingue les boues des mares; les mares ne sont que le dépôt des eaux qui se fait, ou dans la source même, dans les réservoirs, ou dans le ruisseau de décharge. On n'emploie les mares que sous la forme de cataplasme; les boues sont d'usage comme topiques et comme bains.

Les propriétés médicinales des boues dépendent de leur chaleur, de la nature du limon, et de la pression que la terre molle exerce en raison de sa consistance sur le corps ou la partie qu'on y plonge. On les recommande comme toniques dans les tumeurs indolentes, les roideurs des articulations, les rhumatismes, les ulcères, la faiblesse des membres, la sciatique, l'ankilose fausse.

On peut plonger dans ces boues un membre ou le corps tout entier; on y reste aussi long-temps que dans un bain ordinaire. En sortant des boues on se lave dans un bain et ensuite on se repose dans un lit.

Comme la plupart des sources ne sont pas assez élevées en température pour échauffer les boues d'une manière suffisante, on n'en fait usage que pendant les chaleurs de l'été, lorsque le soleil porte son influence sur ces dépôts.

Des Bains de vapeurs ou étuves.

Les étuves ont été distinguées en sèches et en humides : les premières doivent exclusivement leurs effets au calorique; les étuves humides agissent par le calorique combiné avec de l'eau en vapeur; les unes et les autres excitent vivement la surface de la peau, et déterminent une transpiration abondante. Nous ne traiterons ici que des étuves humides.

Les bains de vapeurs peuvent être universels ou partiels.

Auprès des sources minérales, et sur-tout à Plombières, l'étuve est formée par des vapeurs qui se dégagent de sources très-chaudes, et qui sont coercées et retenues dans un cabinet construit en maçonnerie, et bien voûté. Cette vapeur qui s'élève de la source, pénètre à travers les ouvertures laissées à dessein dans le plancher du cabinet, et le remplit d'une espèce de fumée chaude et aqueuse. C'est dans ce cabinet que le malade reste nu, le corps entier étant exposé à l'action de cette vapeur chaude. Il sort de là bien essuyé et habillé chaudement, et va lui-même ou se fait porter dans un lit chaud, où il tâche de suer pendant quelques heures. Dans cette étuve, on peut se tenir debout, s'asseoir sur une chaise, ou même se coucher sur le plancher, ayant soin de présenter la partie malade à la vapeur.

Comme ces espèces d'étuves manquent dans plusieurs établissements, on peut leur substituer l'appareil suivant : on prend une boîte ou caisse de bois, de forme à-peu-près cubique, d'environ cinq pieds de hauteur, dans laquelle le malade est assis ; sa tête sort par une ouverture ovale pratiquée dans la paroi supérieure ; le passage de la vapeur par cette ouverture peut être intercepté au moyen d'un linge dont on entoure le cou ; lorsque l'on veut que la tête soit plongée dans le bain, on ne met pas ce linge, on agrandit, en tirant une planche à coulisse, l'ouverture dans laquelle le cou est engagé, et l'on recouvre la tête d'une petite caisse de forme cubique, ou d'un châssis garni de toile.

Pour remplir la caisse de vapeurs, on peut en faire communiquer le dessous avec la source minérale; c'est ce que l'on fait à Borcette, près d'Aix-la-Chapelle. Lorsqu'on fait réduire par l'art l'eau en vapeurs, on fait bouillir ce liquide dans un vase de métal recouvert d'un chapiteau, d'où la vapeur est conduite, à l'aide d'un tuyau, dans la partie inférieure de la caisse; ou bien on fait tomber par gouttes de l'eau liquide, dans un appareil fermé, sur des corps non combustibles rouges de feu, d'où la vapeur s'élève dans le tuyau qui la conduit dans la caisse : ce dernier procédé est préférable en ce qu'il permet de varier à volonté la température du bain, qui est proportionnée à la quantité de gouttes d'eau qu'on réduit en vapeur dans un temps donné.

Lorsque le corps entier est dans le bain, une chaleur modérée, telle que celle de trente et quelques degrés, therm. Réaum., suffit pour provoquer très-promptement une sueur universelle. Lorsque le corps est soumis à l'action de la vapeur, excepté la tête, il faut un peu plus de temps, parce que la respiration se fait dans l'air du dehors, qui n'est pas échauffé par la vapeur comme dans le premier cas.

Propriétés médicales. Les bains de vapeurs sont préférables, dans une infinité de circonstances, aux bains d'immersion, parce qu'il est démontré par l'expérience que l'eau vaporisée pénètre le système dermoïde d'une manière bien plus active, que lorsque la force de cohésion la maintient dans l'état liquide. Ils sont en général très-utiles pour rétablir les fonctions de la peau. On s'en sert avec beaucoup de succès dans les douleurs rhumatismales, les sciatiques chroniques, les roideurs des articulations, la gale, les dartres et autres maladies cutanées invétérées, les éruptions syphilitiques, la goutte, et dans les douleurs vagues qu'éprouvent souvent les femmes à la suite des couches, et qu'on attribue à la déviation du lait.

Les bains de vapeurs sont nuisibles aux femmes enceintes, aux personnes sujettes aux crachements de sang, et à celles qui ont une constitution trop faible, une fibre trop délicate.

Précautions. Comme dans les étuves on est exposé à éprouver du malaise, de la céphalalgie, des étourdissements, pour prévenir la syncope il convient de se munir d'un flacon de vinaigre ou d'eau de Cologne.

A la sortie de l'étuve, on fait boire ordinairement un bouillon bien chaud, un verre de vin et de sucre, ou quelques tasses d'une infusion théiforme, soit de fleurs de sureau, de tilleul ou d'oranger, afin de favoriser et d'entretenir la transpiration, que l'on doit prolonger plusieurs heures, suivant les forces du malade.

On peut séjourner depuis une demi-heure jusqu'à deux heures dans un bain de vapeurs, suivant son degré de température, suivant qu'il est général ou partiel, et enfin suivant l'intensité de l'effet que l'on veut produire.

Des Douches.

La douche est une colonne d'eau naturelle ou minérale qui vient frapper avec une vitesse déterminée une partie quelconque du corps.

L'appareil nécessaire pour donner la douche consiste dans un réservoir disposé à une hauteur plus ou moins considérable, et dont le fond donne naissance à un tuyau terminé par un robinet ou un ajutage. Le réservoir qui contient le liquide de la douche peut être une source minérale naturelle, ou bien peut être construit par l'art.

Lorsque la colonne du liquide tombe verticalement et arrive directement dans ce sens à la partie sur laquelle elle doit agir, la douche s'appelle *descendante*; si la colonne du liquide est dirigée horizontalement, elle constitue la douche *latérale*; enfin lorsque l'eau jaillit de bas en haut, c'est la douche *ascendante*.

L'eau qui sert à la douche peut être chaude, tempérée ou froide, et à tous les degrés de température intermédiaire. La hauteur du réservoir varie depuis trois ou quatre pieds jusqu'à vingt au-dessus du sol. L'action de la douche est en raison directe de la hauteur de la chute, du diamètre du tuyau, de sa direction, de la charge qu'on donne au réservoir, du degré de chaleur de l'eau, et de l'impression des substances qui la minéralisent. On conçoit dès lors qu'une douche indiquée pour un malade pourra ne pas convenir pour un autre. Il se trouve beaucoup de cas où cette remarque ne doit pas être négligée, si l'on veut prévenir de fâcheux accidents que l'on impute aux eaux, tandis qu'ils ne sont dus qu'à leur administration inconsidérée. Il est donc nécessaire que dans chaque établissement thermal, il y ait des douches dont on puisse varier le calibre des tuyaux, la hauteur de la chute, et la chaleur du liquide.

Douche descendante. Une précaution essentielle pour bien recevoir la douche, c'est que la partie que l'on douche soit solidement affermie, qu'elle ne vacille point, et que la douche tombe perpendiculairement, sans quoi elle perd de sa force, soit par la vacillation de la partie, soit par l'obliquité de la chute de la colonne d'eau.

Quand on douche le ventre, voici la position qu'il faut avoir : on est couché sur une paillasse, la tête relevée et un peu penchée en avant, les jambes fléchies sur les cuisses et un peu écartées, les bras tombant le long du corps et sans contraction, de sorte que les muscles soient dans le relâchement, et le malade à son aise autant qu'il est possible. Quand on reçoit la douche sur le dos et les lombes, il faut être couché sur le ventre; si on la reçoit sur la nuque, il faut s'agenouiller sur un coussin et appuyer la tête sur une chaise, les deux mains soutenant le front. Si on veut doucher la tête, on commence par se tenir debout pour déterminer la hauteur de la colonne, puis on s'assied sur une chaise. Si on veut doucher les mains, on reste dans la même position et on étend les mains sur les genoux. Les épaules se douchent la personne étant assise; il en est de même des genoux.

La durée de la douche varie suivant la force du malade, la nature et l'intensité de la maladie. On commence d'abord par la prendre un demi-quart d'heure; on augmente tous les jours de huit à dix minutes, et on la porte jusqu'à une heure, une heure et demie, en douchant successivement plusieurs points les uns après les autres, sans rester au-delà de quelques minutes sur le même point; puis on y revient, et ainsi de suite. En général, quand la douche a trouvé un point douloureux, il faut l'arrêter sur ce point, jusqu'à ce que la douleur s'apaise, si cela est supportable. On commence aussi par un petit tuyau, et insensiblement on emploie les plus gros.

La douche augmente l'action vitale de la partie sur laquelle elle frappe, produit l'effet d'un vésicatoire; la peau rougit, se couvre de petits boutons qui formeraient de véritables ampoules si son action était de longue durée.

Il faut toujours doucher à nu la partie qui en a besoin, par la raison qu'un corps intermédiaire empêcherait l'efficacité de la douche en s'opposant à la pénétration de l'eau.

Douche ascendante. Les douches descendantes et latérales sont en usage pour toutes les parties du corps. La douche ascendante s'applique spécialement au vagin, au rectum et au périnée. Le tuyau conducteur de cette espèce de douche est terminé par un ajutage dont l'extrémité présente une ou plusieurs ouvertures. Le malade étant assis sur un siége convenablement disposé, on introduit l'ajutage dans le rectum, ou, mieux encore, on l'ouvre à une très-petite distance de cet orifice. Dans ce dernier cas, la colonne du liquide surmonte la résistance que lui offre le sphincter de l'anus; cet orifice cède et s'ouvre, la colonne admise est soutenue par le jet continu qui s'oppose à sa sortie; l'eau ainsi projetée pénètre très-avant. Les contractions des intestins provoquées plus fortement, chassent par moments les matières contenues, et il se fait ainsi une alternative d'efforts dans laquelle tantôt la douche, tantôt les contractions expulsives se surmontent mutuellement.

Propriétés médicales. La douche est un des moyens les plus efficaces qui existent pour la guérison de plusieurs maladies chroniques. Prise sur toute l'habitude du corps, elle est un sudorifique plus puissant que les bains.

Les douches descendantes *froides* agissent comme excitant et comme sédatif; on les emploie sur-tout dans le cas d'aliénation mentale.

On se sert fréquemment des douches chaudes dans les établissements thermaux; elles sont avantageuses dans les hémiplégies, les paralysies locales, les douleurs rhumatiques, les ankiloses incomplètes, les engorgements indolents. Bordeu conseille, dans l'hypochondrie, les douches légères sur les régions du foie et de la rate.

Les douches ascendantes tempérées sont employées comme toniques et détersives dans quelques cas de relâchement, avec ou sans ulcération de la matrice, du vagin et du rectum. M. de Montègre les préconise contre les contractions spasmodiques de l'anus, et contre les hémorrhoïdes. On y a quelquefois recours dans les ophthalmies chroniques.

On peut prendre la douche ascendante plusieurs fois par jour, pendant quinze, vingt ou vingt-cinq minutes.

Précautions. Il ne faut recourir à la douche que lorsqu'on a pris des bains pendant quelques jours. On peut la recevoir avant, pendant ou après le bain : ces trois manières sont également bonnes.

Quand on applique la douche sur la tête, il ne faut se servir que d'une eau tempérée (26 ou 27°, therm. Réaum.). La douche terminée, il faut bien essuyer la tête.

Après la douche, on doit se coucher dans un lit suffisamment chaud, pour maintenir la transpiration que la douche a commencé d'exciter. On peut prendre un bon consommé, une tasse de chocolat, ou un peu de vin.

On doit interrompre les douches durant l'époque menstruelle, le flux hémorrhoïdal, et dans tous les cas où il survient des hémorrhagies.

Les lecteurs qui désirent avoir des détails plus

étendus sur les bains et les douches, peuvent consulter l'excellent ouvrage de Marcard sur la nature et l'usage des bains, et l'article non moins intéressant (*article Bains*) du Dictionnaire des Sciences médicales, qui a été composé par MM. Hallé, Nysten et Guilbert.

CHAPITRE III.

De l'Analyse chimique.

Quoique plusieurs médecins ne jugent des remèdes qu'en observant les effets qu'ils produisent, cependant, pour parvenir à l'exacte vérité et bannir toutes sortes d'incertitudes, il est important de connaître les principes des remèdes qu'on emploie; on en fait alors une application plus heureuse, et on en use avec plus de confiance. Cette réflexion s'applique aux eaux minérales, et leur analyse ne peut qu'assurer et augmenter nos connaissances sur la valeur de ce médicament.

Avant que de procéder à l'analyse d'une eau minérale, il faut, 1° observer la situation de la source, décrire avec exactitude les lieux voisins, et sur-tout les couches des minéraux dont le sol est composé; faire à cet effet des fouilles plus ou moins profondes; 2° examiner les propriétés physiques de l'eau, telles que sa saveur, son odeur, sa couleur, sa transparence, son volume, son onctuosité, sa pesanteur, sa température. Il est essentiel d'être muni d'un aréomètre et de deux thermomètres à mercure, qui marchent bien ensemble; l'un est destiné à apprécier la température de l'eau, et l'autre celle de l'air atmosphérique. Afin d'éviter toute erreur, on doit répéter ces expériences dans différentes saisons, à différentes heures du jour, et sur-tout à diverses époques, suivant l'état de l'atmosphère. Une sécheresse long-temps continuée, des pluies abondantes influent singulièrement sur les propriétés de plusieurs eaux minérales. 3° Les dépôts formés au fond des bassins, les substances qui flottent sur l'eau, sont encore un objet de recherches importantes qu'on ne doit pas négliger. Cet examen préalable peut apprendre à ceux qui ont les sens exercés, quelle est la nature de la plupart des corps contenus dans les eaux minérales. Mais ces premières idées ont besoin d'être confirmées et rectifiées par l'analyse. Nous allons rapporter ici textuellement la description des procédés chimiques indiqués par M. Thénard (1), persuadé que sur ce point le lecteur aimera mieux trouver ici les opinions de ce chimiste célèbre que les nôtres.

Des substances contenues dans les Eaux minérales.

Les substances qu'on y a annoncées jusqu'à présent sont l'oxygène, l'azote, l'acide carbonique, l'hydrogène sulfuré, l'acide borique, l'acide sulfureux, la silice, la soude;

Les sulfates de soude, d'ammoniaque, de chaux, de magnésie, d'alumine, de potasse, de fer, de cuivre;

Les nitrates de potasse, de chaux, de magnésie;

Les muriates de potasse, de soude, d'ammoniaque, de chaux, de magnésie, d'alumine, de manganèse, de baryte;

(1) Traité de chimie, tom. 4, p. 153 et suiv., 1re édit.

Les carbonates de potasse, de soude, de magnésie, de chaux, d'ammoniaque et de fer;

Les hydro-sulfures de soude, de chaux;

Les sous-borates de soude;

Des matières végétales et animales, en petite quantité.

Il en est peu qui ne renferment quelques traces d'acide carbonique; on le rencontre particulièrement dans celles qui sont mousseuses; elles en contiennent plusieurs fois leur volume.

L'hydrogène sulfuré ou les hydro-sulfures font partie de toutes celles qui ont une odeur ou une saveur d'œufs pourris.

L'acide sulfureux, de celles qui avoisinent les volcans.

L'acide borique, de quelques lacs d'Italie.

La silice, de celles de Geyzer et de Rikum.

Les sulfates de soude, de chaux, de magnésie; les muriates de soude, de chaux, de magnésie; les carbonates de soude, de chaux, de magnésie, de fer, sont les sels qu'on rencontre le plus souvent dans les eaux minérales. Ces trois derniers carbonates y sont ordinairement tenus en dissolution à la faveur de l'acide carbonique. Le muriate d'ammoniaque, le sulfate d'ammoniaque, le sulfate de fer, l'alun, le sulfate de cuivre, le nitrate de potasse, le nitrate de chaux, le borax ne s'y trouvent que très-rarement. Les trois premiers appartiennent, comme l'acide sulfureux, à quelques-unes de celles qui sont voisines des volcans; le sulfate de cuivre à celles qui coulent au travers des couches pyriteuses; et le borax à quelques lacs de l'Inde et de l'Italie.

S'il est vrai que le nitrate de magnésie, le muriate de potasse, le carbonate de potasse, le carbonate d'ammoniaque, soient aussi des ingrédients des eaux minérales, du moins sont-ils encore plus rares que les précédents.

Toutes ces substances ne se trouvent jamais ensemble dans une eau minérale, d'autant plus qu'il en est quelques-unes qui se décomposent réciproquement; tel est, par exemple, le sous-carbonate de soude, relativement aux sulfates, nitrates et muriates de chaux et de magnésie; la même eau en contient rarement au delà de huit, rarement aussi elle renferme une grande quantité de l'une d'elles.

Parmi les substances qui entrent dans la composition d'une eau minérale, il en est toujours qui, par leur abondance et leur énergie, ont la plus grande influence sur les propriétés que cette eau possède. De là la division qu'on fait des eaux minérales en quatre classes : eaux hépatiques ou sulfureuses, eaux acidules ou gazeuses, eaux ferrugineuses, eaux salines. Mais il est évident, d'après le principe même de la classification, qu'il doit exister des classes mixtes.

On peut presque toujours, par de simples essais, reconnaître la nature de la majeure partie des substances contenues dans les eaux.

d'analyser les Eaux minérales.

Lorsqu'elles contiennent :

1º De l'hydrogène sulfuré sans hydro-sulfure, elles ont une odeur d'œufs pourris, elles précipitent les dissolutions de plomb en noir, et perdent ces deux propriétés en les faisant bouillir ;

2º De l'hydro-sulfure, elles ont la même odeur que quand elles contiennent de l'hydrogène sulfuré ; seulement cette odeur est beaucoup moins forte ; elles précipitent les dissolutions de plomb de la même manière ; mais elles ne perdent aucune de ces propriétés par la chaleur ;

3º De l'acide carbonique, elles sont aigrelettes, quelquefois mousseuses ; elles rougissent faiblement le tournesol ; ou du moins à la chaleur de l'ébullition elles laissent dégager un gaz qui précipite l'eau de chaux ;

4º Des sulfates, elles forment avec le nitrate ou muriate de baryte, un précipité blanc insoluble dans un excès d'acide ;

5º Des muriates ; le nitrate d'argent y fait naître des flocons blancs, sur lesquels l'acide nitrique est sans action, et que l'ammoniaque redissout tout de suite ;

6º Des carbonates insolubles, c'est-à-dire de magnésie, ou de chaux, ou de fer ; elles se troublent en les portant à l'ébullition, parce que l'acide carbonique qui tient ces carbonates en dissolution, reprend l'état de gaz ;

7º Du carbonate de fer sans sulfate de ce métal ; l'ébullition y fait naître un dépôt coloré en jaune, elles précipitent en bleu par le prussiate ferrugineux de potasse, et cessent de précipiter ainsi après avoir été chauffées et filtrées ;

8° Du carbonate de chaux ou de magnésie sans carbonate et sulfate de fer ; elles ne précipitent pas en bleu par le prussiate ferrugineux de potasse, et elles laissent, par la chaleur, déposer une poudre blanche ;

9° Du sulfate de fer ; elles conservent la propriété de précipiter en bleu, après avoir été soumises à la chaleur de l'ébullition ;

10° Du carbonate de soude ou de potasse ; elles verdissent le sirop de violettes, après qu'elles ont bouilli ; et si on les filtre alors, et qu'on y verse un acide, il s'en dégage du gaz acide carbonique ;

11° Des sels calcaires ; l'acide oxalique y produit un précipité blanc ; si les sels calcaires sont autres que le carbonate de chaux, le même acide les trouble avant et après leur ébullition ;

12° Des sels magnésiens, autres que le carbonate ; elles laissent déposer une poudre blanche après les avoir fait bouillir, les avoir filtrées, et les avoir laissé refroidir, si l'on y verse du carbonate saturé de soude, qu'on les filtre et qu'on les fasse bouillir de nouveau ;

13° Des sels de cuivre ; elles deviennent bleues par l'ammoniaque, et ne tardent point à recouvrir de ce métal le barreau de fer qu'on y plonge ;

14° Des sels ammoniacaux autres que le carbonate ; elles fournissent par l'évaporation un résidu qui, mêlé avec la chaux, laisse dégager une odeur vive et pénétrante d'ammoniaque;

15° De l'acide sulfureux; elles rougissent fortement le tournesol; elles laissent précipiter du soufre par l'hydrogène sulfuré; elles ont ou peuvent avoir une odeur de soufre en combustion, et donnent du moins, par la distillation, une eau acide qui, combinée avec la soude et exposée à l'air, ne tarde point à former avec les sels de baryte un précipité insoluble dans les acides;

16° Du carbonate d'ammoniaque, elles donnent à la distillation une eau qui est alcaline;

17° Des nitrates; si l'on y verse de la potasse, jusqu'à ce qu'il ne s'y fasse plus de précipité, qu'on les filtre et qu'on les évapore, il en résultera un résidu qui, projeté sur les charbons incandescents, en augmentera la combustion çà et là.

Au reste, la méthode d'analyse que nous allons indiquer est générale, et n'exige qu'un très-petit nombre des essais dont nous venons de parler.

Elle consiste à déterminer la proportion des différents gaz ou matières volatiles qui peuvent être contenues dans l'eau minérale; à évaporer ensuite une assez grande quantité de cette eau, pour se procurer quinze à vingt grammes de résidu; à traiter ce résidu par l'eau distillée, pour dissoudre tous les corps qui peuvent y être très-solubles; à évaporer la nouvelle dissolution jusqu'à siccité; et à mettre en contact la matière restante avec l'alcohol, à une douce chaleur: par ce moyen on partage ce résidu en trois parties, et comme il est rare qu'il contienne plus de cinq à six substances, il en résulte que chaque fraction en contient au plus deux ou trois, qu'il est toujours facile de reconnaître, et que l'on peut isoler, ou du moins dont on peut apprécier le poids. On rend ainsi très-simple une analyse très-compliquée.

Extraction des matières volatiles.

On détermine la quantité d'azote et d'oxygène en remplissant d'eau un ballon, y adaptant un tube recourbé plein d'eau lui-même, engageant l'extrémité du tube sous une éprouvette pleine de mercure et portant l'eau à l'ébullition ; seulement il est nécessaire de faire passer dans l'éprouvette un peu de potasse ou de soude caustique, afin d'absorber l'acide carbonique ou l'hydrogène sulfuré que l'eau pourrait contenir. D'ailleurs lorsqu'on connaît le volume total de l'oxygène et de l'azote, relativement à celui de l'eau, on peut estimer celui de l'un et celui de l'autre en soumettant le mélange à l'analyse.

Les eaux minérales contiennent rarement autant d'oxygène et d'azote que l'eau ordinaire, et n'en contiennent jamais plus.

Le meilleur moyen de déterminer la quantité de gaz acide carbonique est de remplir d'eau, aux trois quarts, un matras de huit à dix litres, d'y adapter un tube que l'on fera rendre à travers un bouchon au fond d'une éprouvette, de verser une dissolution d'ammoniaque et de muriate de chaux dans cette éprouvette, de surmonter le bouchon destiné à la fermer d'un autre tube recourbé qui plongera dans l'eau, de faire bouillir peu-à-peu l'eau du matras lorsque l'appareil sera ainsi disposé, et de soutenir l'ébullition pendant deux à trois minutes. De cette manière, on sera certain de volatiliser tout l'acide carbonique; il arrivera tout entier dans la dissolution d'ammoniaque et de muriate calcaire, où, par l'influence de l'ammoniaque, il s'unira à la chaux; il en résultera donc du carbonate de chaux, qui, recueilli, lavé et séché, donnera par son poids celui de l'acide carbonique, et par conséquent le volume de cet acide.

Dans le cas où, par hasard, l'eau contiendrait de l'acide sulfureux, on y ajouterait, avant de la chauffer, un peu d'acétate calcaire pour fixer cet acide; sans cela il pourrait se volatiliser en partie, et donner lieu à un peu de sulfate de chaux insoluble.

C'est par un procédé analogue qu'il faut déterminer la quantité d'hydrogène-sulfuré. Il n'y a d'autre différence qu'en ce que l'on met alors une dissolution d'acétate acide de plomb dans l'éprouvette. Cet acétate n'a aucune action sur l'acide carbonique; mais il absorbe et décompose l'hydrogène sulfuré, en donnant lieu à du sulfure de plomb qui se dépose sous forme de flocons noirs. Or, comme le sulfure de plomb est composé de 100 parties de plomb et de 15,4 de soufre, et qu'un litre d'hydrogène sulfuré, à zéro et sous la pression de $0^m,76$;

contient 1 gram., 45 de soufre, il sera facile par le poids du sulfure de trouver la quantité de ce gaz.

Lorsque les eaux, ce qui arrive très-rarement, contiennent de l'acide sulfureux, et qu'on veut connaître la quantité de cet acide, il faut le transformer par l'acide muriatique oxygéné en acide sulfurique, précipiter celui-ci par le nitrate de baryte, recueillir le sulfate, le laver, le sécher, et le calciner. 100 parties de ce sulfate représentent en poids 27,65 d'acide sulfureux. Si les eaux contenaient de l'acide sulfurique, on en tiendrait compte en y versant du nitrate de baryte, comme nous venons de dire, et en se rappelant que 290,47 de baryte contiennent 100 d'acide.

Quant au carbonate d'ammoniaque, qui, comme l'acide sulfureux, se trouve aussi très-rarement dans les eaux, on en apprécie la proportion en distillant une certaine quantité de ces eaux, les condensant dans un ballon qui contient un peu d'acide muriatique, et faisant évaporer ensuite la liqueur jusqu'à siccité. Le poids du muriate d'ammoniaque que l'on obtient donne celui du sous-carbonate.

Extraction des matières fixes.

C'est en évaporant les eaux jusqu'à siccité qu'on se procure ces matières. L'évaporation pourra être faite dans une bassine de cuivre étamé. Lorsqu'elle sera terminée, il faudra enlever le résidu avec le plus grand soin. A cet effet, on en retirera d'abord le plus possible avec une carte et la barbe d'une plume; mais comme il en restera d'adhérent aux parois de la capsule, on rincera ces parois à plusieurs reprises avec de l'eau distillée, en les frottant avec le doigt. Par ce moyen, l'on dissoudra ou l'on détachera le reste, que l'on obtiendra par une nouvelle évaporation en la faisant dans une petite capsule de porcelaine. Lorsqu'on se sera procuré ainsi d'une quantité connue d'eau, 15 à 30 grammes de ce résidu, on traitera ce résidu par l'eau, après l'avoir bien séché et en avoir pris exactement le poids.

Traitement des matières fixes par l'eau distillée. Cette opération se fera en introduisant les matières dans une fiole avec sept à huit fois leur poids d'eau distillée, portant la liqueur à l'ébullition, la filtrant au bout de quelques minutes, à moins qu'elle ne soit limpide, et lavant le filtre.

Traitement par l'alcohol des matières fixes solubles dans l'eau. Cette nouvelle opération se fait à-peu-près comme la précédente. Après avoir évaporé jusqu'à siccité la dissolution provenant de l'action de l'eau sur les matières fixes, et pesé le résidu, on le traitera à plusieurs reprises, et à l'aide d'une légère chaleur, par de l'alcohol concentré; puis on filtrera la liqueur, on lavera le filtre avec de l'alcohol, et l'on retirera par l'évaporation les substances qui se seront dissoutes: après quoi, ces substances seront séchées et pesées, ainsi que celles que l'alcohol n'aura pas attaquées.

Au moyen de ces opérations successives, l'on partagera donc en trois parties les matières fixes que l'eau pourra contenir. Examinons maintenant quelles peuvent être ces matières, et quels sont les meilleurs moyens de les séparer.

Partie des matières fixes insolubles dans l'eau. La partie insoluble dans l'eau sera composée au plus de carbonates de chaux, de magnésie et de fer, de sulfate de chaux et de silice. Supposons qu'elle contienne ces cinq corps; on en prendra le poids dès qu'elle sera desséchée, et on la mettra en contact dans une capsule, avec un très-petit excès d'acide muriatique faible. Les carbonates de chaux, de magnésie et de fer se dissoudront, ils seront séparés par la filtration et un lavage convenable, du sulfate de chaux et de la silice. En rendant les muriates très-acides, et y versant de l'ammoniaque, on en précipitera l'oxyde de fer, qui, recueilli, lavé et séché, donnera par son poids celui du carbonate de fer. Ajoutant ensuite du sous-carbonate de soude à la liqueur ammoniacale, la chaux et la magnésie passeront à l'état de sous-carbonates, qui se déposeront; on les recueillera, on les lavera, puis on les transformera en sulfates. L'un de ces sulfates étant soluble, et l'autre ne l'étant pas, il sera facile de les séparer, leur poids respectif indiquera la quantité de chaque base, et par conséquent la quantité de chacun de ces deux sous-carbonates.

Quant au sulfate de chaux et à la silice, il suffira pour les isoler, de les faire chauffer avec un excès de sous-carbonate de potasse, et de traiter par l'acide muriatique leur résidu bien lavé. Le sous-carbonate décomposera le sulfate de chaux, et l'acide muriatique dissoudra le carbonate de chaux qui en résultera, de sorte que la silice restera intacte. Si l'on veut réformer le sulfate de chaux, afin d'en apprécier plus exactement le poids, l'on verra du sous-carbonate de potasse ou de soude dans la liqueur filtrée, et de l'acide sulfurique sur le précipité qui se fera.

Partie des matières fixes solubles dans l'eau et dans l'alcohol très-concentré. Les matières solubles tout à la fois dans l'eau et dans l'alcohol sont seulement le muriate de chaux, le muriate de magnésie, la soude, le muriate d'ammoniaque, le muriate de soude; et encore ne dissout-il que peu de sel ammoniac et de sel marin. On reconnaît la plupart de ces corps comme nous l'avons dit précédemment. La soude exclut aussi les muriates et nitrates de chaux et de magnésie; elle exclut aussi le muriate d'ammoniaque, de sorte qu'elle ne peut se trouver qu'avec le muriate de soude; mais on sait qu'elle n'existe que très-rarement dans les eaux minérales, qu'il en est de même du muriate d'ammoniaque; par conséquent, lorsque les eaux minérales ne contiendront point d'hydro-sulfure, ce qu'il sera toujours facile de reconnaître, et ce qui arrive le plus souvent, la partie soluble dans l'eau et dans le nitrate de chaux, le nitrate de magnésie, l'alcohol concentré sera composée généralement au

7.

plus, de muriates et de nitrates de chaux, de magnésie, et de muriate de soude. Pour en estimer la quantité, voici ce qu'il faudra faire :

On dissoudra ces sels dans l'eau, et l'on y versera un excès de sous-carbonate d'ammoniaque. Les nitrates et muriates de chaux et de magnésie se décomposeront, et leurs bases se précipiteront unies à l'acide carbonique, tandis que leurs acides resteront dissous en combinaison avec l'ammoniaque. On recueillera les carbonates de chaux et de magnésie sur un filtre, on les lavera, et par l'acide sulfurique l'on déterminera la quantité de chaux et de magnésie qu'ils contiendront; ensuite l'on fera évaporer la liqueur où se trouveront le sel marin, le muriate, le nitrate et l'excès de carbonate d'ammoniaque. Lorsqu'elle sera évaporée à siccité, on introduira le résidu dans une petite cornue, du col de laquelle partira un tube qui s'engagera jusqu'au haut d'une cloche pleine de mercure; on chauffera peu-à-peu la cornue, et bientôt le nitrate d'ammoniaque se convertira en eau et en protoxyde d'azote; celui-ci se rendra dans la cloche avec l'air de l'appareil; mais comme par le refroidissement il rentrera dans la cornue autant de gaz qu'il en sortira par l'élévation de température, ce qu'il en restera dans la cloche représentera exactement la quantité de protoxyde, en supposant toutefois que la température et la pression ne changent pas dans le cours de l'opération. Lorsque le nitrate d'ammoniaque sera complétement *d'analyser les Eaux minérales.*

décomposé, c'est-à-dire, lorsqu'il ne se dégagera plus de gaz, on brisera la cornue, et l'on en retirera les muriates de soude et d'ammoniaque. Après en avoir pris le poids, on les calcinera jusqu'au rouge naissant dans un creuset de platine ou d'argent ; par ce moyen, tout le muriate d'ammoniaque sera volatilisé, de sorte qu'en versant de l'eau dans le creuset, et la faisant évaporer, on obtiendra le sel marin ; retranchant alors la quantité de celui-ci de la quantité de muriate d'ammoniaque et de soude, on aura celle de muriate d'ammoniaque : de celle-ci l'on conclura la quantité d'acide muriatique des muriates de chaux et de magnésie, et du volume du protoxyde d'azote, celle d'acide nitrique et des nitrates. Ainsi la quantité de sel marin sera connue directement ; mais les quantités de nitrates et de muriates de chaux et de magnésie ne le seront que par celles de leurs bases et de leurs acides.

La méthode que nous venons d'indiquer est susceptible d'être modifiée. Au lieu de traiter tout entière, comme nous venons de le dire, la liqueur qui contient le muriate de soude, le muriate, le nitrate et l'excès de carbonate d'ammoniaque, on peut n'en traiter que la moitié, et traiter l'autre de la manière suivante. Lorsque le carbonate d'ammoniaque en aura été chassé par l'ébullition, on le mettra en contact avec un excès de phosphate d'argent. Celui-ci décomposera les muriates de soude et d'ammoniaque, et de là résultera du muriate d'argent, des phosphates de soude et d'ammoniaque. Ces deux derniers sels resteront en dissolution avec le nitrate d'ammoniaque ; le muriate d'argent s'en déposera, au contraire, sous forme de flocons, avec l'excès de phosphate d'argent ; par l'acide nitrique, on enlevera ce phosphate, et le muriate restant seul, on en prendra le poids. Cela étant fait, on versera du sous-carbonate de soude dans la liqueur filtrée, afin de transformer le phosphate et le nitrate d'ammoniaque en phosphate et nitrate de soude, puis on l'évaporera à siccité, et l'on fera chauffer le résidu avec de l'alcohol à 0,850, qui dissoudra le nitrate de soude et n'agira sur aucun des autres sels. La quantité de nitrate de soude ici donnera celle de l'acide nitrique, et la quantité de muriate d'argent donnera celle de l'acide muriatique, des muriates de soude, de chaux et de magnésie ; et comme l'on connaîtra la quantité de muriate de soude, et par conséquent celle de son acide, en retranchant celle-ci de la totalité de l'acide muriatique, on aura celle de l'acide des muriates de chaux et de magnésie.

On voit donc qu'en modifiant ainsi la méthode, on obtiendra les quantités d'acide nitrique et d'acide muriatique par deux voies différentes ; si les résultats concordent, ils n'en mériteront que plus de confiance.

Partie des matières fixes solubles dans l'eau, et insolubles dans l'alcohol très-concentré. Les matières fixes solubles dans l'eau et insolubles dans l'alcohol, sont plus nombreuses que les précédentes.

On en compte treize; savoir : les sulfates de soude, de magnésie, d'ammoniaque, de fer, de cuivre, l'alun, le nitrate de potasse, les muriates de potasse et de soude, les carbonates de potasse et de soude, le sous-borate de soude, et l'acide borique.

Les sulfates de magnésie, d'ammoniaque, de fer, de cuivre, les muriates et les carbonates de potasse et de soude, se reconnaissent aux caractères que nous avons exposés, en parlant des épreuves à faire subir aux eaux minérales; le sulfate de soude et le nitrate de potasse en dissolvant les matières dans l'eau et les soumettant à la cristallisation; le borax par la précipitation d'acide borique que l'acide sulfurique produira dans une dissolution concentrée de ces matières; l'acide borique par la cristallisation, de même que le sulfate de soude et le nitrate de potasse; l'alun de la même manière aussi, ou bien par l'extraction de l'alumine.

Au reste, il s'en faut beaucoup qu'on rencontre ces différents sels ensemble; plusieurs ne peuvent se trouver dans la même eau, et la plupart n'entrent que rarement dans la composition des eaux minérales. En effet, les sulfates d'ammoniaque, de fer, de cuivre, l'alun, le nitrate, le muriate, le carbonate de potasse, le borax, l'acide borique, n'en font presque jamais partie; et par cela même qu'une eau contient du carbonate de soude et de potasse, elle ne saurait contenir ni sulfate de magnésie, ni alun, ni sulfate de fer, ni sulfate de cuivre, ni acide borique. Ainsi le sulfate de soude, le sulfate de magnésie, le muriate de soude et le carbonate de soude, sont donc presque les seules matières solubles dans l'eau, et insolubles dans l'alcohol, qu'elles renferment; encore ne peut-il exister que trois de ces matières ensemble, puisque le sulfate de magnésie et le carbonate de soude se décomposent réciproquement. Exposons donc comment l'on peut en estimer la quantité : supposons d'abord qu'il n'y ait point de sulfate de magnésie; en traitant le mélange à plusieurs reprises par de l'alcohol, dont la pesanteur spécifique sera de 0,875, on dissoudra tout le sel marin; versant ensuite de l'acide acétique sur le sulfate et le carbonate de soude, on transformera celui-ci en acétate, lequel, étant très-soluble dans l'alcohol, sera facile à séparer du sulfate. La quantité d'acétate donnera celle du carbonate.

Supposons maintenant qu'il n'y ait point de carbonate de soude, on séparera toujours le sel marin par de l'alcohol à 0,875, puis on dissoudra le résidu dans l'eau, et l'on y versera du carbonate d'ammoniaque qui en précipitera la magnésie à l'état de sous-carbonate; faisant alors évaporer la liqueur, et calcinant jusqu'au rouge dans un creuset de platine les sulfates de soude et d'ammoniaque qui composeront la matière restante, celui-ci se décomposera et se volatilisera; le sulfate de soude, au contraire, n'éprouvera aucune altération : de sorte qu'en pesant le reste avant et après la calcination, on connaîtra exactement la quantité de sulfate de soude. Quant à celle du sulfate de magnésie, on la conclura de la quantité de carbonate, ou bien l'on reformera le sulfate en traitant le carbonate par l'acide sulfurique faible.

Nous venons d'examiner les cas où les eaux ne contiennent point d'hydro-sulfure; examinons maintenant celui où elles en contiennent.

Pour estimer la quantité d'hydro-sulfure sulfuré, ce qu'il y a de mieux à faire est d'introduire l'eau minérale dans une cornue tubulée, dont la tubulure se trouve surmontée d'un tube à boule et à trois branches; d'adapter au col de la cornue un tube ordinaire que l'on fera plonger dans une éprouvette contenant de l'acétate acide de plomb; de verser de l'acide acétique dans l'eau par le tube à boule, et de porter peu-à-peu la liqueur à l'ébullition. L'hydro-sulfure sulfuré sera décomposé; tout l'hydrogène sulfuré qu'il contiendra viendra se rendre dans l'éprouvette, et donnera lieu à du sulfure de plomb, tandis que tout le soufre uni à l'hydro-sulfure se précipitera. Du poids du sulfure l'on conclura celui de l'hydrogène sulfuré, et du poids de l'hydrogène sulfuré et du soufre, celui de l'hydro-sulfure sulfuré.

C'est par un procédé analogue qu'on détermine la quantité de carbonate de soude. Après avoir porté l'eau à l'ébullition pour en faire déposer les carbonates insolubles, on la filtre et on la traite par l'acide muriatique, de même que quand il s'agit de déterminer la quantité d'hydro-sulfure. Seulement, au lieu d'acétate acide de plomb, on met une dissolution d'ammoniaque et de muriate de chaux dans l'éprouvette, et du bouchon qui la ferme, on fait partir un tube qui plonge dans un autre vase, afin d'intercepter la communication de l'air. L'acide carbonique du carbonate alcalin se combine avec la chaux du muriate par l'intermède de l'ammoniaque, et de là résulte du carbonate de chaux, dont le poids indique celui du carbonate de soude. Ces opérations étant faites, il faudra procéder à la séparation des autres matières.

Lorsque les eaux contiendront du carbonate de soude, elles ne pourront contenir en outre que des carbonates de chaux et de magnésie, de la silice, de l'hydro-sulfure de soude, et des sels à base de soude. Alors on y versera un excès d'acide acétique, et on les fera évaporer jusqu'à siccité. Calcinant ensuite le résidu jusqu'au rouge, le traitant par l'eau, et filtrant la liqueur, on obtiendra seulement en dissolution la soude du carbonate et de l'hydro-sulfure, et les autres sels qui ne seront en général que du sulfate et du muriate de soude. Par conséquent, en ajoutant du sous-carbonate d'ammoniaque à la dissolution, pour faire passer complétement la soude à l'état de sous-carbonate, volatilisant l'excès de carbonate ammoniacal par une température d'environ 100°, il ne s'agira plus que de s'y prendre comme nous l'avons dit plus haut pour déterminer les quantités de sel marin et de sulfate de soude; on déterminera en même temps la quantité d'acétate, celle-ci donnera la quantité de soude; et les quantités d'acide carbonique et d'hydrogène sulfuré donneront celles d'hydro-sulfures et de sous-carbonates.

Au contraire, lorsque les eaux ne contiendront point de carbonate de soude, non-seulement les carbonates de chaux et de magnésie, la silice et le sel marin, mais encore les nitrates, les muriates et les sulfates de chaux et de magnésie pourront en faire partie. Dans ce cas, l'on devra les agiter avec un excès de protomuriate de mercure. Ce sel étant insoluble n'agira que sur l'hydro-sulfure, il le décomposera en donnant lieu à de l'eau, à du sulfure noir de mercure insoluble comme le muriate mercuriel, et à du muriate de chaux et de soude, selon que l'hydrogène sulfuré sera uni à l'une ou à l'autre de ces deux bases. D'ailleurs on achevera l'analyse en suivant exactement tout ce que nous avons déjà dit. La quantité d'hydrogène sulfuré fera connaître celle d'hydro-sulfure; l'on déduira celle du muriate, provenant de la combinaison de la base de l'hydrosulfure avec l'acide muriatique du muriate mercuriel; en retranchant celle-ci de la totalité du muriate qui aura la même base que l'hydro-sulfure, l'on aura la quantité de muriate contenu réellement dans les eaux.

Nous ne ferons pas d'autres observations sur l'analyse des eaux minérales; il nous suffira de faire remarquer de nouveau que comme par la méthode que nous avons indiquée, nous partageons en quatre parties les substances que les eaux minérales contiennent, il sera toujours facile de les isoler, parce qu'elles sont rarement au delà de huit, et qu'on les reconnaît sans peine. D'ailleurs, dans tous les cas, il faudra consacrer la première analyse à la recherche de ces substances, et une seconde à leur séparation.

Du degré d'utilité des analyses chimiques.

L'analyse chimique démontre la pureté des eaux communes, fait connaître si les principes qu'elles contiennent peuvent en rendre l'usage dangereux; c'est elle qui, à l'aide de procédés simples, découvre dans des eaux fraîches, limpides, attrayantes, le cuivre, la baryte, substances si nuisibles à l'homme. Dans ce cas, comme dans beaucoup d'autres, la chimie a rendu un service très-important : mais offre-t-elle le même degré d'utilité pour la connaissance des vertus des eaux minérales ? Nous avouons que l'analyse chimique est la pierre de touche de la médecine, lorsqu'il s'agit de substances minérales; en décomposant les corps, elle nous sert à connaître leur mode d'action sur l'économie; cependant nous ne pensons pas que l'on doive jamais déduire les propriétés médicinales des eaux d'après leur analyse chimique. En effet, 1° la chimie a fait d'immenses progrès, et ceux qu'elle fait chaque jour nous prouvent qu'elle n'est pas arrivée à sa perfection. Nos analyses nous paraissent complètes, et peut-être qu'un jour on découvrira de nouveaux moyens pour saisir, apprécier des substances qui n'ont pu être aperçues, dans l'état actuel de nos connaissances, par les plus habiles chimistes. 2° S'il est vrai, comme l'assure Guyton de Morveau, qu'un millième de substance, ajoutée ou soustraite dans une composition, y produit des changements de propriétés notables, quelle confiance peut-on ajouter aux analyses qui se pratiquent souvent sur des eaux transportées, et quelquefois par des pharmaciens ou des médecins peu accoutumés à ces sortes d'opérations ? L'analyse des eaux minérales, dit Bergmann, est la partie la plus difficile de la chimie, celle qui demande le plus d'habitude et de sagacité. 3° Souvent on ne trouve aucun accord entre la célébrité d'une source minérale et sa composition chimique. Par exemple, tous les médecins conviennent de la réputation justement méritée des eaux de *Forges* et de leur propriété éminemment ferrugineuse : eh bien, M. Robert, pharmacien distingué à Rouen, en a fait l'analyse, et n'a obtenu qu'un 5/6 grain de carbonate de fer par litre d'eau minérale. D'après une si faible quantité de fer, les chimistes ne sont-ils pas en droit de contester à ces eaux leur vertu martiale ? Les sources minérales produisent donc de bons effets, qui ne peuvent être ralliés à la connaissance des principes minéralisateurs. Loin de nous la pensée de vouloir accorder tout à la routine aveugle et souvent dangereuse de l'empirisme; nous cherchons seulement à démontrer que l'analyse chimique peut servir à classer les eaux ; qu'elle doit venir à l'appui de l'observation, pour justifier et confirmer les faits ; mais que seule elle ne peut jamais, pour les bons esprits du moins, établir et fixer les vertus des eaux minérales, ni annuler celles qui sont le résultat de l'expérience. Ces réflexions nous conduisent à parler des eaux minérales artificielles, qui sont le triomphe de la chimie moderne, et à les comparer aux eaux minérales naturelles.

Parallèle des Eaux minérales artificielles et naturelles. Degré d'utilité des premières.

On doit beaucoup d'éloges et de reconnaissance aux chimistes et aux médecins qui sont parvenus à imiter le travail de la nature dans la composition des eaux minérales ; ils ont rendu un grand service à la société en général et à la médecine en particulier. Les personnes aisées peuvent seules aller puiser la santé à des sources lointaines : l'art procure une partie de ce bienfait à l'homme d'une fortune médiocre, au pauvre artisan, à l'honnête indigent, au riche même qui, à cause de sa faiblesse, de la mauvaise saison, ne peut entreprendre un long voyage. Ces avantages sont réels, incontestables ; mais doit-on admettre, avec quelques chimistes, que les eaux qui sont un produit de l'art par imitation, méritent la préférence sur les eaux minérales naturelles, par la raison que l'on peut les modifier à volonté, augmenter la proportion de leurs principes, les rendre plus ou moins actives, et supprimer tout ce qu'elles peuvent offrir de corps nuisibles ou qui ne sont pas essentiels. Nous sommes loin d'adopter cette opinion. En effet, s'il est vrai, comme on ne peut en douter, que jusqu'à présent l'analyse chimique n'a pu faire connaître encore tous les principes constituants des eaux minérales naturelles, n'est-il pas évident que les eaux factices, calquées sur ces analyses incomplètes, ne peuvent jouir des mêmes propriétés que les eaux qui empruntent à la terre leurs élémentsminéralisateurs. Et quand bien même les analyses chimiques seraient parfaitement exactes et fidèles, ne faudrait-il pas encore que l'observation, qui est le meilleur guide en médecine, eût constaté la supériorité des eaux fournies par l'art, sur celles que nous prodigue la nature? La plupart des bons médecins ont jugé le procès en faveur des eaux minérales naturelles. Quelques chimistes et pharmaciens, d'un talent distingué, semblent partager ce sentiment.

« Je ne serai pas le dernier, dit M. Robert (1), à
» payer un tribut d'éloges justement mérités aux
» savants recommandables qui ont éclairé nos opé-
» rations, et qui, par une révolution féconde en
» résultats, ont fourni les moyens de donner à
» quelques produits de nos laboratoires, l'extérieur
» et les propriétés des productions naturelles. J'ad-
» mire, comme tant d'autres, les procédés infail-
» libles qui, sous les mains des hommes instruits,

(1) Anal. des eaux de Forges; Annales de Chimie, 1814.

» communiquent en quelques instants à l'eau des
» propriétés qu'elle semblait ne devoir acquérir
» qu'en traversant avec les siècles les entrailles du
» globe; mais je n'ai jamais pensé qu'avec toute
» notre précision, qu'avec la plus scrupuleuse exac-
» titude, nous puissions toujours offrir, avec la
» même régularité qu'elle, cet heureux assortiment
» de matières que la nature prépare en silence. »

« L'ouvrage de la nature, dit Parmentier (1), a
» toujours un degré de perfection auquel nous ne
» pourrons jamais atteindre, quand nous y em-
» ploierions les mêmes matériaux, et que nous
» connaîtrions parfaitement le procédé d'après le-
» quel elle opère. »

« La nature, dit M. Figuier (2), produit des effets
» qu'il n'est pas permis à l'homme de connaître
» ni d'imiter; elle a à sa disposition et le temps et
» les lieux, et quelque grands que soient les moyens
» de la chimie, ils sont bien loin d'égaler ceux que
» l'auteur de toutes choses met en usage. Les procédés
» synthétiques ne seront jamais aussi exacts ni aussi
» parfaits que ceux formés dans le vaste labora-
» toire de la nature. »

C'est donc à la source qu'il faut aller chercher
les bienfaits des eaux; et ce qui forcera toujours les
médecins à accorder une préférence aux eaux minérales naturelles sur les artificielles, c'est que l'efficacité des premières, reconnue depuis des siècles,

---

(1) Art. Eaux minérales, nouv. Diction. d'Hist. Natur.
(2) Analyse des Eaux d'Ussat.

est justifiée par de nombreux succès, et que leur administration oblige le malade à voyager, quitter ses affaires, à changer de pays, de climat, d'habitudes, à prendre de l'exercice; circonstances qui favorisent singulièrement les effets des eaux minérales.

Nous sommes loin de nier les vertus des eaux minérales factices, et de vouloir les rejeter de la pratique médicale. Qui pourrait en effet refuser une puissante action sur nos organes à des eaux imprégnées de diverses substances énergiques ? La médecine actuelle en fait un très-grand usage, et les recommande dans beaucoup de maladies chroniques. Quels succès n'obtient-on pas chaque jour des bains sulfureux contre les maladies de la peau, les rhumatismes chroniques, les paralysies? Aussi, sur tous les points de la France, et particulièrement dans la capitale, on multiplie les établissements d'eaux minérales; ils sont devenus si communs, que, sans sortir de son quartier ou même de sa chambre, on peut se procurer à volonté un bain de Baréges, de Cauterets, du Mont-d'Or, de Vichi, etc. Parmi ces établissements on doit remarquer sur-tout celui de Tivoli, où MM. Tryaire et Jurine préparent par des procédés fort ingénieux les eaux minérales, et perfectionnent l'art d'imiter la nature.

Quoique les eaux minérales factices ne soient pas entièrement semblables aux eaux naturelles, cependant, lorsque la nature d'une maladie nécessite l'emploi de ces dernières, et lorsque le malade ne peut entreprendre un long voyage, ni se procurer des eaux fraîches venant de la source, on peut avoir recours aux eaux minérales factices, en observant avec attention leurs effets sur l'économie animale. Nous ne pouvons trop engager les praticiens à communiquer leurs observations à ce sujet; elles serviront à éclairer un des points les plus importants de la thérapeutique.

Au reste, quand on use des eaux minérales factices, il faut suivre le même régime et observer les mêmes précautions que pour les eaux minérales naturelles. On peut les prendre dans toutes les saisons lorsque la maladie l'exige.

Préparation des Eaux minérales artificielles.

La qualité de l'eau est un objet important pour la préparation des eaux minérales. On peut dans quelques cas employer une eau de source, dans d'autres se servir d'une eau que l'on aura purifiée en la filtrant à travers le charbon. Dans l'établissement de MM. Tryaire et Jurine, on filtre l'eau destinée à être minéralisée. Elle traverse successivement cinq cylindres de plomb remplis de sable, placés à des hauteurs graduées, dans lesquelles elle s'insinue lentement de bas en haut, et d'où elle sort dans un état de limpidité extrême.

Pour parvenir à composer une eau minérale, on sature de gaz l'eau qu'on emploie, et on la met dans des bouteilles; on ajoute ensuite les autres substances à la dose indiquée dans leur analyse.

DEUXIÈME PARTIE.

CLASSE PREMIÈRE.

Eaux minérales hydro-sulfureuses.

(Synon. *Sulfureuses, sulfurées, hépatiques.*)

CONSIDÉRATIONS GÉNÉRALES.

Les eaux minérales sulfureuses tirent leur nom du gaz hydrogène sulfuré qu'elles contiennent; elles sont très-nombreuses dans les Pyrénées. Avant que de les examiner chacune en particulier, jetons un coup d'œil sur leurs propriétés en général.

Propriétés physiques. L'extrême fétidité de ces eaux a beaucoup de rapport avec celle des œufs gâtés et pourris. Plusieurs sources répandent une odeur analogue, sans avoir cependant fourni aux chimistes un atome de gaz hydrogène sulfuré. La cause de cette différence dépend sans doute de l'extrême volatilité de ce gaz, dont une faible quantité suffit pour communiquer une odeur d'œufs couvis à un volume d'eau considérable.

La plupart des eaux sulfureuses sont onctueuses, et rendent la peau douce. Elles perdent leur odeur, leur goût, et leurs propriétés, par l'exposition à l'air libre, et par une chaleur douce et continue.

Elles sont presque toutes thermales; il en est cependant quelques-unes de froides.

Propriétés chimiques. Les eaux hydro-sulfureuses ont la propriété de noircir l'argent, de déposer du soufre par le contact de l'air, et de former dans la solution des sels mercuriels, d'argent, ou de bismuth, des précipités noirs. Le principe qui les caractérise, se trouve combiné dans l'état de sulfure alcalin. Le plus souvent, ce dernier composé se trouve uni au gaz-hydrogène sulfuré, lequel est soluble dans l'eau. Les eaux sulfureuses renferment en outre des sels, et sur-tout des muriates et des sulfates alcalins. Il y en a qui ne contiennent que très-peu de substances salines, et ce sont les plus estimées : telles sont les eaux de Baréges, de Cauterets, Bonnes, etc. Il en est d'autres qui en contiennent beaucoup. Les vertus de ces dernières sont composées de celles des eaux salines, et de celles des eaux sulfureuses.

Propriétés médicales. Les eaux minérales hydro-sulfureuses ont une action très-excitante, et ne doivent être employées que lorsqu'il s'agit de rétablir le ton des organes affaiblis. L'expérience a fait connaître que prises en boisson elles étaient particulièrement utiles dans l'inappétence, les aigreurs rebelles et opiniâtres de l'estomac, lorsqu'on a lieu de soupçonner par les causes qui ont précédé, et par l'idiosyncrasie du malade, que ces accidents sont dus à l'atonie des viscères digestifs.

Elles sont recommandées à juste titre pour la guérison des pâles couleurs, et pour le rétablissement des règles diminuées ou supprimées; mais il faut s'en abstenir lorsqu'il y a trop de pléthore et d'irritation, et quand les malades sont disposés aux affections spasmodiques, ou au crachement de sang. Elles ne sont pas moins avantageuses dans la débilité générale, et dans les engorgements lents des organes de l'abdómen.

On les a principalement célébrées pour les belles cures qu'elles ont opérées dans certaines maladies de poitrine; mais le bruit qu'ont fait ces guérisons, a souvent attiré des malades auxquels elles ne convenaient pas. Les plus habiles médecins, dit Leroy (1), en recommandent l'usage pour résoudre les tubercules du poumon, ou pour en déterger les ulcères; mais seulement dans les cas où il n'y a que très-peu ou point de fièvre. Si la fièvre lente est bien établie, et sur-tout si elle a une marche un peu vive, alors ces eaux nuisent pour l'ordinaire, loin de produire les bons effets qu'on se croyait en droit d'en attendre. Si le malade est disposé à l'hémoptysie, s'il est fort susceptible d'échauffement et d'irritation, nous donnons la préférence aux eaux sulfureuses faibles, à celles de Bagnols (Lozère), de Bonnes, par exemple; ou si nous conseillons les eaux de Cauterets ou de Baréges, nous recommandons de les prendre à petites doses, et coupées avec du lait.

Personne n'ignore combien les douches sulfureuses sont renommées pour la guérison des ulcères calleux, fistuleux, invétérés. Les effets admirables qu'elles produisent dans ce genre de maladie, dépendent de la nature des eaux, et de leur haut degré de chaleur. Ces

(1) Précis sur les eaux minérales.

douches excitent une fièvre locale, augmentent la suppuration, favorisent la détersion de l'ulcère, en fondent les callosités; en un mot, elles le renouvellent, pour ainsi dire, et le ramènent à l'état d'une plaie simple. On sait que l'opiniâtreté des vieux ulcères, suites de coups de feu, dépend souvent de quelque morceau de chemise, de drap, qui y est retenu. La nouvelle inflammation, l'augmentation de la suppuration que provoque la douche, déterminent quelquefois l'expulsion de ces corps étrangers. Les habiles médecins et chirurgiens qui dirigent aux eaux le traitement de tels ulcères, ne négligent pas de faire en même temps les injections, les dilatations, les contre-ouvertures nécessaires pour remédier à la stagnation du pus; et même, si l'ulcère est entretenu par une carie, il est quelquefois nécessaire de découvrir l'os affecté, et d'avoir recours aux opérations et aux remèdes convenables pour enlever ou procurer l'exfoliation de la partie d'os cariée. Dans ces sortes de cas, pour seconder le bon effet de la douche, le malade doit boire chaque jour quelques verres d'eau minérale, et prendre un bain tempéré.

A l'intérieur et à l'extérieur, les eaux hydro-sulfureuses ont obtenu de grands succès dans les maladies de la peau, telles que les dartres, les gales opiniâtres, la teigne. Dans ces exanthèmes chroniques, les bains tempérés sont plus appropriés que les bains chauds. Le médecin doit également se rappeler qu'il ne faut entreprendre la guérison de ces maladies qu'avec beaucoup de circonspection, et qu'il faut avant tout tâcher de détruire le vice intérieur.

On a plusieurs fois employé avec avantage les eaux sulfureuses dans le traitement des écrouelles. Bordeu pense que, dans cette maladie, les frictions mercurielles peuvent ajouter beaucoup à l'efficacité des eaux. Ce médecin célèbre rapporte plusieurs exemples de guérisons opérées par cette méthode, même sur des malades qui avaient passé l'âge de puberté.

En général, les eaux qui nous occupent ne nuisent point dans le traitement des maladies vénériennes chroniques. L'observation a prouvé qu'elles contribuent plutôt à les développer lorsqu'elles sont encore cachées, ou qu'on ne les fait que soupçonner. Les bains et les douches sulfureuses aident puissamment le traitement mercuriel. Combien de personnes infectées n'accourent-elles pas aux piscines salutaires de Baréges, de Bonnes, d'Aix, etc., pour y laisser, sous quelque prétexte d'autre incommodité, le vice dont elles sont atteintes? L'action des eaux sulfureuses dans ces maladies, est de s'opposer aux résultats du traitement mercuriel, de redonner à l'estomac et aux intestins l'énergie qu'ils ont perdue, et de réparer les désastres occasionés par une mauvaise administration du mercure.

Les bains et les douches d'eaux sulfureuses jouissent, comme toutes les eaux thermales, de la propriété de guérir les paralysies, certaines roideurs des articulations, la sciatique, les douleurs rhumatismales anciennes.

On retire de bons effets des étuves sulfureuses, dans les maladies qui proviennent de la suppression de la transpiration; elles dissipent les œdématies locales, et rendent aux membres leur souplesse; elles ont été plus d'une fois utiles aux personnes lymphatiques, en rétablissant les fonctions de la peau et celles des viscères du bas-ventre.

L'inspiration du gaz hépatique a été conseillée aux poitrinaires. On sait que Galien a plusieurs fois envoyé ses phthisiques en Sicile, pour respirer auprès des volcans la vapeur hépatique qui s'en exhale.

Les boues sulfureuses ne doivent être appliquées que lorsque la maladie est purement locale; elles jouissent d'une vertu résolutive, qui les rend propres à faire disparaître les engorgements œdémateux des membres, et à donner aux parties le ressort qu'elles ont perdu.

Les eaux minérales hydro-sulfureuses sont nuisibles dans toutes les maladies inflammatoires, et, de plus, dans le cancer, le scorbut et la goutte, dont les accès sont quelquefois rappelés par un bain sulfureux.

Mode d'administration. En boisson, les eaux hydro-sulfureuses accélèrent la circulation, portent un peu à la tête, diminuent le sommeil, produisent la constipation, augmentent la transpiration et l'appétit. Elles excitent quelquefois le crachement de sang chez les personnes qui y sont disposées ; il est par conséquent facile de prévoir qu'il faut d'abord en user à très-petites doses. Deux à trois verres suffisent pendant les premiers jours, et leur plus grande dose ne doit pas être portée au delà d'une pinte et demie. Chaudes, elles sont moins désagréables à boire que refroidies. On les coupe souvent avec du lait ou avec quelque décoction émolliente, afin de les faire supporter à quelques malades d'une constitution délicate ; mais il faut, autant que possible, que les malades s'habituent peu-à-peu à les boire pures, parce que leur effet est beaucoup plus certain.

En général, les eaux minérales hydro-sulfureuses se conservent un certain temps dans des bouteilles bien bouchées. Celles qui sont faibles y perdent bientôt leur qualité ; celles qui sont fortes s'y conservent mieux ; mais leur odeur devenant plus marquée, semble quelquefois annoncer qu'elles ont subi une espèce de corruption : c'est pourquoi il n'y a presque pas de comparaison à établir entre les eaux prises à la source, et celles qui sont transportées, sur-tout lorsque ces dernières ont un peu vieilli dans les magasins.

Eaux minérales hydro-sulfureuses artificielles.

Pour préparer les eaux minérales hydro-sulfureuses, il faut d'abord charger l'eau de gaz hydrogène sulfuré, et y ajouter ensuite la dose des substances indiquées dans l'analyse.

On obtient le gaz hydrogène sulfuré de la décomposition du sulfure de fer.

Pour faire le sulfure de fer, on prend cent parties de fer en limaille et cinquante parties de soufre en poudre; on fait d'abord rougir la limaille dans un creuset, et on y projette peu-à-peu le soufre; on agite avec une baguette de fer; on a de cette manière une masse très-fluide, qui ne contient presque plus de limaille de fer; on couvre ensuite le creuset, et l'on donne un fort coup de feu. On coule le sulfure sur une plaque de fonte préalablement chauffée.

On peut aussi faire ce sulfure en mettant le soufre et le fer par couches dans un creuset, terminant par une couche de fer. Il faut toujours sur la fin un fort coup de feu.

C'est à l'aide de l'acide sulfurique que l'on décompose le sulfure, pour avoir le gaz hydrogène sulfuré.

A cet effet, on met du sulfure pulvérisé dans un matras; on y adapte un tube à double courbure, et un autre tube recourbé qui va s'engager dans un flacon à tubulures, contenant un peu d'eau, pour retenir l'acide sulfurique, et l'oxyde de fer qui s'élève pendant la fin de l'opération : de ce flacon part un second tube recourbé, qui va plonger dans un autre flacon rempli d'eau; on établit une suite de flacons

hydro-sulfureuses artificielles.

dans lesquels on met de l'eau distillée. Ces flacons sont réunis par des tubes de sûreté; il faut avoir soin de luter exactement les jointures. L'appareil ainsi disposé, on verse dans le matras, par le tube à double courbure, de l'acide sulfurique étendu de quatre à cinq fois son volume d'eau; le fer s'empare de l'oxygène de l'eau; l'hydrogène de l'eau trouvant du soufre libre, s'y unit, et il se dégage de l'hydrogène sulfuré, qui se dissout dans l'eau contenue dans les flacons.

Eau sulfureuse imitant les eaux de Baréges, d'Aix-la-Chapelle, etc., par M. Swédiaur.

Eau pure.	40 livres.
Carbonate de chaux.	5 gros.
Carbonate de soude.	10
Muriate de soude.	7

Gaz acide carbonique } de chaque 900 à 1000 hydrogène sulfuré pouces cubes.

Eau hydro-sulfurée, d'après MM. Tryaire et Jurine.

Eau pure.	20 onces.
Hydrogène sulfuré.	1/8 du volume.

Eau hydro-sulfurée forte.

Eau.	20 onces.
Hydrogène sulfuré.	1/3 du volume.

On peut varier les eaux hydro-sulfureuses par la proportion du gaz. Chargées de beaucoup de gaz hydrogène sulfuré, elles deviennent précieuses en lotions et en bains, dans les maladies psoriques et dartreuses

Dans le traitement de la gale, M. le docteur Jadelot emploie un bain sulfureux fort analogue à celui d'eau de Baréges artificielle, mais plus simple. On le compose avec le sulfure de potasse sec ou liquide.

Si l'on se sert du sulfure sec, la proportion est d'un gramme par litre d'eau, ou quatre à cinq onces pour 150 livres d'eau, c'est-à-dire 75 pintes.

Si l'on use du sulfure de potasse liquide, marquant 35° à l'aréomètre des sels, on en verse huit onces 256 grammes dans 9 ou 10 seaux d'eau.

Les malades affectés de gale récente ou ancienne, se trouvent ordinairement guéris après avoir pris cinq, ou dix au plus, de ces bains. Il faut y rester une heure ou une heure et demie. Ils doivent avoir une température de 26 à 30° (Réaumur).

BARÉGES (*département des Hautes-Pyrénées.*)

Village à 4 lieues de Bagnères, 6 et demie S. E. de Tarbes, 210 de Paris. Il y a une route de Tarbes à Baréges par Lourde, Pierrefite et Luz.

Baréges, dans l'endroit où sont les sources minérales, n'est qu'un petit vallon entouré des plus hautes montagnes; ce vallon était autrefois presque inaccessible, mais maintenant il existe des chemins dans lesquels on passe sans nul risque; toutes sortes de voitures peuvent y parvenir. Cet endroit ne saurait être habité que quelques mois de l'année; les neiges abondantes le rendent impraticable pendant l'hiver qui est très-long. Quoiqu'on ne voie le soleil que tard à Baréges, cependant il y fait chaud l'été, au moins pendant le jour; la chaleur s'y renferme et augmente par les réflexions des montagnes. Les nuits sont fraîches; il faut bien se couvrir en tout temps.

Les eaux minérales de Baréges furent connues de César et de Sertorius, qui y firent construire des monuments dignes de la grandeur que les Romains imprimaient à leurs ouvrages. Marguerite, reine de Navarre et sœur de François Ier, rendit à ces eaux une partie du lustre dont elles avaient joui dans l'antiquité. Henri IV les connut et les fréquenta beaucoup dans sa jeunesse. Montaigne en faisait ses délices. La vogue de ces eaux augmenta encore par le séjour que madame de Maintenon y fit avec le duc du Maine.

Le voyageur trouve à Baréges des maisons propres, bien distribuées, et tout ce qui est nécessaire à la vie; chaque année des sociétés nombreuses et choisies s'y rassemblent en été. Les eaux se prennent depuis le 20 mai jusqu'au 1er octobre.

Louis XV rendit Baréges commode aux militaires, en y élevant un hôpital, renommé dans toute l'Europe par les guérisons qui s'opèrent chaque année sur des milliers de soldats et sur beaucoup d'officiers et de généraux. Le roi vient de nommer M. le docteur Delpit médecin de l'hôpital militaire et inspecteur des eaux de Baréges.

Sources et bains. Il y a trois sources qui sortent du marbre, 1° la chaude, qui est réellement très-chaude et très-abondante ; 2° la tempérée, qui est moins chaude et moins abondante ; 3° la tiède, qui est moins chaude et beaucoup moins abondante que les deux autres.

Baréges possède cinq bains, dont trois sont sur la même ligne et à côté les uns des autres. 1° Le bain de l'entrée ; 2° le grand bain, qu'on appelle aussi bain royal, source du milieu ou du pavillon ; 3° le bain du fond ; 4° à quatre ou cinq toises de là, on trouve celui du Polard ; 5° à environ quarante toises du grand bain, on voit celui de la Chapelle ou de la Grotte, qui est dans le lieu le plus élevé de tous.

Il est une fontaine consacrée à l'usage des buveurs, et deux piscines contenant chacune quatorze baigneurs. Quoiqu'il y ait des sources destinées exclusivement aux bains, à la boisson et aux douches, les eaux présentent peu de différences.

Propriétés physiques. Les eaux de Baréges sont claires, limpides ; elles exhalent une odeur d'œufs pourris ; leur saveur est douce, fade, nauséabonde, oléagineuse, dit Bordeu. Leur surface est recouverte d'une pellicule qui leur donne un aspect onctueux. Elles charient des glaires, qui se déposent sur le bord des bassins, enduisent les cuves et les pavés des bains, sur lesquels on trouve un dépôt sulfureux et calcaire uni à une substance végéto-animale. La température varie dans les différentes sources. Voici, d'après M. Lomet, le tableau du degré de chaleur des douches, bains et piscines, et le pro-

hydro-sulfureuses thermales. 125

duit des sources en vingt-quatre heures, ainsi que le temps nécessaire pour remplir les bains et piscines.

La chaleur a été estimée avec le therm. de Réaum., l'atmosphère étant à 22 degrés.

Désignation des Bains et Douches.	Degré de chaleur.	Temps du remplissage.	Produit en 24 heures.
	degrés.	minutes.	pieds cubes.
Première douche, deux cuves . .	36	«	960
Deuxième.	35 1/2	«	523 7/11
Troisième.	35 1/2	«	411 3/7
Bains de Polard. Plusieurs cuves .	29 1/2	25	192
Bains du fond	30	10	827 6/7
Bain de la Chapelle ou la Grotte .	26	25	261 9/11
Le grand bain ou bain royal, dit le Pavillon. Plusieurs cuves . .	25	25	576
Première piscine.	29	25	«
Deuxième p.scine.	28	25	«
Produit de toutes ces sources en 24 heures.			4621 24/77

Une longue expérience a démontré que les sources de Baréges étaient sensiblement moins chaudes durant le printemps et jusqu'après le solstice d'été. Ce refroidissement est dû à l'infiltration des eaux froides que produit la fonte des neiges.

L'eau du bain royal a marqué zéro à l'aréomètre.

Une douce chaleur, le seul accès de l'air libre, de la lumière, suffisent pour faire perdre à l'eau de Baréges son odeur, son goût, et conséquemment les qualités qui la constituent.

Analyse chimique. MM. Lemonnier, Thierry, Campmartin, Montant, ont examiné ces eaux; M. Poumier en a fait une nouvelle analyse; il a dirigé ses expériences principalement sur l'eau de la source dite Royale, qui est à-la-fois la plus ancienne et la plus renommée. Il résulte que 40 livres 13 onces 5 gros 55 grains de l'eau royale contiennent :

Muriate de magnésie.....	0 gros	10 grains.
Muriate de soude........	0	11
Sulfate de magnésie.	0	26
Sulfate de chaux.........	0	42
Carbonate de chaux.	0	18
Soufre..................	0	3
Silice..................	0	4
Matière végéto-animale...	quant. inappréciab.	
Perte..................	0	4
TOTAL.....	1 gros	46 grains.

Traitées par les réactifs, les autres sources ont présenté les mêmes résultats que la Royale.

Propriétés médicales. Il est peu d'eaux minérales dont la réputation soit aussi étendue que celle de Baréges. Elle est connue de tout le royaume ; on y vient en foule des pays les plus éloignés. Bordeu a fait un grand nombre de recherches sur les propriétés médicinales de ces eaux.

Celles-ci sont en général apéritives, diurétiques et sudorifiques ; elles excitent un léger mouvement de fièvre, dont la durée prolongée pendant plusieurs mois réveille le mouvement organique, facilite les sécrétions, et dissipe les maladies les plus rebelles.

En boisson les eaux de Baréges conviennent dans les digestions laborieuses, les vomissements muqueux, les catarrhes chroniques de vessie, les scrophules, les engorgements des glandes lymphatiques du cou et des aisselles, le rachitis, la chlorose, la jaunisse, les obstructions des viscères de l'abdomen, l'hypochondrie, certaines affections vaporeuses. Les bains unis à la boisson sont très-utiles contre les maladies cutanées chroniques, et surtout contre les dartres et la gale. On les emploie également avec succès dans les rhumatismes, les desséchements, les contractures des membres, la consomption dorsale, suite de la masturbation ou des scrophules, les varices extérieures, les engorgements blancs des articles, les vieux ulcères. C'est sur-tout pour les plaies d'armes à feu qu'on recommande les bains de Baréges. En effet, il n'y a point d'eaux qu'on puisse leur comparer à cet égard; on n'exagère point en disant qu'on s'est chauffé plusieurs fois avec les béquilles que les malades y ont laissées. Les eaux procurent l'expulsion des corps étrangers cachés dans le tissu des chairs, et hâtent la cicatrisation des ulcères fistuleux.

On sait quel succès Bordeu a obtenu de l'emploi des eaux de Baréges unies aux frictions mercurielles, dans le traitement des scrophules. Ces mêmes eaux jouissent encore du précieux avantage de seconder l'action du mercure dans le traitement des maladies vénériennes; elles rendent les suites de son usage moins fâcheuses, et son effet plus assuré. Combien de malades, pâles, décharnés, épuisés par le mercure, ont recouvré à Baréges, l'appétit, l'embonpoint, les forces, et la guérison d'ulcères rebelles qui avaient résisté au spécifique !

L'action de ces eaux est douteuse dans l'asthme, la paralysie ; elles augmentent les accès d'épilepsie, et sont nuisibles dans les affections goutteuses, calculeuses et cancéreuses, dans les palpitations qui dépendent d'une lésion organique du cœur, et dans la phthisie pulmonaire, lorsque les malades sont pléthoriques et sujets au crachement de sang.

Mode d'administration. On croyait autrefois qu'on ne pouvait pas boire les eaux de Baréges ; maintenant on les boit dans plusieurs maladies, à la dose de trois ou quatre verres par jour. Ces eaux douceâtres au goût, paraissent d'abord révoltantes à cause de leur odeur ; mais bientôt on s'y accoutume ; elles passent facilement, et bues en assez grande quantité, loin de donner plus de pesanteur, elles semblent procurer au corps plus de légèreté. Leur chaleur n'incommode point en les buvant.

Ces eaux donnent beaucoup d'activité au pouls, excitent une sueur douce, semblable à une sueur critique ; quelquefois elles causent des insomnies. Bordeu père avait bien remarqué cette grande énergie des eaux, puisqu'il envoyait ses malades boire les eaux de plusieurs sources des Pyrénées, avant que de leur permettre de prendre celles de Baréges.

On associe presque toujours les bains à la boisson ; du temps de Bordeu on prenait plus de douze cents bains par jour. Leur température est graduée par le mélange d'une source froide ; les malades passent successivement des bains les plus tempérés aux plus chauds. Il en est de même de la douche; les malades commencent à être exposés à la plus tempérée, et ils finissent par la plus forte. Par ce moyen ils parviennent à la douche, aux bains les plus chauds sans éprouver aucun accident.

On a recommandé les eaux de Baréges en injection dans les flueurs blanches, les squirrhes commençants du col de l'utérus; en lavement dans les diarrhées chroniques, les ulcères non vénériens du rectum et du colon.

Les eaux de Baréges doivent être bues à la source; le transport leur enlève leur chaleur naturelle, et altère leurs propriétés.

Eau minérale artificielle de Baréges, d'après MM. Tryaire et Jurine.

Eau pure.............	20 onces.
Hydrogène sulfuré........	1/3 du volume.
Carbonate de soude........	16 grains.
Muriate de soude.........	1/2

Formule proposée par MM. Planche et Boullay pour les bains artificiels d'eau de Baréges.

Sulfure hydrogéné de soude concentré à 25° du pèse acide de Baumé....	10 onces.
Solution saline gélatineuse......	4

Mêlez et ajoutez à l'eau d'un bain au moment d'en faire usage.

Composition de la solution saline gélatineuse.

Eau distillée.	1 livre.
Carbonate de soude.	1 once.
Sulfate de soude. . . . . : :	4 gros.
Muriate de soude..	4
Pétrole rectifié.	20 grains.

Dissolvez et filtrez.

Il n'est peut-être pas actuellement de remède plus à la mode que les bains de Baréges; il est peu de maladies chroniques où on ne les conseille. On en retire de grands succès dans les maladies de la peau et les rhumatismes chroniques.

De la pierre des reins et de la vessie, avec une méthode simple et facile pour la dissoudre sans endommager les organes de l'urine, par Desault, 1736, in-12. L'auteur propose l'usage des eaux de Baréges à l'intérieur, et en injections dans la vessie, comme un moyen curatif de la pierre.

Lettres contenant des essais sur les eaux minérales du Béarn, etc., par Théophile Bordeu, 1746, in-12. La vingt-troisième lettre et les deux suivantes concernent les eaux de Baréges.

Parallèle des eaux bonnes, des eaux chaudes, des eaux de Cauterets et de celles de Baréges, par M. Labaig, 1750, in-8°.

Lettres à M.***, contenant la relation d'un voyage à Baréges, à Cauterets et à Bagnères, par M. Thierry. (*Journal de médecine*, mai 1760, page 387.)

Aquitaniæ minerales aquæ, Parisiis, 1754, in-4°, soutenue par Théophile Bordeu. On trouve dans les deux, trois, quatre premiers chapitres un grand nombre d'observations pratiques sur les eaux de Baréges, et dans le cinquième quelques détails sur les propriétés, les usages et les effets de ces eaux, employées soit à l'intérieur, soit à l'extérieur. Cette dissertation renferme, dit Roussel, un système de médecine qui a les branches les plus étendues, et dont la racine tient à une profonde méditation des lois et des phénomènes de l'économie animale. Nous oserons, cependant, faire observer que rien ne manquerait à la gloire et à l'utilité de cet ouvrage, si les observations pratiques eussent offert plus de détails.

Mémoire sur les eaux minérales et les monuments des Pyrénées, par M. Lomet, ingénieur; Paris, an III, in-8°. Cet ouvrage se ressent de la fougue qui animait tous les esprits lors de la révolution; cependant on y trouve des vues excellentes, des pensées fortes et ingénieuses, et des plans très-utiles pour les établissements à élever auprès des sources minérales des Pyrénées.

Analyse et propriétés médicales des eaux des Pyrénées, etc., par Poumier; Paris, 1813, in-8°. On trouve, page 66, un article relatif aux eaux de Baréges; cet ouvrage, qui a été soumis au jugement de la Faculté de Médecine de Paris, a mérité son approbation, M. le professeur Deyeux étant rapporteur.

Confilts, Lemonnier, de Secondat, Castelbèrd, Campmartin, ont encore écrit sur les eaux de Baréges.

Saint-Sauveur (*département des Hautes-Pyrénées*).

Bourg de la vallée de Luz, à une lieue de Baréges, et à un quart de lieue de Luz, petite ville très-ancienne qui communique avec Saint-Sauveur par un pont jeté sur le Gave.

Ce lieu est dans une position très-heureuse, il y a peu d'hivers. L'établissement thermal est très-propre : on y trouve une douche et quatorze baignoires qu'on ne peut remplir toutes en même temps à cause du petit volume d'eau fournie par les sources. Il n'y a point de piscine.

9.

Les logements sont commodes et agréables, la nourriture est très-saine.

Les eaux minérales de Saint-Sauveur n'étaient pas anciennement connues. On raconte qu'un évêque de Tarbes, exilé à Luz, construisit au voisinage des sources une petite chapelle portant pour inscription: *Vos haurietis aquas de fontibus salvatoris ;* et c'est, dit-on, à cette inscription que le lieu doit son nom.

Les eaux se prennent depuis le mois de mai jusqu'au mois d'octobre. Elles sont dirigées par un médecin-inspecteur.

Sources. La principale est située sur une haute montagne; on fait descendre l'eau par des conduits en bois jusque sur la belle terrasse où sont établis les bains. Deux autres sources se découvrent encore sur les hauteurs, et une troisième appartient à M. Lacrampe.

Propriétés physiques. Elles sont à peu près les mêmes que celles des eaux de Baréges. La chaleur de la principale source est de 28 degrés thermomètre Réaumur.

Analyse chimique. L'eau de Saint-Sauveur a été analysée par le docteur Poumier. Outre sept pouces cubes à peu près de gaz hydrogène sulfuré, et quatre pouces et demi cubes d'acide carbonique obtenu par kilogramme d'eau de la source principale, deux myriagrammes de cette eau ont produit :

Muriate de magnésie desséché.	o gros	8 grains.
Muriate de soude..	o	9
Sulfate de magnésie.	o	22
Sulfate de chaux.	o	38
Carbonate de chaux.	o	9 1/2
Soufre.	o	3 1/2
Silice.	o	2
Perte.	o	5
TOTAL...	1 gros	25 grains.

Propriétés médicales. Saint-Sauveur est un lieu si heureusement situé, il offre un séjour si délicieux, qu'il est probable qu'il viendra un temps où ses eaux seront très-fréquentées. Les bains peuvent être considérés comme auxiliaires et comme préparatoires de ceux de Baréges; ils ne diffèrent entre eux que par le degré de chaleur.

On se sert en boisson des eaux de Saint-Sauveur dans les engorgements des viscères, l'asthme humide; les bains et les douches conviennent dans les douleurs rhumatismales, les contractures des membres, les tumeurs blanches, les dartres.

Ces eaux sont plus douces que celles de Baréges et de Cauterets, aussi sont-elles plus appropriées aux tempéraments secs, bilieux et irritables.

Observations faites sur les eaux minérales de Saint-Sauveur, par M. Campmartin (Nature considérée, 1772, tome I, pag. 203).

Parallèle des eaux minérales d'Allemagne, etc., par M. Raulin; Paris, 1777, in-12. Un chapitre de la septième section traite des eaux de Saint-Sauveur.

Précis d'observations sur les eaux thermales de Saint-Sauveur, par Fabas; Tarbes, an VI, in-8°. On trouve dans cet ouvrage plusieurs observations pratiques.

Analyse et propriétés médicales des eaux minérales des Hautes et Basses-Pyrénées, par Poumier, 1813, in-8°. On trouve, page 7, l'analyse des eaux de Saint-Sauveur.

CAUTERETS (département des Hautes-Pyrénées).

Bourg charmant, à sept lieues O. de Baréges, situé dans la vallée de Lavedan; les hautes montagnes qui l'entourent ne permettaient que difficilement d'y aborder; l'immortel intendant Détigny a fait établir dans le siècle dernier une belle route qui rend désormais impossible le retour des accidents dont fut témoin et presque victime Marguerite, reine de Navarre et sœur de François I".

Le climat est doux; le site beau et varié; de beaux arbres conservés religieusement sur les cimes et les penchants des montagnes, préviennent les avalanches et les ravages des eaux qui, chaque année, menacent Baréges. Cauterets offre beaucoup de maisons élégamment bâties et proprement meublées, où l'on se procure aisément tout ce qui est nécessaire à la vie. On y trouve, dans la saison des bains, les charmes de la société réunis à ce que la nature peut présenter de plus attrayant.

Cauterets était fameux long-temps avant Baréges; des gens fort curieux d'en faire la généalogie, se sont épuisés à démontrer que César avait fréquenté les eaux de Cauterets, et que le bain qui porte son nom est précisément un bain qu'il avait fait construire pour ses soldats. Sous le règne de François Ier, les eaux thermales de Cauterets attiraient, dans les monts Pyrénées, une foule d'étrangers de distinction.

On prend les eaux pendant les mois de juin, juillet, août et septembre. L'administration des bains est dirigée par l'estimable inspecteur, M. le docteur Labat.

Nature du sol. Le sol de Cauterets, composé de groscaillo uxroulés et d'autres débris de roches primitives, est recouvert d'une terre sablonneuse et légère. Le schiste abonde en plus grande quantité que le marbre; mais c'est sur-tout le granit qui compose les montagnes environnantes. M. Camus ne pense pas que ces montagnes soient de granit pur; il croit que le mica, le quartz, le spath, souvent même une substance métallique, en sont les éléments les plus considérables.

Sources. Elles sont au nombre de dix. 1° A droite du bourg de Cauterets, on trouve à un petit quart de lieue et sur les bords du Gave, une source qu'on nomme la *Raillère*. La facilité de pouvoir s'y rendre et d'y aller puiser de l'eau, a sans doute fait naître au duc de Richelieu l'idée heureuse d'y commencer un établissement que le baron de Chazal, ancien préfet du département, a fait restaurer, et qui consiste aujourd'hui en un salon voûté, quatre jolis cabinets qu'il a fait bien éclairer, garnir de meubles et de baignoires en marbre. 2° *La source de César;* elle possède une douche, deux cabinets de bains avec des baignoires de marbre. 3º *La source des Espagnols*, nommée aussi *la Reine*; elle offre une belle douche, un bain de vapeurs, un cabinet de repos très-propre, et un bain chaud que l'on prend dans une élégante baignoire en serpentine. 4º *Les bains de Canarie, dits Bruzault*; ils sont entretenus par deux sources, *la source d'Amour* et *la Grande source*. On a fait descendre les eaux dans le bourg à l'aide de tuyaux appropriés, ce qui a donné lieu à l'un des plus beaux établissements qu'il y ait dans les Pyrénées. Des terrasses ombragées, fleuries, des cabinets de verdure, des jardins en amphithéâtre, entourent de toutes parts cet établissement, et en font un très-joli séjour. 5º *Bains de Pause*. On y trouve douze baignoires, une buvette et une douche variée en hauteur. 6º *La source du Pré*; anciennement *de Courbères*. Elle fournit seule à quatorze baignoires et possède une très-belle douche. 7º *La source du Bois*; elle alimente six baignoires. 8º *La fontaine de Plaa*. 9º Celle de *Mauhourat*. 10º La source de *Rieumiset ou des yeux*.

Propriétés physiques. Elles diffèrent un peu dans chaque source. *Fontaine de la Raillère*. L'eau est abondante, limpide, très-onctueuse au toucher, d'une odeur forte et éminemment sulfureuse, d'une saveur désagréable; elle est sensiblement plus pesante que l'eau du Gave, qui équivaut à de l'eau distillée, dit M. Cannus; elle traîne beaucoup de filaments glaireux et blanchâtres qui, desséchés et calcinés, fournissent une odeur de soufre et de substances animales en putréfaction. Sa température, selon M. Camus, est de 32 degrés (Réaumur.)

Fontaine de César. L'eau est toujours claire, rude au tact, répand une odeur d'œufs pourris, et dépose un limon blanchâtre; sa chaleur est de 41 degrés.

Source des Espagnols. L'eau est bien limpide, douce au toucher, et contient beaucoup de limon glaireux et blanc; elle a une odeur sulfureuse piquante, sa saveur est plus désagréable que celle des autres sources; sa chaleur est de 40°.

Bains de Bruzault. L'eau est limpide et sans odeur; quoique douce et onctueuse au toucher, elle semble causer à la peau une espèce de resserrement qui a quelque rapport avec celui que produisent les stiptiques, et qu'il n'est pas facile de déterminer; le limon qu'elle charrie est abondant, grumelé, et de couleur brunâtre; sa chaleur est de 31°.

Bains de Pause. L'eau est très-limpide, douce au tact; sa saveur est désagréable; elle charrie un limon blanc et glaireux; sa chaleur est de 37°.

Source du Pré. L'eau est limpide, rude au toucher, et dépose des flocons glaireux; elle a une odeur sulfureuse forte, une saveur âpre; sa température est de 39°.

Source du Bois. L'eau est toujours limpide, extrêmement douce au toucher, laissant des flocons blancs et gras; sa saveur est comme amère; son odeur sulfureuse est très-forte; sa chaleur est de 40°.

Fontaine de Plaa. L'eau est claire, onctueuse au toucher, charriant des matières blanchâtres; son goût est douceâtre et comme sucré; sa température est de 26°.

Fontaine de Mauhourat. L'eau est limpide, peu mucilagineuse au toucher, peu chargée de flocons blancs, elle est âpre au goût; son odeur est sulfureuse; sa chaleur est de 37°.

Source de Rieumiset. L'eau est claire, onctueuse, sans odeur; sa saveur est douceâtre, quoique agréable; elle dépose un limon verdâtre; sa chaleur est de 24°.

Analyse chimique. Les sources de la Raillère et des Espagnols ont été analysées par le docteur Poumier. M. Camus a examiné toutes les sources; son travail serait plus intéressant, s'il eût indiqué d'une manière plus précise la nature et la quantité des principes renfermés dans chaque source. Voici le résultat des expériences de cet auteur et de celles de M. Poumier.

Source de la Raillère. Elle contient du gaz hydrogène sulfuré, quelques sels formés d'acide carbonique, sulfurique, muriatique et de soude; beaucoup de substance gélatineuse, et peut-être aussi de la silice.

Deux myriagrammes de la même eau, analysée par M. Poumier, ont fourni, outre huit pouces cubes de gaz hydrogène sulfuré, et quatre pouces d'acide carbonique par kilogramme, savoir:

hydro-sulfureuses thermales.

Muriate de magnésie desséché.	0 gros	8 grains.
Muriate de soude.	0	8
Sulfate de magnésie.	0	18
Sulfate de chaux.	0	34
Carbonate de chaux.	0	10 1/2
Silice.	3	4
Soufre.	0	4 1/2
Perte.	0	5
Total.	1 gros	20 grains.

Fontaine de César. Tout y indique, dit M. Camus, la présence du gaz hydrogène sulfuré en très-grande proportion, de beaucoup de carbonate, de muriate et sulfate de soude, d'un peu de gélatine et de sulfure de soude.

Source des Espagnols. Les éléments chimiques de cette source semblent être de même nature que ceux de César et de Pause; mais elle est plus minéralisée que ses voisines.

Deux myriagrammes d'eau ont fourni à M. Poumier, outre huit pouces cubes de gaz hydrogène sulfuré, et quatre pouces et demi d'acide carbonique par kilogramme, savoir:

Muriate de magnésie.	0 gros	7 grains.
Muriate de soude.	0	7
Sulfate de magnésie.	0	14
sulfate de chaux.	0	29
Carbonate de chaux.	0	12
Silice.	0	3
	1 gros	0 grains.

De l'autre part....	1 gros	0 grains.
Soufre.............	0	5
Matière végéto-animale et perte............	0	5
TOTAL...	1 gros	10 grains.

Bains de Bruzault. Les éléments chimiques paraissent être une assez grande quantité de substance gélatineuse d'une espèce particulière; beaucoup de sels formés d'acide carbonique, muriatique, sulfurique et de soude; la silice y entre aussi comme partie constituante.

Bains de Pause. Tout porte à présumer que l'eau de Pause est composée des mêmes substances que celle de César, mais à des doses beaucoup plus petites.

Bains du Bois. Mêmes principes que tous les autres, mais en quantité plus grande; la gélatine semble sur-tout y dominer.

Fontaine de Plaa. Elle ne paraît contenir que du gaz hydrogène sulfuré, deux sels à base sulfurique et muriatique, beaucoup de gélatine, et très-peu de carbonate de soude.

Fontaine de Mauhourat. Les effets des réactifs y dénotent la présence du gaz hydrogène sulfuré, de quelques sels à base de soude, et d'une très-petite proportion de matière dite gélatineuse.

Source de Rieumiset. Elle contient une grande quantité de gélatine, dont la nature paraît différer de celle des autres sources; des carbonate, sulfate de soude, et sulfate de magnésie: la couleur verte de son limon n'annoncerait-elle pas encore une partie extractive? Cette eau, du reste, pourrit le bois, et altère le fer beaucoup plus vite qu'aucune fontaine connue.

Propriétés médicales. Quoique les eaux de Cauterets ne soient pas aussi renommées que celles de Baréges, elles sont cependant très-fréquentées; elles sont très-actives, et exigent beaucoup de précautions dans leur usage. Nous empruntons les détails suivants à l'ouvrage de M. Camus, dont les idées méritent d'autant plus de confiance, que ce médecin réside près de Cauterets, et que les malades dont il parle ont été vus et soignés par lui.

La source de la Raillère a été beaucoup préconisée dans les phthisies pulmonaires; mais elle ne jouit d'une efficacité réelle que dans les phthisies muqueuses ou pituiteuses; son emploi est très-nuisible lorsque les malades sont forts, pléthoriques, sujets aux hémorrhagies de poitrine, lorsqu'il existe une irritation extrême, une phlogose considérable, et une grande émaciation.

L'eau de la Raillère en bains, injections et douches, est très-utile dans les pâles couleurs qui dépendent de l'inertie utérine. On n'en retire pas moins d'avantage dans les sciatiques, les lombago, les rhumatismes mobiles qui causent des douleurs passagères dans toutes les parties du corps. On l'emploie encore dans les engorgements glanduleux de nature scrophuleuse, dans les maladies herpétiques et poriques, dans les obstructions lentes des viscères, les fièvres intermittentes, tierces, quartes, les hydropisies passives, les diarrhées chroniques, la suppression des flux hémorrhoïdal et menstruel, la stérilité.

En général les eaux de la Raillère sont dangereuses dans tous les cas où l'éréthisme et les symptômes inflammatoires prédominent, sur-tout lorsque le sujet est d'une constitution nerveuse, très-irritable.

La source de *César* surpasse en énergie toutes les fontaines minérales de Cauterets ; on ne doit en user qu'avec la plus grande circonspection. Elle convient dans tous les cas où il faut stimuler puissamment, et exciter d'abondantes sueurs, dans les maladies où se font remarquer le défaut de sensibilité et l'inertie des solides ; on l'emploie avec succès lorsqu'il faut produire une inflammation locale, exciter des mouvements fébriles, rouvrir une plaie, en extraire les corps étrangers, dilater les sinuosités, et arrêter les progrès de la carie des os.

La source des *Espagnols* a beaucoup de rapport avec celle de César ; elle produit les mêmes effets et convient aux mêmes circonstances.

L'eau de *Bruzault*, douée d'une activité moindre que celle de plusieurs autres sources, n'est capable ni de faire éprouver des secousses violentes, ni de déterminer des perturbations fortes. Peu propre à la boisson, elle convient en bain lorsqu'il faut calmer la tension des muscles, faire cesser la rudesse de la peau, et dans tous les cas où l'éréthisme domine.

hydro-sulfureuses thermales.

La réputation de *Pause* est grande, et son usage étendu. Après la Raillère et Mauhourat, c'est la fontaine dont on boit le plus. Nuisible lorsqu'il y a phlogose ou irritation, elle a pourtant des propriétés moins actives que quelques autres sources, et convient à plus de circonstances.

Les bains *du Bois* sont plus particulièrement affectés aux rhumatismes, aux paralysies, et aux maladies dans lesquelles il faut exciter le ton des organes et rendre aux muscles leur force et leur souplesse.

La fontaine de *Plaa* convient aux personnes délicates et sensibles, chez lesquelles la sécheresse de la peau, la phlogose de quelque viscère, exigent une méthode tempérante.

Ces sortes de malades ne pourraient pas supporter l'eau *du Pré*, trop active et trop irritante : on donne rarement celle-ci en boisson ou en bains. Elle convient dans les maladies où il faut relever les forces musculaires frappées d'inertie, résoudre les engorgements des glandes ou des articulations, fondre et atténuer des empâtements du tissu cellulaire, titiller les orifices cutanés, et exciter une transpiration abondante ou des urines copieuses.

Mauhourat offre une des sources les plus employées pour la boisson ; son usage est contre-indiqué dans toute disposition à la phlogose, tout ulcère avec pléthore et orgasme du système vasculaire. Nul remède n'est plus utile dans les engorgements des viscères, l'asthme humide, les affections catarrhales, les pertes blanches ; et dans tous les cas où il faut un tonique puissant.

L'eau de *Rieumiset* est le remède vanté contre les affections nerveuses provenant d'exaltation dans les propriétés vitales, et d'une énergie trop considérable des solides. En modifiant la sensibilité des nerfs et celle de la peau, en diminuant l'irritation générale, en favorisant de légères sueurs, l'eau de Rieumiset finit par rompre des spasmes qui gênaient les viscères de l'abdomen, et produisaient souvent des symptômes d'hypochondrie. Les ophthalmies qu'entretiennent une irritation forte des organes de la vue, des dartres et des congestions de même espèce, sont soulagées et guéries par l'eau de cette fontaine prise en bains et en lotions réitérées.

Mode d'administration. En boisson on prend les eaux de Cautérets depuis la dose de deux ou trois verres jusqu'à une pinte; elles produisent quelquefois le vomissement; il faut alors les couper avec du lait ou une eau mucilagineuse. Elles provoquent fréquemment une augmentation des symptômes, laquelle annonce une crise par les selles ou les sueurs.

Cauterets offre des bains à tous les degrés de chaleur. Il convient de passer graduellement des bains tempérés aux bains chauds. On trouve également des douches de différentes espèces.

En injections et en lotions les eaux thermales de Cauterets sont employées dans les ophthalmies chroniques, les flueurs blanches et l'inertie de la matrice.

On transporte dans les départements l'eau de César qui se conserve long-temps intacte; celle de la Raillère, au contraire, devient nulle par le transport.

Eau minérale artificielle de Cauterets, d'après MM. Tryaire et Jurine.

Eau pure..............	20 onces.
Hydrogène sulfuré........	1/3 du volume.
Carbonate de soude........	2 grains.
Muriate de soude.........	1

La recherche des eaux minérales de Cauterets, par Jean-François Borie; 1714, in-8°.

Lettres contenant des essais sur les eaux minérales du Béarn, etc., par Théophile Bordeu; 1746, in-12. La vingt-deuxième lettre concerne les eaux de Cauterets.

Aquitaniæ minerales aquæ; Parisiis, 1754, in-4°, soutenue à Paris par Théophile Bordeu. Les deuxième, troisième et quatrième chapitres contiennent plusieurs observations pratiques sur les eaux de Cauterets.

Analyse et propriétés médicales des eaux des Pyrénées, par Poumier; 1813, in-8°. On trouve, page 77, un article sur les eaux de Cauterets.

Opuscule sur Cauterets et ses eaux minérales, par Cyprien Camus; 1818, in-8°. Cet ouvrage est le meilleur traité que nous possédions sur les eaux de Cauterets. Le docteur Delpit en a donné un extrait dans le *Journal universel des sciences médicales* (année 1818).

Labaig, Thierry, de Secondat, Montant, Campmartin, Laplagne, ont encore écrit sur les eaux de Cauterets.

Eaux chaudes ou aigues caudes (*département des Basses-Pyrénées*).

Placées dans la vallée d'Ossau, elles sont à deux lieues de Bonnes, à une S. E. d'un grand et beau village nommé Laruns, sur la rive droite du Gave, vis-à-vis du hameau de Goust.

Le vallon où se trouvent ces eaux minérales est un bassin parfait, entouré des plus hautes montagnes, qui sont presque inaccessibles. On y trouve un établissement thermal spacieux, assez commode et très-soigné; il y a par-tout des baignoires et des douches en marbre. Ce lieu est sur-tout fréquenté par les habitants du département; on y voit peu d'étrangers pendant la saison des eaux.

Celles-ci sont connues depuis très-long-temps. C'étaient les eaux à la mode à la cour de Henri IV, lorsqu'il était roi de Navarre. On les nommait communément *Empragnaderes* ou *Engrosseuses*, parce qu'elles ont, à ce qu'on croit, une vertu singulière pour assurer la génération.

Les eaux se prennent depuis le mois de juin jusqu'au 15 septembre. Il y a un médecin-inspecteur.

Sources. On en compte cinq. Elles sourdent en partie du granit surmonté de bancs calcaires coquillers à-peu-près horizontaux. Les fontaines sont, 1° la *Hou-deu-Rey*, ou fontaine du Roi; 2° l'Esquirette; 3° le Trou; 4° Laressec. Ces quatre sources sont chaudes. 5° La Mainvielle. Elle est

hydro-sulfureuses thermales.

froide. Cette dernière source jaillit du marbre. Les eaux chaudes ont un grand nombre de bains.

Propriétés physiques. L'eau est claire à la source, et ne laisse apercevoir aucun nuage. Elle répand une odeur d'œufs couvis, sa saveur est fade, désagréable. Sa pesanteur spécifique comparée à celle de l'eau distillée, est de 20 grains par livre de plus que cette dernière. L'aréomètre s'y enfonce jusqu'à zéro. Voici la température des sources, celle de l'atmosphère étant à 18 degrés Réaumur :

Fontaine du Roi.	38°
L'Esquirette.	29
Le Trou.	28 1/2
Laressec.	22

Les eaux chaudes, de même que toutes les eaux sulfureuses, se décomposent à l'air libre, et laissent déposer une matière glaireuse sulfurée calcaire.

Analyse chimique. Toutes les sources ayant donné par les réactifs les mêmes résultats, le docteur Poumier s'est contenté de faire l'analyse de la fontaine du Roi comme étant la plus chaude.

Un kilogramme d'eau a fourni sept pouces et demi cubes de gaz hydrogène sulfuré, et quatre et demi d'acide carbonique.

Deux myriagrammes ou 40 livres d'eau de la même source, ont produit une masse saline d'un gris salé, du poids de 4 gros 10 grains. Cette masse était composée de

Muriate de magnésie.....	0 gros	18 grains.
Muriate de soude........	0	25
Sulfate de magnésie.....	1	4
Sulfate de chaux........	1	51
Carbonate de chaux.....	0	40
Soufre................	0	4 3/2
Silice................	0	3 1/2
Perte................	0	8
Total....	4 gros	10 grains.

Propriétés médicales. Depuis deux ou trois cents ans, on emploie les eaux chaudes contre la jaunisse, les engorgements du foie, de la rate, contre la chlorose, la suppression du flux menstruel et hémorrhoïdal. Elles réussissent dans les vertiges, les migraines, les étourdissements, les maux d'estomac, la colique, et les diarrhées chroniques. Bordeu les conseille aux hypochondriaques, et il a remarqué que ceux à qui les eaux causaient une grande chaleur dans les entrailles, guérissaient radicalement s'ils persévéraient dans leur usage.

Mode d'administration. En boisson on en prend cinq à six verres chaque matin. On boit d'abord les eaux de Laressec qui sont un peu purgatives, puis celles de la fontaine du Roi, et enfin celles de l'Esquirette. Bordeu, sans blâmer cette méthode, qui fait passer de la source la moins active à celle qui est plus forte, engage les malades à boire dans le commencement les eaux de l'Esquirette, et à faire de celles de Laressec la boisson ordinaire. Il assure avoir retiré de très-bons effets de ce mode d'administration. Quelquefois les eaux chaudes portent à la tête et causent l'ivresse.

Les bains sont parfois si chauds, que les baigneurs sont obligés de les laisser refroidir. Ils conviennent dans les paralysies, les rhumatismes, les tremblements.

Les douches ont été vantées contre les douleurs de tête, les ophthalmies, les otites chroniques.

Le transport dénature beaucoup les eaux chaudes.

Lettres contenant des essais sur les eaux minérales du Béarn, par Théophile Bordeu; 1746, in-12. La douzième lettre et les trois suivantes concernent les eaux chaudes.

Aquitaniæ minerales aquæ. Parisiis, 1754, in-4°, soutenue à Paris par Théophile Bordeu. Dans les troisième et quatrième chapitres, l'auteur rapporte un grand nombre d'observations pratiques sur les effets des eaux chaudes.

Analyse et propriétés médicales des eaux des Pyrénées, par Poumier; 1813, in-8°. On trouve, pag. 30 et suiv., l'analyse des eaux chaudes.

BONNES ou AIGUES-BONNES (*département des Basses-Pyrénées*).

Petit village de la vallée d'Ossau, à un quart de lieue de la commune d'Aas, une de Laruns, et sept de Pau. M. Castellane, ancien préfet du département des Basses-Pyrénées, a fait pratiquer une grande route qui permet d'arriver en voiture jusqu'à l'établissement des eaux thermales; il a également fait élever six grandes maisons, où l'on trouve réuni l'utile à l'agréable. A Bonnes l'air est très-pur et un peu frais; aussi faut-il se vêtir chaudement.

Les eaux minérales sont très-anciennes; elles acquirent une grande célébrité par les bons effets qu'elles produisirent sur les soldats béarnais blessés à la bataille de Pavie, et qui y avaient été conduits par Jean d'Albret, grand-père de Henri IV. On leur donna à cette époque le nom d'*Arquebusades*.

On prend les eaux depuis le mois de mai jusqu'à celui d'octobre. Leur administration est inspectée par M. le docteur Picamilh.

Sources. Les eaux minérales sortent du pied d'une montagne, au confluent des ruisseaux de la Sonde et du Valentin. La montagne est composée de pierres calcaires dont les couches sont faiblement inclinées.

On trouve trois sources. La première, appelée la *Vieille*, se voit dans une grotte que la nature semble avoir formée. L'eau est renfermée dans un bassin qui fournit non-seulement à trois bains, par un canal pratiqué pour cet usage, mais encore à la boisson par le moyen d'un robinet. La seconde source, autrement nommée la *Neuve*, est située un peu au-dessous de la précédente, le long du ruisseau de la Sonde qui va joindre le Gave. La troisième, qu'on a appelée source *d'Ortech*, est à cent pas environ des autres, sur le côté opposé de la montagne. Elle jaillit du marbre.

Propriétés physiques. L'eau, à la sortie de la source, est claire, limpide, charriant pourtant quelques flocons blanchâtres qui se déposent par le repos. Elle pétille dans le verre et forme de petites bulles, qui, après bien des mouvements, éclatent à sa surface. Elle répand une odeur d'œufs couvis, sa saveur est douceâtre; elle est onctueuse, grasse au toucher. Une douce chaleur, le seul accès de l'air, de la lumière, suffisent pour décomposer cette eau.

La température atmosphérique étant à 20° therm. Réaum., l'eau de la vieille source a donné 26° et demi. La seconde source n'a élevé le thermomètre qu'à 24 degrés.

La pesanteur spécifique de l'eau de la vieille source, comparée à celle de l'eau distillée, est de 20 grains par livre de plus.

Analyse chimique. Bayen, Venel, Monnet, Pages, Monteau, et quelques autres savants, ont analysé les eaux de Bonnes. Nous nous contenterons de rapporter l'analyse du docteur Poumier, qui s'est borné à l'examen de la source dite *la Vieille*; les autres ont offert par les réactifs les mêmes résultats.

Deux myriagrammes ou 20 litres d'eau ont donné, outre le gaz hydrogène sulfuré,

Muriate de magnésie.....	0 gros	19 grains.
Muriate de soude........	0	27
Sulfate de magnésie.....	1	6
Sulfate de chaux........	1	57
Carbonate de chaux.....	0	41 1/2
Soufre.................	0	4
Silice.................	0	4 1/2
Perte.................	0	5
TOTAL....	4 gros	20 grains.

Le dépôt que forme la source dite *la Vieille*,

n'est autre chose que du carbonate calcaire mêlé de silice.

Propriétés médicales. Les eaux de Bonnes ont acquis une célébrité très-méritée par leurs bons effets; elles sont les plus douces des Pyrénées, parmi les eaux sulfureuses.

Théophile Bordeu assure dans ses lettres qu'il ne connaît pas de maladies auxquelles les eaux de Bonnes ne puissent convenir, si l'on en excepte celles où la fièvre est si forte, qu'il est à craindre d'accélérer la circulation. L'expérience a constaté leur efficacité dans les pâles couleurs, les affections chroniques des viscères abdominaux, les fièvres intermittentes rebelles, les dartres, la gale répercutée, la maladie pédiculaire, les squirrhes commençants de la matrice, l'hystérie, l'hypochondrie. Elles sont *spécifiques* dans les affections catarrhales, vulgairement connues sous le nom de rhumes, et dans la plupart des maladies chroniques de la poitrine. Leur manière d'agir est d'exciter une petite fièvre qui, d'après Bordeu, mûrit promptement, et amène l'expectoration. Quoiqu'elles, soient utiles dans l'hémoptysie et la phthisie commençante, Bordeu père rapporte plusieurs observations où ces maladies ont été rebelles aux eaux de Bonnes.

Celles-ci sont encore recommandées en bains, dans les ulcères anciens, les fistules à l'anus borgnes externes, les ulcères fistuleux, la carie des os.

Mode d'administration. En boisson on prend les eaux de Bonnes depuis une jusqu'à cinq ou six livres, soit le matin à jeun, soit avant ou après les repas, et même en boisson ordinaire dans quelques circonstances. On doit, pour ainsi dire, boire à sa soif et quand on est disposé. Les sueurs que l'on éprouve le matin, et les mucosités que l'on expectore, ne doivent pas empêcher de prendre les eaux; *ce sont des bénéfices de la nature*, dit Bordeu.

Ces eaux conviennent aux enfants, aux individus faibles et délicats. Elles sont plus douces, et moins citantes que celles de Baréges, de Cauterets et de Bagnères. Aussi ces dernières sources dont la chaleur et l'activité sont plus grandes, sont-elles préférables aux eaux de Bonnes dans les rhumatismes chroniques, l'asthme humide, sur-tout lorsque les malades pas une constitution trop nerveuse.

Les bains et les douches sont administrés dans les mêmes circonstances que ceux de Baréges.

Les eaux de Bonnes éprouvent moins d'altération par le transport que les eaux de Baréges et de Cauterets.

Eau minérale artificielle de Bonnes, par MM. Thyaire et Jurine.

Eau pure.. . . . . 20 onces.
Hydrogène sulfuré.. . . . . . . 1/3 du volume.
Muriate de soude. . . . . 3 grains.
Sulfate de magnésie. 1

Lettres contenant des essais sur les eaux minérales du Béarn, etc., par Théophile Bordeu; 1746.
La huitième et les trois suivantes concernent les *eaux de Bonnes*.

Parallèle des eaux de Bonnes, des eaux chaudes, etc., par M. Labaig; 1750, in-8°. L'auteur croit que les eaux de Bonnes sont plus balsamiques que les eaux chaudes, et que celles de Cauterets.

Aquitaniæ minerales aquæ; Parisiis, 1754, in-4°, soutenue à Paris par Théophile Bordeu. Il y est question des eaux de Bonnes.

Analyse et propriétés médicales des eaux des Pyrénées, par Poumier; 1813, in-8°. L'auteur traite des eaux de Bonnes, page 12.

BAGNÈRES-ADOUR (*département des Hautes-Pyrénées*).

Petite ville de la vallée de Campan, sur l'Adour, à 15 lieues S. S. O. d'Auch, 23 S. E. de Toulouse, 4 N. E. de Baréges, et 212 S. S. O de Paris. On y trouve un très-grand nombre de sources minérales (voyez *l'article Bagnères, classe des eaux salines*). Nous ne traiterons ici que des sources *d'Artigue-Longue*, désignées aujourd'hui sous le titre *d'eaux minérales de Pinac*, du nom du médecin qui les dirige, et qui a fait sur leurs vertus une multitude de recherches intéressantes. Il a également construit un établissement où l'on prend des bains et des douches.

Nature du sol. Dans l'endroit où sourdent les sources, on découvre une couche très-épaisse d'une excellente tourbe, couleur de tan ou de café brûlé, qui, par sa contexture et ses éléments, paraît évidemment provenir de la décomposition des végétaux. Cette tourbe séchée, brûle très-bien, et répand une odeur sulfureuse.

Sources. M. Pinac divise ses eaux minérales en

ferrugineuses et en sulfureuses, à raison du principe minéral qui domine dans chacune d'elles.

Sources ferrugineuses. Ce sont celles connues autrefois sous le nom d'*Artigue-Longue*. Les eaux sont très-limpides; leur odeur et leur saveur ressemblent à celles d'œufs couvis ou pourris, sans être pourtant aussi fortes que dans les eaux sulfureuses proprement dites. Elles laissent au fond du gosier, quand on les a bues, l'impression d'une liqueur légèrement astringente.

Ces eaux donnent au marbre blanc, sur lequel elles coulent, une couleur d'ocre foncée. Exposées au contact de l'air, elles déposent un sédiment de couleur jaune brunâtre semblable à de la rouille de fer.

Analyse chimique. D'après des expériences faites au moyen des réactifs, M. Pinac pense que les sources dites *ferrugineuses* contiennent du fer tenu en dissolution par l'intermède du gaz hydrogène sulfuré. Il serait utile d'avoir une analyse plus détaillée.

Sources sulfureuses. Elles sont au nombre de deux; M. Pinac les découvrit en creusant les fondedements de son établissement. L'eau de l'une des sources est fraîche à 15°; celle de l'autre est chaude à 29° et 1/2. Elles sont très-limpides, et présentent, sur-tout la source fraîche, tous les caractères des eaux hydro-sulfureuses. On voit surnager à la surface de l'eau des filaments blancs d'une matière grasse qui, desséchée et jetée sur des charbons ardents, brûle à la manière du soufre.

Analyse chimique. Les eaux sulfureuses, dit M. Pinac, noircissent très-promptement une pièce d'argent soumise à leur contact. Eprouvées avec l'acétate de plomb, elles se troublent, et prennent une couleur brune carmelite. Le précipité qui se forme quelque temps après est plus foncé. Quelques gouttes de nitrate d'argent les rendent troubles.

Voici la température des fontaines et des bains de Pinac, estimée au therm. Réaumur :

Fontaines.

Fontaine ancienne ferrugineuse. . . . . . 35°.
Fontaine sulfureuse. . . . . 15°.

Bains.

N° 1, 29°.

N° 2, 31°.   Le bain n° 2 du nouvel établissement est alimenté par la même source qui alimentait l'ancien bain tempéré d'Artigue-Longuè, appelé autrement *Bain vieux* ou *Bain de l'entrée*. C'est un des plus anciens de Bagnères. Les guérisons qu'il a opérées, sur-tout dans les rhumatismes opiniâtres, lui ont acquis une grande réputation.

N° 3, 25°.   Bain sulfureux alimenté par deux sources sulfureuses.

N° 4, 29° 1/2.   Bain sulfureux alimenté par la source sulfureuse chaude.

N° 5, 29°.   La source qui alimente ces deux

N° 6, 29°.   bains, n° 5 et 6, est la même qui alimentait l'ancien bain du fond d'Artigue-Longue.

Au-dessus de ces six bains est un vaste réservoir, alimenté continuellement par la source des bains, n° 5 et 6, qui est très-abondante. L'eau de cette source se refroidit dans ce réservoir jusqu'au 24ᵉ degré environ. De là cette eau est conduite par un tuyau de plomb dans chaque bain, où on la fait couler au moyen d'un robinet pour la tempérer à volonté. On peut même, lorsqu'on le désire, détourner l'eau qui tombe habituellement dans la baignoire, n'y laisser couler que celle du réservoir, et prendre ainsi un bain frais de 24°.

On voit, d'après ce tableau, qu'on peut, dans cet établissement, prendre des bains à tous les degrés de température, depuis 24° jusqu'à 31°, suivant les maladies. Ce sont les degrés les plus usités.

Propriétés médicales. Les eaux minérales de Pinac sont efficaces contre les rhumatismes chroniques, les dartres, la gale, les ulcères fistuleux, quelques affections de poitrine, telles que l'asthme, la phthisie scrophuleuse. M. Pinac observe que dans le traitement des maladies vénériennes, on prescrit, avec beaucoup d'avantages, les bains sulfureux n°s 3 et 4, de même que ceux des n°s 5 et 6, soit avant, soit pendant les frictions mercurielles, pour en seconder les effets, et prévenir les inconvénients qui accompagnent ordinairement l'usage de ce remède. Il vante aussi ses eaux contre les fleurs blanches. Le bain du fond sur-tout, n°s 5 et 6, avait acquis une grande réputation par les cures qu'il avait produites dans ces maladies.

Observations sur les eaux minérales de Pinac, anciennement d'Artigue-Longue en Bagnères, par Bertrand Pinac; Bagnères, an VI, in-12, broch. de 31 pages.

BAGNÈRES-DE-LUCHON (*département de la Haute-Garonne*).

Petite ville, à deux lieues des frontières d'Espagne, située au point de réunion des vallées très-fertiles de Larboust et de Luchon. Les eaux thermales qu'on y observe ont été très-célèbres dans l'antiquité, et plusieurs inscriptions latines attestent qu'elles ont été connues des Romains.

Depuis Montrejan jusqu'à Bagnères, on trouve un chemin très-beau et très-praticable pour toutes sortes de voitures.

La ville de Bagnères offre plusieurs auberges très-propres, et tout ce qui est nécessaire à la vie.

Les eaux minérales se prennent depuis le mois de mai jusqu'à celui d'octobre. Il existe pour les pauvres un hôpital qui est dirigé par le médecin-inspecteur des eaux, M. Arnaud-Soulerat.

Sources. Elles peuvent être divisées en chaudes ou presque tièdes, et en froides. On distingue, 1° celle de la Grotte; 2° celle de la Salle; 3° celle des Romains; 4° celle du Rocher; 5° celle de la Reine. Celle-ci jaillit du rocher; Campardon l'appelle la pépinière des eaux de Luchon, parce qu'il jaillit près d'elle quatre autres sources de différente température. 6° La source dite la Douce; 7° la Chaude, à droite; 8° la Chaude, à gauche; 9° et 10° les Blanches; elles sont séparées par deux autres sources froides; 11° et 12° elles sont froides, peu sulfureuses; elles servent aux usages journaliers. Ces sources, situées très-près l'une de l'autre, sortent du pied de la montagne, et sont conduites par des canaux souterrains dans différents réservoirs. Ces réservoirs se remplissent et fournissent ensuite aux baignoires, à l'aide de robinets, qui laissent aux individus le choix de l'eau qui convient à leurs maladies. Après avoir servi aux bains, ces eaux se rendent à une espèce de bourbier composé d'un sédiment de plusieurs couches de diverses couleurs, qui, dans son fond, a une épaisseur de trois à quatre pouces.

Propriétés physiques. Les eaux sont transparentes, et paraissent noires, à cause des petites pierres d'ardoise qui garnissent le fond des réservoirs. Elles exhalent une odeur d'œufs couvis; leur saveur est fade et douceâtre. Leur pesanteur spécifique est de 16 grains par livre de plus que l'eau distillée; à l'aréomètre elles ont marqué zéro. La température qui leur est propre, l'atmosphère étant à 15°, est de 24 à 51°, thermomètre de Réaumur.

L'action de l'air, de la chaleur et de la lumière décompose ces eaux, et leur donne un aspect laiteux.

Analyse chimique. Le célèbre Bayen fut chargé par le gouvernement, en 1766, de faire l'analyse des eaux de Bagnères-de-Luchon. Les différentes recherches qu'il fit, le conduisirent à conclure que ces eaux étaient minéralisées par le sulfure de soude. Au lieu de cette substance, M. Save, pharmacien à Saint-Plantard, a trouvé du gaz hydrogène sulfuré. Enfin, dans ces derniers temps, le docteur Poumier a analysé la source de la Reine, comme étant la plus abondante et la plus renommée, les autres ayant offert par les réactifs des résultats analogues.

Outre neuf pouces cubes de gaz hydrogène sulfuré, et quatre pouces et demi d'acide carbonique, contenus dans un myriagramme d'eau, cette double quantité a fourni :

Muriate de magnésie desséché.	0 gros	11 grains.
Muriate de soude..........	0	8
Sulfate de magnésie........	0	10
Sulfate de chaux..........	0	23
Carbonate de chaux........	0	11
Soufre.................	0	6
Silice.................	0	4
Matière végéto-animale et perte................	0	5
Total.....	1 gros	6 grains.

Propriétés médicales. Les eaux de Bagnères se rapprochent beaucoup par leurs vertus de celles de Baréges et de Cauterets. Campardon a constaté par une multitude d'observations, qu'elles étaient utiles en boisson, dans le catarrhe chronique de la vessie, les phthisies catarrhales, la suppression des règles, la chlorose, les embarras des reins, les engorgements du foie, de la rate. En bains, il les vante contre les maladies cutanées, et sur-tout les dartres, contre les écrouelles, les roideurs des articulations à la suite des entorses, des luxations et des fractures, les engorgements lymphatiques, les ulcères fistuleux, les différentes espèces de paralysies, et principalement contre les rhumatismes chroniques.

Mode d'administration. On obtient de grands succès en combinant l'usage extérieur de ces eaux à leur usage intérieur. En boisson, on en use à la dose de deux ou trois verres tous les matins, et on augmente la quantité jusqu'à cinq ou six verres. On les boit pures, ou bien on les coupe avec du lait, qui s'allie fort bien avec elles. Les buveurs exhalent une odeur sulfureuse qui quelquefois est très-forte.

Les bains sont d'autant plus avantageux qu'on peut varier à volonté leur température.

A côté des sources, on trouve des étuves qui reçoivent leur chaleur de l'eau qui les traverse. Ces étuves sont peu fréquentées; ceux qui y entrent peuvent à peine rester un quart d'heure, tant l'air qu'on respire est chaud et épais.

On emploie quelquefois les boues que ces eaux déposent.

Les eaux de Bagnères-de-Luchon s'altèrent beaucoup par le transport.

Mémoire sur les eaux minérales et sur les bains de Bagnères-de-Luchon, par M. Compardon (*Journal de Médecine*, juin 1763, pag. 520; juillet, août, septembre, octobre, novembre, décembre 1763, pag. 48, 160, 240, 315, 425 et 520). Ce mémoire est très-bien fait; plusieurs des observations qu'il contient sont intéressantes et bien présentées. Le rédacteur du journal a ajouté, à la suite de chaque article de ce mémoire, des réflexions qui présentent un tableau de comparaison des effets des eaux de Bagnères avec ceux de Baréges dans les mêmes maladies.

Analyse des eaux de Bagnères-de-Luchon, par MM. Richard et Bayen. (*Recueil d'observations de médecine des hôpit. milit.*, tom. II, pag. 642.) Ce mémoire est très-intéressant.

Analyse et propriétés médicales des eaux des Pyrénées, par Poumier; 1813, in-8°. Un article, pag. 89, est consacré à la topographie de Bagnères et à l'analyse de ses eaux.

Nouvelles observations sur les eaux thermales de Bagnères-de-Luchon, par Arnaud Soulérat; Toulouse, 1817, br. 54 pag.

VERNET (*département des Pyrénées-Orientales*).

Village à deux lieues de Saint-Martin-de-Canigou, une lieue de Ville-Franche, et douze de Perpignan. L'air de ce lieu est pur, frais et salutaire; quoique le sol soit pierreux et granitique, les soins de culture, les engrais le rendent fertile et agréable.

Le village offre les objets de première nécessité, et même ceux qui peuvent contribuer aux agréments de la vie. On y remarque des salles de bains commodes, bien distribuées, où chaque baigneur, placé dans un cabinet particulier, s'y trouve dans une pleine liberté, et reçoit directement l'eau de la source minérale. M. Pierre Barera-Vilar, qui a publié sur ces eaux un mémoire analytique, est chargé de la direction des bains.

Sources. Les bains de Vernet sont alimentés par deux sources qui sourdent de l'ouest à l'est, au pied d'une montagne, et à travers les fentes d'un rocher immense, de nature schisteuse, mêlée avec du quartz.

Carrère indique trois sources : une jaillit dans le sol du bassin des bains ; les deux autres sont conduites dans ce même bassin : toutes les trois servent aux bains.

Propriétés physiques. Les eaux sont limpides, exhalent une odeur d'œufs couvis ; leur saveur est âcre et forte ; elles ont la légèreté de l'eau distillée. En tombant dans les bassins, l'eau a 41° de chaleur, thermomètre Réaumur, soit que la température atmosphérique soit à 14° au-dessus de zéro, soit qu'elle ne soit qu'à 7°. Elle ne perd qu'un degré pendant le temps qui s'écoule pour remplir les bassins.

La source la plus éloignée, avant que de parvenir dans le réservoir, perd trois degrés de sa température.

Analyse chimique. M. Barera-Vilar a fait par les réactifs l'analyse de l'eau de Vernet ; il conclut de ses expériences, qui sont loin d'être exactes, qu'elle contient de l'hydrogène sulfuré et du sulfate de magnésie.

Propriétés médicales. M. Barera-Vilar regarde les eaux de Vernet, prises intérieurement, comme pectorales, diurétiques, diaphorétiques, dépuratives, détersives, vulnéraires et toniques. Sous forme de bains, il les préconise contre la gale, les dartres, la teigne, les hémiplégies, les paralysies, les ankiloses incomplètes, les plaies, les ulcères fistuleux.

Mode d'administration. Comme la température des eaux est très-élevée, il faut, avant que de prendre le bain, laisser refroidir l'eau jusqu'à une chaleur tempérée.

Traité des eaux minérales du Roussillon, par M. Carrère; Perpignan, 1756, in-8°. On y trouve la description des qualités sensibles des eaux de Vernet, l'indication de leur température, et leur analyse par les réactifs.

Mémoire analytique et pratique sur les eaux minérales de Vernet, par le docteur Pierre Barera-Vilar. M. Morelot a rendu compte de ce mémoire dans le *Journal général de Médecine*, tom. VII, pag. 63.

Ax (*département de l'Arriège*).

Petite ville sur l'Arriège, à 3 lieues E. S. E. de Tarascon, 3 d'Ussat, à deux journées réglées de Toulouse et de Carcassonne. Elle est située dans une vallée agréable, entourée de montagnes graniteuses; elle abonde en sources thermales sulfureuses qui ont été connues dans les temps les plus reculés. On voit encore à Ax un bassin qui conserve le nom de bain *des Ladres* ou bain *des Lépreux*. Ces eaux étaient autrefois peu fréquentées, parce qu'on ne pouvait pas y parvenir en voiture; maintenant on y arrive par de larges et beaux chemins, et les eaux jouissent d'une réputation assez étendue dans les départements voisins. Les malades trouvent à Ax toutes les commodités et les choses nécessaires *hydro-sulfureuses thermales.* 165

à la vie. On prend les eaux depuis le mois de mai jusqu'au mois d'octobre. Il y a un médecin-inspecteur.

Sources. Elles sont très-nombreuses; on en a compté jusqu'à cinquante-trois; on les a distinguées par les noms des lieux où elles sourdent, et l'on en a fait trois divisions: 1° celles du *Teix;* 2° celles de l'*Hôpital* ou du *Faubourg;* 3° celles du *Couloubret :* différentes rivières les séparent les unes des autres. Pour éviter les répétitions, nous n'indiquerons les noms des sources que lorsque nous ferons mention de leur température.

Propriétés physiques. Les sources sont constamment claires; les orages et les pluies ne les troublent pas; jamais elles n'ont gelé; la chaleur et le volume de celles qui sont au-dessus de 35°, sont invariables dans toutes les saisons. Leur saveur et leur odeur ressemblent à celles d'œufs couvis; ces deux qualités sont proportionnées à la chaleur des eaux.

L'eau sulfureuse des Canons, la plus chargée de principes fixes, donne à l'aréomètre de Beaumé le même degré que l'eau distillée ou à-peu-près. Cette eau a une odeur de foie de soufre très-forte.

Les eaux de l'Hôpital déposent dans leur cours un sédiment véritablement sulfureux. Les eaux du Couloubret contiennent beaucoup moins de soufre, mais elles charrient beaucoup de glaires qui paraissent quelquefois en flocons noirs ou blancs, ou mêlés de blanc et de noir, d'autres fois en filaments très-blancs.

Le degré de chaleur des eaux d'Ax, évalué par

M. Pilhes au thermomètre de Réaumur, a présenté les résultats suivants :

Sources du Teix.

1re source	26°
2e source	43°
Source à Bouillon du Teix	56°

Et plusieurs autres sources le long du champ et de la rivière.

Sources de l'Hôpital ou du Faubourg.

Le Rossignol	61°
Les Canons	61° moins 1/12
Source du milieu du bassin	58°
Source à droite dans l'étuve	56°
Source en face de la porte	52°
Plusieurs autres sources, depuis	32° à 54°
La fontaine du Breil	26°.

Sources du Couloubret.

La douche	38°
L'eau supérieure du Bain fort	39°
L'eau de l'ancien bain fort en réservoir	35°
La fontaine de l'ancien Bain fort	36° 3/4
Source des Pauvres	35°

Bain doux.

La Gourguette, ou la source des 1er et 2e bains	29°
La source Douce qui fournit aux 3e et 4e bains	30° 1/2
Celle des 5e, 6e, 7e et 8e bains	27°

hydro-sulfureuses thermales.

Celle des 9ᵉ, 10ᵉ et 11ᵉ bains. . . . . 26°
La fontaine de la Canalette. . . . . . 23° 1/2
Source basse aux Bains doux, à côté
des douches. . . . . 24°
Le grand bassin. . . . . 20°
Plusieurs petites sources, de. . . . . 17° à 24°.

Analyse chimique. M. Pilhes a publié en 1787 l'analyse des eaux d'Ax. Elle a été faite de nouveau par M. Chaptal. Ces deux analyses sont assez d'accord sur la nature des produits, elles diffèrent un peu par les proportions. Nous nous bornons à rapporter l'analyse de M. Chaptal.

Vingt-cinq livres d'eau ont fourni :

Eau des Canons.

Sulfate de chaux. . . . . 10 grains.
Muriate de soude. 5
Sulfate de magnésie. 48
              Total. . . . . 63 grains.

Eau de l'Etuve.

Sulfate de chaux. . . . . 16 grains.
Muriate de soude. 10
Sulfate de magnésie. 3
              Total. . . . . 29 grains.

Eau du Bain fort.

Sulfate de chaux. . . . . 11 grains.
Muriate de soude. 9
Sulfate de magnésie. 3
              Total. . . . . 23 grains.

Source Douce.

Sulfate de chaux............	11 grains.
Muriate de soude............	4
Sulfate de magnésie..........	2
Magnésie aérée..............	1
Total..............	18 grains.

Eau de la Gourguette.

Sulfate de chaux............	13 grains.
Sulfate de magnésie..........	6
Total..............	19 grains.

Et un peu de sel marin que M. Chaptal n'a découvert que par l'effusion de l'acide sulfurique; c'est *un minimum*.

Eau du Breil.

Sulfate de chaux............	11 grains.
Sulfate de magnésie..........	8
Total..............	19 grains.

Eau de la Canalette.

Sulfate de chaux............	13 grains.
Muriate de soude............	4
Sulfate de magnésie..........	2
Magnésie aérée..............	4
Total..............	23 grains.

Les eaux d'Ax, ajoute M. Chaptal, renferment bien peu de principes fixes chimiques. Leurs propriétés dépendent du gaz hydrogène sulfuré qu'elles contiennent en grande quantité.

Propriétés médicales. La réputation des eaux d'Ax est loin d'être aussi étendue que celle des eaux de Baréges ou de Bagnères-de-Luchon. Néanmoins leurs propriétés sont très-efficaces, et le grand nombre de sources, la distribution inégale de soufre qu'elles tiennent en dissolution, offrent un avantage inappréciable aux médecins qui peuvent proportionner la force des eaux aux besoins des divers malades. On fait boire les eaux de la source des Canons, qui sont très-actives, dans l'asthme humide, les affections catarrhales chroniques des poumons, dans les engorgements chroniques du foie, l'ictère, dans quelques espèces de dartres rebelles, ou dans les gales invétérées, dans les maladies de l'estomac avec relâchement. Elles conviennent aux tempéraments lymphatiques. La source dite la Canalette est légèrement apéritive, rafraîchissante, diurétique; elle est utile dans les maladies cutanées récentes, et dans les engorgements commençants des viscères abdominaux.

La Gourguette, la source Douce, celle du Breil, sont manifestement savonneuses. Les personnes qui ont la poitrine faible, en font leur boisson ordinaire.

Les eaux du Bain fort jouissent de vertus énergiques, et sont très-appropriées pour les maladies des articulations, la goutte, les ankiloses fausses, les tumeurs articulaires, les rhumatismes chroniques, les paralysies, les écrouelles, les anciens ulcères fistuleux profonds, les engorgements récents de l'utérus.

Mode d'administration. On fait usage des eaux d'Ax en boisson, bains et étuves. On commence par boire une livre et demie de ces eaux, qu'on peut porter graduellement jusqu'à quatre livres : on fait sa boisson ordinaire de l'eau du Breil. On peut boire les eaux pures ou coupées avec du lait, de l'eau de poulet ou de gruau. Ce mélange est sur-tout avantageux dans le traitement de la phthisie pulmonaire. Les eaux du Bain fort et de l'Étuve sont très-appropriées à cette maladie. Les bains sont placés dans un bâtiment commode et agréable ; ils sont au nombre de onze ; on les distingue par premier, deuxième, troisième, etc. Ils reçoivent l'eau de chaque source par des tuyaux différents.

Le docteur Pilhes conseille les bains de cuve, le premier, le deuxième et le troisième contre les dartres miliaires, écailleuses, les tumeurs scrophuleuses ; ils sont encore indiqués pour préparer les malades aux bains forts et aux douches dans les affections rhumatismales.

Les bains cinquième, sixième, septième et huitième sont destinés aux sujets d'un tempérament irritable, pléthorique et bilieux.

Les bains neuvième, dixième et onzième ne sont pas sulfureux, ou ne le paraissent pas sensiblement. On les réserve pour les affections nerveuses, dans les tempéraments délicats, très-excitables.

On trouve à Ax des douches et une étuve dont on

peut à volonté augmenter plus ou moins la vapeur, et en échauffer l'atmosphère humide depuis le vingt-quatrième degré jusqu'au trentième.

Nous n'avons parlé jusqu'à présent que des sources employées en médecine; les autres, telles que celles du Rossignol, du Teix, etc., ne servent qu'aux usages domestiques, au lavage des laines.

Les eaux d'Ax transportées dans des bouteilles bien bouchées, conservent une grande partie du gaz hydrogène sulfuré qui a paru leur être très-inhérent.

Mémoire sur les eaux minérales d'Ax, par M. Sicre; 1758, in-8°. On trouve dans cet ouvrage vingt-quatre observations pratiques sur les effets des eaux minérales d'Ax.

Traité analytique et pratique des eaux thermales d'Ax et d'Ussat, par M. Pilhes; 1787, in-8°. Cet ouvrage contient un grand nombre d'observations particulières recueillies avec exactitude.

Observations et réflexions sur les bains d'Ax, par M. Maudinat. (*Journal de Médecine*, juillet 1788.)

SAINT-AMAND (*département du Nord*).

Ville sur la Scarpe, à 3 lieues N. de Valenciennes, 5 N. E. de Douai, 6 S. E. de Lille, et 50 de Paris. Cette ville est célèbre par ses boues et ses eaux minérales, qui n'ont été bien en vogue que depuis la conquête de la Flandre sous le règne de Louis XIV. Cependant si on en juge par les morceaux d'antiquités qu'on a trouvés dans le voisinage de la principale fontaine, lorsqu'on a fouillé la terre, il n'est pas douteux que cet endroit n'ait été connu par les Romains. On y a découvert des médailles des empereurs Vespasien et Trajan, un petit autel de bronze avec les principaux traits de Rémus et de Romulus en relief.

Saint-Amand présente de belles promenades et toutes les ressources nécessaires à la vie. La saison des eaux dure depuis le 1er. juin jusqu'au 1er. septembre; on les prend ordinairement pendant 15 à 20 jours. MM. Armet et Hormès contribuent beaucoup par leurs travaux au succès de l'établissement thermal.

Nature du sol. Le terrain environnant les sources minérales se compose de trois lits de matières différentes: le premier et le plus superficiel est d'une terre noire; le second une espèce de marne; le troisième est un sable très-fin qui est fort mouvant dans le voisinage des eaux.

Sources et boues. A une demi-lieue de la ville, on trouve trois sources minérales, 1° la fontaine *Bouillon*; 2° la fontaine d'*Arras*, peu distante de la première; 3° la fontaine ferrugineuse. (*Voyez* Saint-Amand, *classe des eaux ferrugineuses.*)

Les boues sont situées entre la fontaine Bouillon et celle d'Arras; le bassin qui les retient est à découvert; ses bords offrent une rigole circulaire pour laisser échapper les eaux, dont une trop grande quantité rendrait les boues trop délayées. On voit plusieurs plantes aquatiques communes sur les bords du bassin.

Propriétés physiques. Suivant Monnet, l'eau des deux premières sources a une légère odeur de gaz hydrogène sulfuré; mise dans la bouche, elle y laisse la même impression que celle du foie de souffre; exposée à l'air libre, elle y perd bientôt ce qu'elle a de sulfureux et devient semblable à l'eau ordinaire. La chaleur des eaux est de 18 à 27° therm. centig. — Les boues exhalent une odeur sulfureuse et marécageuse, à laquelle cependant on s'accoutume aisément. M. Morand assure n'avoir pu déterminer la profondeur du bourbier.

Analyse chimique. On ne possède pas encore d'analyse exacte sur les eaux de Saint-Amand. Il paraît néanmoins, d'après les expériences de Monnet, que les eaux des fontaines de Bouillon et d'Arras contiennent de la terre absorbante, du sulfate de chaux et du sulfate de soude. Il est très-probable que de nouvelles recherches y découvriront du gaz hydrogène sulfuré.

M. Bouillon Lagrange pense que les boues ne sont autre chose qu'un terrain gras et bitumineux qui est abreuvé continuellement par l'eau des sources, et qui doit, en grande partie, son odeur aux impuretés des corps qui y demeurent, et qui éprouvent avec le temps une espèce de fermentation.

Propriétés médicales. On fait plus particulièrement usage des deux premières sources. On les administre à l'intérieur dans les catarrhes chroniques de la vessie, les affections calculeuses des reins, les engorgements du foie, l'ictère, les vomissements, la diarrhée, le dérangement des règles, les flueurs blanches, et les maladies chroniques de la peau. Les eaux de Saint-Amand sont contre-indiquées dans les fièvres intermittentes, la phthisie pulmonaire, l'asthme, le crachement de sang, l'hydropisie de poitrine, les vomissements sanguins, les ulcères internes, les inflammations. Elles sont efficaces contre les scrophules et l'épilepsie.

On loue spécialement les bains de boues, qui ont produit quelquefois d'excellents effets dans les roideurs des articulations, les paralysies par cause rhumatismale, l'ankilose incomplète, les vieux ulcères et dans l'atrophie des extrémités. L'application de ces boues est nuisible sur les tumeurs squirrheuses et sur les parties disposées à l'inflammation; elles sont inutiles dans la paralysie suite d'apoplexie ou de la section des nerfs.

M. Alibert rapporte, dans son *Traité de thérapeutique*, qu'un habitant d'Amiens, âgé d'environ 66 ans, était absolument impotent; lorsqu'il vint à Saint-Amand, il ne pouvait que traîner ses deux pieds, et on le soutenait sous les deux bras; ses facultés intellectuelles étaient affaiblies, et il retenait avec beaucoup de peine ses urines. Par les conseils et les soins éclairés de M. Després, médecin très-distingué d'Amiens, le malade dont il s'agit prit pendant deux saisons les eaux et les boues de Saint-Amand. C'est sur-tout à la suite de son second voyage qu'il recouvra une santé parfaite, à la grande surprise de tous ceux qui le connaissaient.

Mode d'administration. En boisson on use des eaux de Saint-Amand depuis la dose de trois ou

hydro-sulfureuses thermales. 175

quatre verres jusqu'à douze. Les buveurs éprouvent quelquefois des ampoules et des boutons à la peau; ils ne doivent nullement s'alarmer de cet accident; il suffit dans cet état de se tenir chaudement.

Les boues sont froides, et on ne peut les employer que pendant les grandes chaleurs. Les malades se plongent dans le bassin, et s'y tiennent au moyen de châssis de bois carré qui forment des espèces de loges séparées pour chaque malade.

Les eaux de Saint-Amand perdent beaucoup de leurs propriétés par le transport.

Traité des eaux minérales de Saint-Amand, par Migniot; 1699, in-8°. L'auteur rapporte trente observations pratiques.

Mémoire sur les eaux minérales de Saint-Amand, par M. Morand (*Mém. de l'Acad. roy. des sc.*; 1743, p. 1.).

Essai historique et analytique des eaux et boues de Saint-Amand, par M. Desmilleville; 1767, in-12.

Nouvelle hydrologie, par M. Monnet; 1772.

Heroguelle, Brassart, Brisseau, Boulduc, Gosse, Trecourt, ont encore écrit sur les eaux de Saint-Amand.

BAGNOLS (*département de la Lozère*).

Village sur le penchant d'une montagne, à 2 lieues de Mende, 3 S. O. de Pont Saint-Esprit, et 141 S. E. de Paris.

On y trouve des logements assez commodes, et une nourriture saine. L'air est, en général, froid, et les changements de température y sont fréquents.

La saison la plus favorable pour se rendre aux eaux de Bagnols est depuis le 1er juillet jusqu'au 1er septembre. M. Barbut, médecin-inspecteur, a publié une notice sur ces eaux.

Nature du sol. Le sol de Bagnols est rempli de rochers, d'une espèce d'ardoise grossière qui est rougeâtre, et dans l'intérieur de laquelle on rencontre d'assez grosses pièces de quartz.

Source. Les eaux minérales sourdent au bas du village, traversent des voûtes qui paraissent être un ouvrage des Romains, et sont reçues dans un bassin assez vaste. On a disposé trois grottes pour les douches, et trois pour les bains : l'eau y est plus ou moins chaude.

Propriétés physiques. Les eaux de Bagnols sont dans toutes les saisons également abondantes, chaudes, claires et limpides; leur odeur est nidoreuse, analogue à celle d'œufs pourris ou de foie de soufre; elles laissent un goût semblable à la bouche; elles sont grasses et onctueuses au toucher; leur chaleur à la source est de 36°, therm. Réaum.; elle diminue dans les grottes et les réservoirs à mesure que les eaux s'éloignent de la source.

Analyse chimique. D'après les expériences du docteur Barbut, les eaux de Bagnols contiennent du gaz hydrogène sulfuré en grande proportion, du sulfate de chaux, du muriate de magnésie, un peu de fer qui y est tenu en dissolution par le gaz hydrogène sulfuré, mais sur-tout une substance extractive animalisée qui s'y trouve sous forme de savon par sa combinaison avec le carbonate de soude.

Propriétés médicales. Prises intérieurement, les eaux de Bagnols accélèrent la circulation, augmentent la transpiration, l'appétit, et excitent en quelque sorte une légère fièvre artificielle. Elles provoquent le flux menstruel, et facilitent l'expectoration.

En boisson, ces eaux remédient aux vomissements muqueux habituels, à l'inappétence, aux dégoûts opiniâtres, à la diarrhée, pourvu que ces maladies ne soient pas accompagnées d'un état fébrile. On les vante contre la stérilité, les pâles couleurs, le catarrhe pulmonaire chronique, l'asthme humide, et contre quelques affections vaporeuses.

L'usage extérieur de ces eaux convient dans l'anasarque produite par la suppression de la transpiration, ou par une débilité générale, les contractures des membres, les fausses ankiloses, les dartres, la gale, les rhumatismes chroniques, le rachitis, la danse de Saint-Guy.

Les individus atteints d'hémoptysie, d'asthme sec, ne doivent faire usage de ces eaux qu'à petite dose; il est même utile, dans ces circonstances, de les couper avec un tiers, un quart, un cinquième de lait de vache. Ce mélange est d'autant plus précieux, que le lait des montagnes de Bagnols est excellent.

On doit proscrire ces eaux toutes les fois qu'il existe de la fièvre ou quelque phlegmasie, et lorsque les malades sont tourmentés par la soif et une chaleur interne. Elles sont nuisibles aux phthisiques, aux scorbutiques, aux femmes enceintes, et aux personnes affectées de vice vénérien. Elles sont également pernicieuses dans l'hémiplégie, suite d'apoplexie.

Mode d'administration. En boisson, la dose des eaux de Bagnols est depuis une livre jusqu'à quatre.

On les emploie en injections dans les surdités, en douches dans les larmoiements dépendants de l'atonie des points lacrymaux ou du sac lacrymal.

L'eau de Bagnols perd une partie de ses propriétés par le transport.

L'Hydro-Thermopotie des nymphes de Bagnols en Gévaudan, ou les Merveilles des eaux et bains de Bagnols, par Michel Baldit; 1651, in-8°. L'auteur a chanté les vertus des eaux de Bagnols dans les vers suivants, qu'il a mis à la tête de son ouvrage, et qui, en même temps qu'ils font voir que l'auteur n'était pas meilleur poëte que médecin, sont une preuve évidente de sa prévention et de son enthousiasme :

> Venez donc altérés, dégoûtés, hydropiques,
> Graveleux, opilés, enroués, asthmatiques,
> Indigestes d'estomac, catarrheux de cerveau,
> Ictérics, assiégés de coliques encore,
> Et vous que le mal prend et poursuit en remore,
> Venez, je vous semonds à ce fleuve nouveau....

Examen de la nature et des vertus des eaux minérales qui se trouvent dans le Gévaudan, par Samuel Blanquet; 1718, in-8°.

Dissertation sur la nature, l'usage et l'abus des eaux thermales de Bagnols, par M. Bonne de la Brageresse; 1774, in-8°. L'auteur rapporte onze observations pratiques.

Traité analytique des eaux minérales, par M. Raulin; 1774, in-12. Le chapitre IX du second volume concerne les eaux de Bagnols.

DIGNE (*département des Basses-Alpes.*)

Petite ville très-ancienne, située dans un fond, entre quatre montagnes, à 14 lieues d'Embrun, 7 S. E. de Sisteron, 174 de Paris.

Les eaux minérales de Digne sont connues depuis très-long-temps. Ptolomée et Pline en ont fait mention. On y trouve un établissement thermal, consistant en seul corps-de-logis, et construit le long d'un rocher, auquel il est tout-à-fait adossé. Cinquante à soixante baigneurs peuvent s'y loger. La nourriture y est assez bonne; le vin a un goût de terroir désagréable. Les montagnes voisines et la route servent de promenade. Cette partie des Basses-Alpes présente quelques attraits au naturaliste, tant en botanique qu'en minéralogie. Les eaux se prennent depuis le 1er mai jusqu'au 1er septembre; leur inspection est confiée à M. Frison, chirurgien à Digne.

Nature du sol. Les montagnes de Digne sont calcaires. Une partie de celles qui avoisinent les eaux thermales, contiennent de grandes masses schisteuses. On y découvre en abondance des astroïtes, des bélemnites, des pyrites, des torchites, etc. A peu de distance des sources, et en remontant un torrent, on voit un rocher qui paraît n'être formé que de cornes d'ammon de diverses grandeurs.

Sources. Elles sont à une demi-lieue de la ville, du côté oriental, au pied d'une montagne. On en distingue cinq; quatre fournissent aux quatre bains; celle qui va au bain de Saint-Jean, sert aussi aux douches, et celle du bain Notre-Dame sert à l'étuve. La cinquième, qui est dans une cour, sert à la boisson. Il y a quatre bains, 1° celui de Saint-

Jean; 2º celui de Saint-Gilles; 3º celui de Notre-Dame; 4º celui des Vertus. Ce dernier, qui est le plus grand, ne peut contenir à-la-fois que dix ou douze baigneurs.

Propriétés physiques. L'eau de toutes ces sources est limpide; elle répand au loin une odeur d'hydrogène sulfuré; son goût est douceâtre et un peu salin lorsqu'on la garde long-temps dans la bouche. Elle dépose dans les bassins une matière grasse, mucilagineuse au toucher, et des concrétions calcaires qui s'attachent aux murs.

D'après M. Roustan, médecin à Digne, la température de l'eau varie; dans un temps sec et chaud, l'eau de l'étuve a donné 40 degrés, thermomètre de Réaumur; après de grandes pluies, elle a diminué de 4 à 5º.

La chaleur de la source destinée à la boisson, est de 32º. Le bain des Vertus n'a que 28 à 29º.

Analyse chimique. M. Roustan a trouvé pour principe minéralisateur de ces sources, du carbonate de chaux, du carbonate de magnésie, du muriate de soude, et du gaz hydrogène sulfuré.

M. Chirol, pharmacien à Marseille, y a découvert des sulfates de magnésie, de chaux et d'alumine, une très-petite portion de fer et d'acide carbonique.

Propriétés médicales. Les eaux de Digne ont été recommandées sous la forme de bains, dans les affections cutanées, les rhumatismes chroniques, les gonflements et rigidités articulaires, les anciennes blessures suivies de rétractions des muscles. M. Valentin fait mention de trois officiers qui ont été guéris à Digne de plaies considérables, produites par des armes à feu.

En boisson, ces eaux ont pallié quelques engorgements des viscères de l'abdomen.

Mode d'administration. On boit ces eaux à la dose de cinq à six verres, chaque matin; elles sont laxatives pour quelques malades. Quelle que soit la maladie pour laquelle on se rend à Digne, il est établi comme une règle presque invariable, de se purger avec quelques verres d'eau thermale, dans laquelle on fait dissoudre du sel d'Epsom ou de Glauber.

La plupart des malades préfèrent le bain des Vertus aux autres.

Le lieu qui sert aux étuves est taillé dans le roc, sans revêtement quelconque.

La colonne d'eau qui sert aux douches, a plus de deux pouces de diamètre. Quoiqu'on puisse la varier, les malades la reçoivent sans la diminuer. On a établi des douches ascendantes.

Les bains de Digne en Provence, par Sébastien Richard; 1617, in-8°.

Les Merveilles des bains naturels et des étuves naturelles de la ville de Digne, par de Lautaret; 1620, in-8°. Cet ouvrage ne contient aucun principe utile.

Topographie médicale de la Provence, par M. Buret (*Journal de Médecine milit.*, tom. 2, pag. 13). M. Buret présente les eaux de Digne comme ayant quelque analogie avec celles de Bourbonne.

Notice sur les eaux de Digne, par M. Valentin (*Journal de Médecine de MM. Corvisart, Boyer et Leroux, tom. 21, pag. 186*).

GRÉOULX (*département des Basses-Alpes*).

Village près de la rivière de Verdon, à 2 lieues et demie sud-est de Manosque, 4 sud-ouest de Riez, 7 et demie nord-est d'Aix, 10 de Digne, et 14 de Marseille. Plusieurs grandes routes aboutissent à Gréoulx.

Les eaux minérales qu'on y trouve, paraissent avoir été connues et fréquentées par les Romains.

Dans le 12e et le 13e siècle, elles devinrent célèbres sous les Templiers, qui, accoutumés à se baigner plus souvent qu'on ne faisait alors en Europe, y firent construire plusieurs bains.

Gréoulx offre un aspect agréable, un climat doux, des productions variées, un établissement commode de bains et d'étuves, des chambres assez propres et bien aérées. Aussi beaucoup de personnes s'y rendent-elles pendant la belle saison, autant pour leur santé que pour leur plaisir. On prend les eaux depuis le mois de mai jusqu'à la fin de septembre. M. Gravier, médecin et propriétaire de ces eaux, y a fait plusieurs améliorations utiles.

Source. Les eaux minérales sont à 200 pas du village, au milieu d'une agréable campagne, près de la rivière de Verdon. La source, selon M. Valentin, est volumineuse, et remplit un puits de 18 pieds de profondeur, d'où l'eau est conduite dans six bains. Un seul de ces bains est en marbre. Les cinq autres sont creusés dans la terre, presque sans revêtement et sous des voûtes obscures, où l'on ne peut entrer qu'à la lueur d'une lampe. On n'a point établi de douches. La source est très-abondante, et n'a jamais tari.

Propriétés physiques. L'eau est claire, limpide; son odeur est très-pénétrante; sa saveur est légèrement salée et un peu styptique. Elle est douce, onctueuse au toucher, et dépose beaucoup de glaires. La température est de 30 à 36 degrés, thermomètre centigrade. La pesanteur spécifique ne diffère pas sensiblement de celle de l'eau distillée.

Analyse chimique. D'après les expériences de M. Laurens, 12 livres d'eau de Gréoulx contiennent :

Gaz hydrogène sulfuré..	quantité inappréciable.	
Gaz acide carbonique..	19 pouces cubes.	
Muriate de soude........	5 gros	3 grains.
Muriate de magnésie.....	0	21
Sulfate calcaire.........	0	20
Carbonate de chaux.....	0	36
Matière floconneuse.....	0	8
Perte..............	0	7
Total...	6 gros	35 grains.

Les eaux déposent un peu de soufre.

Propriétés médicales. Darluc conseille les eaux de Gréoulx dans les cas de faiblesse de l'appareil digestif, le dégoût, les nausées, dans l'hypochondrie dépendante de quelques engorgements abdominaux, dans la leucorrhée constitutionnelle, la phthisie catarrhale.

M. Robert a constaté par de nombreuses observations, qu'elles étaient efficaces contre les rhumatismes, les dartres, les paralysies, les scrophules, les vieilles blessures, suite de coups de feu.

Buret rapporte dans le Journal de Médecine militaire, qu'elles produisirent d'excellents effets dans une épidémie de fièvres intermittentes.

Mode d'administration. On boit les eaux de Gréoulx depuis une pinte jusqu'à trois. Elles ne sont pas purgatives, car plusieurs personnes en prennent de quatre à six bouteilles sans provoquer des évacuations alvines.

Comme les eaux de Gréoulx sont stimulantes, les personnes vaporeuses et délicates doivent en user avec ménagement et prudence.

On emploie le plus souvent les bains tempérés. Si l'on a l'attention de renfermer exactement l'eau de Gréoulx dans des bouteilles, au moment où l'on vient de la puiser à la source, elle peut conserver pendant long-temps son odeur sulfureuse.

Traité des eaux minérales de Gréoulx en Provence, etc., par M. Esparron; Aix, 1753, in-8°.

Nouveau Traité des eaux minérales de Gréoulx, etc., par M. Darluc; Aix, 1777.

Notice sur les eaux de Gréoulx, par M. Valentin. (*Journal de Médecine de MM. Corvisart, Boyer et Leroux*, tom. 21, pag. 195.)

hydro-sulfureuses thermales.

Aix (*Savoie — département du Mont-Blanc*).

Petite ville à 12 lieues de Genève, 18 de Lyon, 40 de Turin, 12 de Grenoble, et 2 et demie de Chambéry. Les chemins pour y parvenir sont très-faciles. Les eaux thermales que l'on y trouve étaient connues et fréquentées dans l'antiquité. La construction des bains remonte jusqu'au temps des Romains; l'empereur Gratien les fit réparer.

Aix offre aux voyageurs des sites variés et pittoresques, des promenades agréables, un air pur et tempéré, et toute espèce de ressources pour la vie domestique. Le géologue, le botaniste, le minéralogiste, peuvent trouver, dans les environs, plusieurs objets curieux.

On prend les eaux depuis le mois de mai jusqu'au 15 septembre. Les mois de juillet et août sont les plus favorables. — Aix possède un hospice militaire, qui n'est ouvert que pendant quatre mois de l'année, durant la saison des eaux. Il est dirigé par le médecin inspecteur des sources minérales.

Sources. On en distingue deux principales; 1° Celle d'*alun* ou de *Saint-Paul;* 2° celle dite de *soufre*. Elles sourdent dans la partie supérieure de la ville; leur origine est totalement ignorée. Les deux sources sont séparées par un intervalle de cent pas. Les eaux sont captées par d'amples canaux de plomb à l'endroit même de leur éruption; ceux-ci les conduisent et les versent bientôt dans de vastes récipients. — L'édifice principal est celui qui renferme les eaux dites soufrées, on l'appelle *Bâtiment royal*. Il est construit en forme d'un grand logement circulaire, autour duquel règne une suite de chambres ou cabinets dont les uns sont destinés à l'usage de la douche, d'autres à celui du bain d'immersion, et quelques-uns enfin à celui des lotions chaudes momentanées qu'on désigne sous le nom de *Bouillon*, parce que les eaux jaillissent en bouillonnant du fond de leurs bassins très-étroits et bien pavés. Les cabinets distribués sur la droite de l'édifice sont destinés aux femmes, ceux à gauche sont réservés pour les hommes. — Les eaux dites d'alun, quoiqu'elles ne contiennent pas un atome de cette substance, sont reçues à la sortie du roc dans un bassin de 2 mètres et demi carrés; elles y tombent par quatre ouvertures placées à un demi-mètre les unes des autres. Elles sont abritées à leur sortie par un arc très-large et assez élevé, et coulent de là par un canal tracé exprès au-dessous d'une place pavée, dans un second bassin, environ trois fois plus grand et plus profond que le précédent; ce dernier est fort ancien quoique nouvellement restauré; il porte le nom de *Bain royal*.

Un gros filet d'eau commune jaillit d'un bourneau rustique placé sur un des côtés de la place intermédiaire aux deux réservoirs. Cette eau étonne de prime abord par le contraste de sa grande fraîcheur, avec la température très-chaude des sources d'alun et de soufre qui sourdent dans le même endroit.

hydro-sulfureuses thermales.

Propriétés physiques. Les sources minérales d'Aix présentent la même température et le même volume d'eau dans toutes les saisons, excepté à l'époque de la fonte des neiges et de la chute des pluies équinoxiales; les variations qu'elles éprouvent alors durent à peine vingt-quatre heures. L'eau est parfaitement transparente, un peu onctueuse au toucher; au moment de son éruption à travers les canaux elle exhale une odeur forte, mais supportable, de gaz hydrogène sulfuré. Cette odeur disparaît par l'exposition de l'eau à l'air. La saveur est douceâtre, terreuse; encore tiède, l'eau laisse dans l'arrière-bouche un goût sensible d'hydrogène sulfuré. Le goût des eaux d'alun est moins terreux; il fait éprouver quelque chose de styptique, d'amer, qu'on ne distingue point dans les eaux soufrées.

La température des eaux dans les piscines appelées *Bouillons*, est de 36 deg. (therm. de Réaumur); celle de l'atmosphère des cabinets est de 23. La chaleur des eaux d'alun a constamment présenté une température d'un demi-degré supérieure à celles des eaux soufrées.

L'aréomètre plongé dans les eaux contenues dans un cylindre de verre, s'y est enfoncé à un degré et demi au-dessus de zéro, indiquant l'eau distillée.

Le grand réceptacle des eaux soufrées est tapissé vers son fond et sur ses bords, même à plusieurs pouces d'épaisseur, lorsqu'il n'a pas été nettoyé depuis quelques semaines, de *nosthocs* ou *ulva;* on observe dans quelques endroits des *oscillatoires* ou *tremelles*.

Au fond du bassin dit Royal, on trouve une épaisseur considérable de vraie boue formée de toute espèce de détritus.

Analyse chimique. M. *Bonvoisin* a fait l'analyse de ces eaux en 1785; M. *Socquet* l'a recommencée dans ces derniers temps. Comme ces deux analyses offrent quelques différences, nous les rapporterons toutes deux. D'après l'analyse du D. Bonvoisin, les eaux dites de soufre ont donné sur 28 liv. d'eau évaporée :

Sulfate de soude. . . . . 9 grains.
Sulfate de magnésie. 19
Sulfate de chaux. 11
Muriate de magnésie. 4
Carbonate de chaux. 30 1/2
Fer. 1

Un peu de partie extractive animale, et à-peu-près un tiers du volume de gaz hydrogène sulfuré contenant un peu de gaz acide carbonique.

Les eaux de la source Saint-Paul analysées par le même chimiste lui ont fourni :

Sulfate de soude . . . . 6 grains.
Sulfate de chaux. 18
Sulfate de magnésie. 6
Muriate de chaux. 12
Muriate de magnésie. 4
Carbonate de chaux 32
Fer. 2

Elles contiennent en outre un peu de partie extractive animale, et environ un tiers du volume du gaz hépatique uni à l'acide sulfurique; mais cet hydrogène est moins hépatisé qu'à la source dite de soufre.

Analyse par M. Socquet. 112 livres d'eau soufrée, évaporées jusqu'à siccité, ont fourni un résidu qui, séché par une température variable entre 40 et 50 degrés Réaumur, équivalait à 147 grains, d'où il suit que 112 livres d'eau soufrée contiennent, d'après l'estimation qu'en donnent 10 livres,

1°. Distillées dans l'acide muriatique oxygéné :

Soufre pur dissous par l'hydrogène.	8,4 gr.

2°. Distillées dans l'eau de chaux.

Acide carbonique libre.	22
Extractif animalisé.	2
Sulfate de soude.	33
Sulfate de magnésie.	29
Sulfate de chaux.	72
Muriate de soude.	9
Muriate de magnésie.	31
Carbonate de chaux.	108
Carbonate de magnésie.	59
Total. . . .	343 grains.

Le résidu obtenu de 112 livres, poids d'Aix, d'eaux d'alun, pesait, séché par une température variable entre 40 et 50°, 155 gr. et demi.

L'analyse en a séparé :

    Sulfate de soude. . . . . 37 grains.
    Sulfate de magnésie. 36
    Sulfate de chaux. 74
    Muriate de soude. 18
    Muriate de magnésie.. 23
    Carbonate de chaux. 103
    Carbonate de magnésie. 59
    Extractif animalisé. 2
    Perte. 3 1/2
    Total des principes fixes. . . . . . 352 grains.

Total des principes volatils contenus dans 112 liv., poids d'Aix :

    Soufre dissous par l'hydrogène.   3,248 grains.
    Acide carbonique libre. . . . . 34,272 grains.

Propriétés médicales. Les eaux thermales d'Aix méritent la confiance et la célébrité dont elles jouissent. Elles conviennent lorsqu'il s'agit de rappeler la sensibilité, de rétablir le ton des systèmes musculaire et nerveux. En boisson, on les recommande dans les engorgements chroniques des viscères du bas-ventre, les flueurs blanches non vénériennes, l'asthme nerveux avec resserrement convulsif de la poitrine, les affections vaporeuses, la jaunisse, les douleurs néphrétiques. M. Socquet assure avoir vu guérir, par l'usage intérieur de ces eaux, des personnes atteintes de phthisie pulmonaire au second degré, et d'autres individus que l'on avait jugés affectés d'ulcères anciens des reins, du foie, et même de la matrice.

A l'extérieur, les eaux d'Aix sont d'une grande efficacité dans les affections douloureuses habituelles, la paralysie incomplète, les rhumatismes produits par la répercussion de la transpiration, les plaies d'armes à feu, les maladies cutanées, les vieux ulcères, les rétractions des membres, la coxalgie, les tumeurs blanches, l'ankilose fausse, et dans tous les cas où les mouvements des articulations sont gênés.

Les eaux thermales d'Aix sont contre-indiquées dans toutes les maladies où il existe des symptômes bien marqués d'inflammation active, de pléthore et de réaction violente. Elles sont nuisibles aux phthisiques qui ont la fièvre lente, ou qui sont dans le marasme; aux scorbutiques, à ceux qui sont affectés de maladies vénériennes, d'abcès internes. Les tempéraments maigres et secs, les épileptiques, ceux qui sont disposés à l'apoplexie, les personnes délicates, dont la poitrine est faible, doivent être très-circonspects dans l'usage des eaux.

Mode d'administration. Celles-ci sont plus souvent administrées à l'extérieur qu'à l'intérieur; mais c'est en associant les deux manières que l'on obtient les plus heureux succès. On boit les eaux de l'une et l'autre source, depuis une livre jusqu'à quatre. Il faut les prendre à la source, parce qu'elles s'évaporent aisément. La combinaison du lait de vache, de chèvre ou d'ânesse est utile dans l'asthme sec et nerveux, aux personnes disposées à la phthisie pulmonaire. Les eaux de soufre sont conseillées dans cette maladie. Les eaux d'alun sont celles que l'on boit le plus ordinairement, parce que, suivant l'opinion vulgaire, elles passent mieux que les autres.

Les bains se prennent dans les maisons particulières où logent les malades; leur action serait certainement plus puissante, si on les prenait dans les différents bassins de chaque source. On les compose ordinairement avec deux tiers des eaux d'alun, et un tiers des eaux soufrées. Les bains sont tempérés ou chauds. Une remarque essentielle, c'est de diminuer la chaleur des eaux soufrées, par le mélange d'un tiers d'eau commune, ou de les laisser long-temps évaporer; sans cette précaution, on court les risques de perdre le sommeil et les forces; on s'expose à des vertiges et à des mouvements fébriles.

Bain royal. Le grand bassin, appelé *Bain royal*, reçoit l'eau de la source Saint-Paul, et un filet d'eau froide; il est à découvert; sa température est de 30 à 33°, thermom. Réaumur. Il contient environ quatre pieds d'eau, de sorte qu'on peut à son aise y nager; c'est là que la jeunesse d'Aix va se livrer à cette espèce d'exercice en toute saison. Ce bain est peut-être trop négligé comme moyen curatif.

Bain de vapeurs. On ne possède pas encore à Aix de bâtiment uniquement destiné à l'usage des bains de vapeurs. On y supplée par l'atmosphère chaude et humide des cabinets de douches.

Douches. On les administre dans le bâtiment dit *Royal*. Il y a des salles de compagnie, où chacun attend que son tour soit venu. En entrant dans le cabinet on se déshabille, et l'on descend dans le bassin qui contient ordinairement de trois à six pouces d'eau. On s'y assied, et aussitôt les deux doucheurs, ou les doucheuses, si ce sont des femmes, armés chacun d'un tuyau de fer-blanc, appelé *cornet*, promènent la colonne d'eau sur tout le corps, en l'arrêtant de préférence sur les endroits qu'on leur indique; ils frottent avec les mains, massent, promènent de nouveau les cornets, font craquer les jointures, et enfin, pour égaliser la chaleur, ils plongent pendant une demi-minute, une minute au plus. On sort le malade du bain, on l'enveloppe d'un linge, d'une couverture; on lui lie pieds et mains, et, dans cet état, il est emporté dans une chaise à porteurs à sa chambre; on le met au lit, où il sue abondamment pendant une heure ou deux.

La durée de la douche varie; chez les hommes on la porte à quinze, vingt minutes; mais chez le sexe, qui est plus irritable, on ne doit jamais passer dix ou douze. Quoique les premiers jours ce remède paraisse violent, on s'y habitue bientôt. Pendant la douche, on boit ordinairement deux ou trois verres d'eau sulfureuse.

Les eaux thermales d'Aix s'altèrent beaucoup par le transport.

Les Vertus merveilleuses des bains d'Aix en Savoie, par Jean-Baptiste de Cabias; 1688.

Analyse des eaux minérales de la Savoie, par M. Bonvoisin; 1785.

Traité des eaux thermales d'Aix en Savoie, par M. Joseph Daquin; 1808, in-8°. Cet ouvrage, qui parut pour la première fois en 1773, contient plusieurs observations pratiques.

Essai sur la Topographie médicale d'Aix en Savoie, et sur les eaux minérales, par Charles Humbert Despine. (Thèse de l'école de Montpellier, 26 nivose an X.) L'auteur s'occupe, pag. 88, des eaux d'Aix.

Analyse des eaux thermales d'Aix en Savoie, par M. Socquet; an XI, in-8°. Cet ouvrage laisse à désirer des détails pratiques plus étendus.

AIX-LA-CHAPELLE (*Prusse. — Département de la Roër*).

Ville considérable, à 12 lieues O. de Cologne, 9 N. E. de Liége, 7 de Spa, et à 80 de Paris. Elle se trouve dans un vallon fertile et riant, entourée de montagnes couvertes de bois, et jouit, la plupart du temps, d'un air salubre. Elle offre des eaux thermales qui paraissent avoir été connues des Romains, et qui doivent leur restauration et, pour ainsi dire, leur existence à Charlemagne. La situation favorable de la ville fournit en abondance tout ce qui est nécessaire à la vie, et même tout ce qu'on peut désirer au delà. On peut prendre les eaux dans toutes les saisons. M. Reumont, médecin-inspecteur, assure qu'au milieu de l'hiver, il a obtenu des eaux d'Aix la guérison de plusieurs maladies assez graves.

Nature du sol. Le terrain fondamental d'Aix-la-Chapelle et des environs, est composé d'une couche

hydro-sulfureuses thermales.

calcaire de transition, sur laquelle repose une couche de grès micacé, laquelle est remplacée souvent par des veines de houille ou de schiste argilleux. C'est entre ces couches de pierre calcaire et de grès micacé que sortent les eaux sulfureuses.

Sources. On en remarque plusieurs d'après Lucas; la principale, appelée la grande source, se trouve à l'est de la maison de ville; la deuxième source est celle de la Grande rue, où l'on trouve la fontaine destinée à la boisson; la troisième est située au sud-ouest de la première.

Les différentes sources qui sont très-abondantes, se réunissent et sont renfermées dans des réservoirs dont le dôme est en voûte; les eaux coulent par plusieurs aqueducs de pierre, de bois, de plomb, dans les maisons où il y a des bains, qui sont au nombre de quatre dans la vieille ville : 1° le bain de l'Empereur, 2° le petit bain, 3° le bain de Saint-Quirinus, 4° le nouveau bain; au nombre de six dans la ville neuve, 1° le bain de Charles, 2° le bain de Saint-Corneille, 3° les deux grandes maisons attenantes, appelées bain des Seigneurs, 4° le bain de la Rose, 5° le bain des pauvres.

Propriétés physiques. Les eaux sont claires, transparentes; leur odeur est sulfureuse, leur saveur est alcaline, salée et hépatique : si on les laisse refroidir elles perdent leur odeur, leur goût et leur transparence; elles acquièrent une couleur laiteuse et trouble.

La température du bain de l'Empereur est 46°;

therm. Réaumur, sous une pression de 27 pouces 9 lignes 1/2 de mercure.

La pesanteur spécifique de l'eau non dégazée, est à celle de l'eau distillée à une température de 46°, comme 1,012 à 1,000; celle de l'eau dégazée par le refroidissement spontané jusqu'au 18e de Réaumur, est à celle de l'eau distillée de même température, comme 1,016 à 1,000.

Analyse chimique. C'est à MM. Reumont et Monheim que l'on doit l'analyse la plus exacte de ces eaux. D'après leur travail, un kilogramme d'eau du bain de l'Empereur contient :

Carbonate de soude. . . . . . . 0,5444 gramm.
Muriate de soude. 2,9697
Sulfate de soude. 0,2637
Carbonate de chaux. 0,1304
Carbonate de magnésie. 0,0440
Silice. 0,0705

D'après une dernière analyse, publiée par M. Monheim en septembre 1812, il résulte que le gaz qui se dégage des eaux est composé de

Gaz azote. . . . . 51,25 pouc. cub.
— acide carbonique. . . . 28,26
— hydrogène sulfuré . . . 20,49

Total. . . . . . 100,00 pouc. cub.

Propriétés médicales. Les eaux d'Aix-la-Chapelle jouissent d'une grande célébrité. Leurs vertus sont très-énergiques, et leur administration présente les mêmes avantages que celle des eaux de

Baréges, de Bagnères-de-Luchon. Elles conviennent dans toutes les maladies cutanées chroniques, la gale, les dartres, la teigne, la couperose, le pemphigus, les éruptions lépreuses, dans les affections scrophuleuses, les maladies arthritiques, les rhumatismes chroniques, dans la dyspepsie, la jaunisse dépendante d'un engorgement du foie, dans les coliques qui viennent à la suite des empoisonnemens métalliques, dans les flueurs blanches, la mélancolie, l'hystérie, l'exostose, la carie, l'ankilose incomplète, la roideur, la faiblesse et la contracture des membres à la suite des plaies d'armes à feu.

Le docteur Hufeland recommande ces eaux contre l'hypochondrie. — Il faut s'en servir avec beaucoup de circonspection contre les paralysies qui résultent de l'apoplexie. — Il est bien des cas qui en défendent rigoureusement l'usage, et où elles peuvent causer de grands accidens. Nous citerons entre autres une débilité excessive, l'état fébrile en général, la disposition aux hémorrhagies, la phthisie ulcérée, les congestions vers la tête et la poitrine; elles sont encore nuisibles dans les tumeurs squirrheuses, les ulcérations internes, etc.

Mode d'administration. On se sert des eaux tant à l'intérieur qu'à l'extérieur. En boisson, il faut se rappeler qu'elles sont très-actives, et qu'on doit les employer avec beaucoup de discernement. On boit les eaux de la grande source, depuis la dose de deux verres jusqu'à une pinte. A la dose de deux ou trois pintes elles deviennent purgatives. Elles sont désagréables à boire dans le commencement; mais on s'y habitue peu-à-peu, et le goût en paraît agréable au plus grand nombre par la suite. Plus l'eau est chaude, plus l'odeur en est forte, et le goût pénétrant et amer.

Les personnes faibles et maigres peuvent mettre dans le premier verre du lait d'ânesse, ou bien une cuillerée ou deux de lait de vache dans chaque verre d'eau.

Lorsque les premiers jours l'eau excite des nausées, des migraines, des vertiges, on peut boire l'eau refroidie, qui est alors privée de son gaz; on s'accoutume ensuite insensiblement à boire à la source même. On peut combiner à l'usage de ces eaux celles de Spa, qui sont ferrugineuses.

On trouve à Aix des bains très-bien disposés, des étuves, des douches. Chaque sexe se baigne à part. Les bains durent une demi-heure, une heure, suivant les tempéraments, le genre de maladie. Ils sont très-utiles après l'usage des frictions mercurielles ou du mercure pris à l'intérieur.

On emploie encore les bains d'Aix en lavements et en injections.

Eau minérale artificielle d'Aix-la-Chapelle, par MM. Tryaire et Jurine.

Eau. . . . . 20 onces.
Hydrogène sulfuré. . . . . . . 1/3 du volume.
Carbonate de soude. . . . . . . 20 grains.
Muriate de soude. 9

Hydro-Analyse des eaux minérales chaudes et froides de la ville d'Aix-la-Chapelle, par J.-F. Bremel; Liége, 1703.

Essai sur les eaux minérales et thermales d'Aix-la-Chapelle et de Borcet, par Lucas; Liége, 1762.

Analyse des eaux sulfureuses d'Aix-la-Chapelle, par MM. G. Reumont et J.-P.-J. Monheim; Aix-la-Chapelle, 1810, in-8°, broch. 52 pag.

Plusieurs auteurs, tels que Blondel, Thomas Lesoinne, Springsfeld, Monnet, Williams, Bergmann, Veling, Jean Lesoinne, Solders, Ash et Kortum, se sont successivement occupés de recherches sur les vertus et les propriétés des eaux thermales d'Aix-la-Chapelle.

LEUK ou LOÈCHE (*Suisse*).

Petite ville du Valais, à 6 lieues de Sion, située sur la rive droite du Rhône, dans une vallée dont le fond est sillonné de torrents, sur le bord desquels on trouve des pâturages et des champs cultivés.

Les chemins les plus fréquentés qui y conduisent, partent du canton de Berne, et passent par le Ghmeni et par les bourgs de Scière et de Leuk.

Les bains célèbres de Leuk sont plutôt recommandés par l'énergie toute particulière de leurs eaux, que par les agréments qu'ils offrent à ceux qui les visitent. Quoique la vallée où ils sont placés soit exposée au midi, les matinées et les soirées sont toujours très-fraîches, et souvent même froides, aussi les malades doivent se pourvoir d'habits d'hiver. Les appartements sont en mauvais état, et il n'y a guère que les ressources de la bonne compagnie que l'on y rencontre le plus souvent, qui puissent en rendre le séjour supportable aux gens du monde.

Ces bains sont très-fréquentés pendant les mois de juin, juillet et août. A cette époque, des médecins de Brieg viennent à Leuk diriger l'administration des bains.

Sources. A Baden (c'est sous ce nom que sont connus les bains de Leuk dans le Valais), on trouve, dans un espace d'environ une demi-lieue de circuit, onze à douze sources d'eaux chaudes, dont la plupart vont se perdre dans la Dala. C'est au pied de montagnes éternellement glacées que s'échappent ces sources brûlantes, par un de ces contrastes que l'immortel Haller a si bien saisis dans son beau poëme sur les Alpes.

La grande source, autrement nommée *source de Saint-Laurent*, sort de terre sur la place située entre les auberges et les bâtiments des bains. Elle forme un ruisseau considérable, et fournit aux bains des *messieurs*, des *gentilshommes* et des *pauvres*. Au-dessus de la grande source est située celle que l'on nomme *Goldbrünlein*. Au nord-est du village, on rencontre dans les prés une multitude de sources, dont les plus remarquables sont celle qui excite le vomissement, et celle du *bain des lépreux et du bain de guérison*.

Ce qu'il y a de plus singulier, c'est qu'à 200 pas des bains jaillit une source d'eau extrêmement froide. Elle ne coule que depuis le mois de mai jusqu'en septembre.

Propriétés physiques. L'eau thermale exhale une odeur légèrement sulfureuse ; elle est parfaitement limpide, et n'a pas de saveur particulière. Elle a la propriété de dorer les pièces d'argent qu'on y laisse séjourner pendant deux ou trois jours ; cette teinte dorée peut se conserver plusieurs années.

La température la plus basse de ces sources est de 37 degrés, et celle de la grande source est de 41,5°, thermom. de Réaumur. Les œufs s'y durcissent.

Les eaux se troublent à la suite des longues pluies.

Analyse chimique. On ne possède pas encore une analyse exacte des eaux de Leuk ; on sait seulement qu'elles sont minéralisées par le gaz hydrogène sulfuré, qui s'y trouve dans une proportion plus abondante que dans les eaux de Baréges.

Propriétés médicales. Les eaux de Leuk méritent la réputation dont elles jouissent. Les bains sont sur-tout propres à combattre les affections cutanées rebelles, et particulièrement quelques espèces de dartres, les douleurs rhumatismales ou arthritiques, les engorgements des articulations et les paralysies.

On assure que ces eaux prises à l'intérieur produisent les mêmes effets que celles de Baréges.

Mode d'administration. On boit l'eau de la grande source, et quoique sa haute température ne permette pas d'y laisser la main plongée pendant quelque temps, cependant on la boit sans en être aucunement incommodé.

Les bâtiments des bains sont des espèces de hangars couverts, divisés intérieurement en quatre grands compartiments, dans chacun desquels il y a assez de place pour contenir commodément une vingtaine de personnes. Les deux sexes se baignent ensemble. Le meilleur des bains est celui qu'on nomme *bain des messieurs*. A chacun des angles des compartiments on trouve un petit cabinet, où l'on va se déshabiller et s'habiller, et où l'on descend dans l'eau pour aller joindre les autres baigneurs. On est assis sur des siéges mobiles ou sur des bancs qui règnent autour du carré. Un tuyau, pourvu d'un robinet, fournit incessamment à chaque carré de l'eau chaude propre, qui peut servir à la boisson, et qui entretient une température convenable dans le bain. Plusieurs baigneurs tiennent devant eux une petite table flottante, sur laquelle ils placent leur déjeuner, leur verre, leur mouchoir de poche, leur tabatière, des livres, des gazettes, etc. Les jeunes dames valaisiennes ornent ces petites tables d'une sorte d'autel garni de fleurs des Alpes, auxquelles la vapeur de l'eau thermale rend toute la fraîcheur et tout l'éclat, alors même qu'elles sont déjà fanées. Des allées règnent autour des compartiments, dont elles sont séparées par une légère balustrade.

La manière dont on administre les bains est assez

intéressante à connaître. A l'arrivée du malade, on lui présente une grande robe de flanelle, dont il doit se couvrir le corps, et une pélerine de même étoffe pour garantir les épaules du froid. La cure est communément de trois semaines. On débute par une heure de bain, le second jour deux heures, en augmentant ainsi successivement jusqu'à ce qu'on soit parvenu à huit heures de bain par jour, dont quatre heures le matin et quatre le soir. La seconde semaine de la cure se nomme *haute-baignée*, et chaque jour, six ou huit heures de bain sont de rigueur. On conçoit qu'il serait difficile de soutenir un bain d'aussi longue durée, si l'on était privé des ressources de la conversation et de la bonne compagnie. Vient ensuite la semaine de *débaignée*, pendant laquelle on diminue le temps des bains, dans la même proportion qu'on avait observée pour l'augmenter. A la fin de la première baignée, on observe un phénomène qu'on nomme la *poussée*, et qui consiste dans une éruption plus ou moins forte à la peau. On renouvelle les cures quand la première n'a pas été décisive.

A Leuk il y a deux douches qui sont fixées, et qui tombent perpendiculairement à peu de distance. On y trouve aussi un local destiné à l'opération des ventouses.

Transportée dans des bouteilles, l'eau minérale de Leuk ne perd point sa transparence.

Manuel du Voyageur en Suisse, par M. J.-G. Ebel, traduit

de l'allemand; Paris, Langlois, 1816. On trouve, pag. 373, un article sur les bains de Leuk.

Nouveaux Éléments de thérapeutique et de matière médicale, par J.-L. Alibert; troisième édit., tom. 2, pag. 692.

Nous n'avons pu nous procurer d'autres ouvrages sur les bains de Leuk.

SAINT-HONORÉ (*département de la Nièvre*).

Bourg à 13 lieues E. de Nevers, 8 O. d'Autun, 4 S. O. de Château-Chinon, 7 N. de Bourbon-Lancy. Les eaux thermales que l'on y rencontre paraissent avoir joui d'une assez grande célébrité du temps des Romains; elles semblaient condamnées à un éternel oubli, lorsque, dans ces derniers temps, elles ont été remises en usage par plusieurs médecins.

Le séjour de Saint-Honoré est assez agréable; la température est douce, l'air est vif et pur; les aliments sont de bonne qualité. Le propriétaire des eaux a fait construire quelques maisons, où l'on trouve des appartements commodes.

On prend les eaux depuis le mois de juin jusqu'au 15 septembre.

Source. Les eaux jaillissent par différents endroits très-rapprochés à l'ouest du bourg, dans la partie inférieure d'une petite montagne granitique. En 1813, le docteur Bacon a fait une utile réparation, en rassemblant dans un bassin les eaux éparses; ce qui a rendu leur administration plus facile, plus sûre, et plus avantageuse. L'eau superflue va se perdre dans la Loire.

hydro-sulfureuses thermales.

Propriétés physiques. Les eaux sont claires et sans couleur; leur odeur est sulfureuse; elles n'ont point de saveur marquée. Leur pesanteur spécifique ne diffère pas d'une manière appréciable d'avec celle de l'eau commune. Leur chaleur est de 27 degrés, thermomètre Réaumur; elle ne change point par les variations atmosphériques.

On peut évaluer à quatre pouces le volume du jet d'eau que la source fournit.

Analyse chimique. D'après des expériences faites par M. le professeur Vauquelin, un litre d'eau transportée à Paris, a fourni :

Sous-carbonate de potasse.	62 milli. 1/2	cristal.	156 1/2
Carbonate de chaux.	41	1/2	41 1/2
Carbonate de magnésie. . .	33	1/2	33 1/2
Fer carbonaté.	31	1/2	31 1/2
Sulfate de soude.	13	1/2	31 1/2
Muriate de soude.	254	1/2	254 1/2
Silice.	57	1/2	57 1/2
Total. . .	494 milli. 1/2	cristal.	606 1/2
Perte.	20		
	514		

Ces eaux contiennent de plus une substance organique; le docteur Regnault y a trouvé également du soufre, dont M. Vauquelin n'a pas découvert un atome.

Propriétés médicales. M. Pillien préconise la boisson des eaux de Saint-Honoré dans un grand nombre de maladies, et sur-tout dans les fièvres intermittentes dépendantes de l'engorgement des viscères du bas-ventre, les catarrhes pulmonaires et vésicaux, dans les maladies dites laiteuses, les phthisies catarrhales au premier degré, l'hypochondrie, l'hystérie, les pâles couleurs, les flueurs blanches.

Cette eau réussit contre les dartres, la teigne, et la plupart des maladies cutanées chroniques.

En bain, on l'emploie dans la contracture des membres, la gêne des mouvements à la suite de plaies d'armes à feu, de fractures, de luxations, d'entorse et de violente contusion, dans les rhumatismes chroniques, les ankiloses incomplètes.

Mode d'administration On boit l'eau thermale seule ou coupée avec diverses infusions. La dose varie depuis six onces jusqu'à huit livres par jour. On l'administre aussi en bains, en douches, en vapeurs et en lotions. On peut user également des boues, qui sont très-abondantes près de la fontaine.

Essai topographique, historique et médical sur les eaux thermales de Saint-Honoré, par G.-F. Pillien. Auxerre, Lecoq, 1815, in-8° 35 pag.

CAMBO (*département des Basses-Pyrénées*).

Village sur la Nive, à 3 lieues de Bayonne, dans un paysage riant et champêtre. Les routes qui y conduisent sont assez faciles. Cambo offre des logements propres et commodes, une nourriture saine, et des promenades agréables.

La saison des eaux commence dans les premiers jours du mois de mai, et s'étend jusqu'à la fin de juin; elle se renouvelle ensuite le 1er septembre jusqu'à la mi-octobre. C'est à cette époque que le concours est immense; une infinité de personnes s'y rendent du département, et même de quelques provinces d'Espagne. On peut jouir pendant la saison d'une très-belle chasse aux palombes.

Les eaux minérales sont inspectées par un médecin.

Sources. Elles sont au nombre de deux, l'une sulfureuse, l'autre ferrugineuse. La première jaillit sur la rive gauche de la Nive, dans un petit vallon au sud-est de Cambo. Les eaux sont renfermées dans un bassin ou réservoir, en forme de trapèze. Une galerie spacieuse entoure la source, et peut mettre agréablement à couvert une société nombreuse. L'eau superflue va se rendre dans la Nive. Cette source éprouve quelques altérations pendant les pluies et les débordements de la rivière. La quantité d'eau qu'elle fournit peut être évaluée à plus de deux pieds cubes.

Quant à la source ferrugineuse (*voyez* Cambo, *classe des eaux minérales ferrugineuses*).

Propriétés physiques. L'eau répand une odeur d'hydrogène sulfuré; elle est claire, transparente; son goût est semblable à celui d'œufs gâtés. Au sortir de la source, elle marque un degré à l'aréomètre de Beaumé. Sa température constante est de 18 degrés, thermomètre de Réaumur. M. Salaignac fils, pharmacien à Bayonne, observe que cette eau, chauffée artificiellement jusqu'au 28e degré, thermomètre de Réaumur, jouit de toutes ses propriétés sulfureuses, mais à un degré moins énergique qu'à la source ; ce qui prouve que cette eau peut être élevée à une température propre à être administrée en bains. On trouve dans le bassin un dépôt composé d'un mélange de soufre et de carbonate calcaire.

Analyse chimique. D'après l'analyse de M. Salaignac, une pinte de l'eau sulfureuse contient :

Gaz hydrogène sulfuré. . . . . 6 pouc. cub.
Sulfate de magnésie. . . . . 20 grains 2/5
Muriate de magnésie. 3/5
Sulfate de chaux. 28 3/5
Carbonate de chaux. 3 4/5
Acide carbonique. 3 1/4
Extractif. . . . . quant. inapp.

Propriétés médicales. Les eaux minérales de Cambo, connues depuis long-temps, sont apéritives, fortifiantes, et conviennent dans les pâles couleurs, les fièvres intermittentes. Le docteur Poumier les regarde comme laxatives.

Mode d'administration. On prend ces eaux en boisson à la dose de quatre à cinq verres. On a établi des bains.

Analyse et propriétés médicales des eaux des Pyrénées, par Poumier ; Paris, 1813, in-8°.

Analyse des eaux de Cambo, par M. Salaignac fils. (*Bulletin de Pharmacie,* 2ᵉ année, octobre 1810.)

Bordeu et Laborde ont aussi parlé des eaux de Cambo.

CASTERA-VIVENT (*département du Gers*).

Petit village sur un coteau, et sur la grande route

d'Auch à Condom, à 3 lieues de ces villes, et au N. O. de la première. Les grandes routes qui aboutissent à ce village sont très-praticables. On s'y procure facilement toutes les commodités nécessaires à la vie. Les eaux minérales, connues depuis très-long-temps, sont fréquentées depuis le mois de mai jusqu'au mois d'octobre. Leur administration est dirigée par un médecin-inspecteur.

Sources. On les connaît sous le nom de *Verdusan*; il y en a deux situées dans une prairie à un quart de lieue du village; elles sont distinguées en *grande fontaine* ou *fontaine sulfureuse*, et en *petite fontaine* ou *fontaine ferrugineuse*. Nous ne nous occuperons ici que de la première source; ses eaux sont reçues dans un grand bassin, et sont très-abondantes.

Propriétés physiques. L'eau répand une odeur sulfureuse; son goût est fade, nauséabond; elle dépose dans les canaux des matières glaireuses. Sa température est dans tous les temps de l'année de 23° 1/2, therm. de Réaumur.

Analyse chimique. Cortade et Sintex ont examiné ces eaux en 1772; d'après leurs expériences, elles contiennent du sulfate de soude, un muriate terreux, et de l'hydrogène sulfuré en assez grande proportion. Il serait utile de répéter cette analyse.

Propriétés médicales. Raulin fait un éloge si pompeux des eaux de Castera-Vivent, il leur attribue tant de propriétés, qu'on ne sait à quoi s'en tenir sur leurs vertus. Il les préconise contre les obstructions des viscères, la jaunisse, les pâles couleurs, les vices de digestion, les flueurs blanches, le dérangement des règles, les maladies de la vessie, les rhumatismes, les dartres, la gale, les affections hystériques et hypochondriaques, etc.

Mode d'administration. On boit chaque matin l'eau sulfureuse à la dose de quatre à cinq verres. Comme la chaleur de l'eau minérale est peu considérable, on est obligé, dans plusieurs cas, de l'augmenter artificiellement pour servir aux bains.

A quelques toises des bains, on trouve des boues tenues en dissolution par l'eau qui s'écoule des sources minérales. Elles sont bien disposées pour pouvoir y plonger un membre ou le corps tout entier.

Traité des eaux minérales de Verdusan, par M. Raulin; 1772, in-12. Les derniers chapitres de cet ouvrage contiennent des observations pratiques sur les effets des eaux de Castera-Vivent.

BARBOTAN (*département du Gers*).

Village à 4 lieues de Mezin, une demi-lieue de Casaubon, et 2 lieues de Cause. Les bains et les boues qu'on y trouve jouissent d'une réputation assez étendue. La saison la plus favorable pour les prendre commence au mois de juin et finit en septembre. Il y a un médecin-inspecteur.

Sources. Il y a plusieurs sources d'eaux thermales qui se réunissent dans trois bassins; un grand avec six baignoires; un second, à trois toises du premier, destiné aux pauvres, et un troisième peu éloigné des précédents. Il y a encore un quatrième bassin très-vaste qui contient les boues.

Propriétés physiques. Les eaux répandent une odeur sulfureuse; leur saveur n'est cependant pas hépatique. Leur température est de 25 à 32°; celle des boues, 29° dans le fond, et 21° à la surface, therm. de Réaumur.

Analyse chimique. Il résulte des recherches de M. Dufau, que les principes des eaux thermales de Barbotan sont une petite quantité d'hydrogène sulfuré, des sels à base d'alcali, du sulfate de chaux, un muriate à base terreuse, du sulfate de soude, du carbonate acide de chaux.

Les eaux froides ne diffèrent des premières que par la privation du principe gazeux, et la présence du fer tenu en dissolution par l'acide carbonique.

Les boues ne sont qu'un mélange de fer, de terre absorbante, de silice, de terre végétale, et de différents sels qui minéralisent les sources thermales.

Propriétés médicales. Selon M. Dufau, les boues et les bains de Barbotan ont réussi dans les affections rhumatismales et goutteuses, les dartres, la gale, les écrouelles, la paralysie, les tumeurs œdémateuses, les suites de fractures, de luxations, les plaies, les ulcères.

En boisson les eaux conviennent dans les maladies des voies urinaires, dans celles des premières voies, dans la suppression des écoulements habituels, les flueurs blanches, les engorgements des viscères.

Elles sont nuisibles aux hémoptysiques, à ceux qui ont une poitrine délicate, dans l'hydropisie de poitrine, la fièvre lente entretenue par une suppuration intérieure. Les personnes d'un tempérament sanguin, bilieux, sec et mobile, doivent les prendre avec ménagement.

Les boues sont pernicieuses dans la goutte irrégulière, les obstructions, les migraines. Elles ne sont pas sans danger pour les personnes disposées à l'apoplexie.

Les boues ne sont praticables qu'aux jours chauds et en été seulement.

Discours et abrégé des vertus et propriétés des eaux de Barbotan, en le comté d'Armagnac, par Nicolas Chesneau; 1629, in-8°. Cet ouvrage ne peut servir qu'à grossir un catalogue.

Essais physico-pathologiques sur la nature, les qualités et les effets des bains, des boues de Barbotan, par Isaac G***; 1755, in-12. Cet ouvrage n'est ni mieux fait ni plus utile que le précédent.

Recherches théoriques et pratiques sur les eaux minérales de Barbotan, ses bains, ses boues, par M. A.-J. Dufau; 1784.

LA PRESTE (*département des Pyrénées-Orientales*).

Village à deux lieues de Prats-de-Mollo, 5 d'Arles, et 14 de Perpignan. Les chemins pour y parvenir sont très-difficiles, et dans le pays on se procure avec peine les choses nécessaires à la vie. Malgré tous ces désagréments, les eaux thermales sont très-fréquentées, et ont acquis une assez grande réputation dans les départements voisins et chez les Espagnols. Depuis le mois de juin jusqu'à la fin de septembre, on voit à la Preste beaucoup de malades qui oublient les incommodités de l'habitation, par l'espérance d'y recouvrer la santé.

Sources. Il y en a trois. La première sort d'un roc et va se jeter dans un bassin voûté qui a vingt-cinq pieds en carré. La seconde s'élève de la surface de la terre, et l'eau va se rendre à un petit ruisseau voisin. La troisième traverse un vieux bassin qui servait autrefois, suivant la tradition du pays, à baigner les lépreux.

Propriétés physiques. Les eaux paraissent très-claires; elles déposent sur les lieux où elles passent des flocons blanchâtres qui forment une espèce de mucilage gras et onctueux. La première et la seconde source ont le goût et l'odeur d'hydrogène sulfuré, à un degré très-prononcé; ces qualités sont à peine perceptibles dans la troisième source. Quant à la température, la première source a présenté à M. Bonafos 38 deg., thermom. de Réaumur, la seconde 36°, et la troisième n'a offert que 25°.

Analyse chimique. D'après des expériences qui sont loin d'être exactes, MM. Bonafos et Carrère n'ont reconnu dans cette eau que de l'hydrogène sulfuré.

Propriétés médicales. Les vertus des eaux de la Preste dépendent de leur chaleur et du soufre qu'elles contiennent. Elles rétablissent les sécrétions, facilitent l'expectoration, rendent le cours des urines plus libre, et portent sur-tout à la peau.

On les boit avec succès dans les catarrhes pulmonaires opiniâtres et négligés, l'asthme, le crachement de sang, la phthisie commençante; dans les vomissements habituels, les obstructions des viscères.

Leur usage intérieur et extérieur est très-avantageux dans les affections néphrétiques graveleuses, les rhumatismes anciens, les ankiloses fausses, la carie des os, la paralysie, et les différentes maladies cutanées.

Les eaux de la Preste ne peuvent supporter le transport sans perdre une grande partie de leurs vertus.

Traité des eaux minérales du Roussillon, par M. Carrère; Perpignan, Reynier, 1756, in-8°. L'auteur cite un grand nombre d'observations pratiques.

Mémoire sur les eaux de la Preste en Roussillon, par M. Bonafos (*Mémoire de la Société royale de médecine*; t. 1, p. 387). L'auteur rapporte des observations pratiques.

MM. Sauveur, Masveri et Mascé ont aussi examiné les eaux de la Preste.

BILAZAI (*département des Deux-Sèvres*).

Bourg à deux lieues O. de Thouars, 2 S. E. de Montcontour, 8 S. E. de Poitiers, et 6 O. N. O. de Saumur.

Sources. Elles sont à 200 toises du bourg : il y en a trois; savoir, l'eau *sulfureuse*, l'eau *minérale*; la troisième n'a point reçu de nom. En médecine on n'emploie que la première.

Propriétés physiques. Les sources sont abondantes, même dans les plus grandes sécheresses; elles répandent au loin une odeur de gaz hydrogène sulfuré; leur saveur est désagréable; leur chaleur est du 19e au 20e degré, thermomètre Réaumur. Les eaux ne gèlent pas, même dans les plus grands froids.

Analyse chimique. Jusqu'à ce moment elle est incomplète; MM. Mitouart et Linacier ont trouvé, en 1774, dans ces eaux du gaz hydrogène sulfuré, du sulfate de soude, du muriate de soude, et un muriate terreux.

Propriétés médicales. Une ancienne tradition a appris aux habitants de Bilazai que les fontaines minérales de leur village étaient excellentes contre les maladies de la peau, et sur-tout contre la gale. Dubois et Linacier, médecins près de Bilazai, rapportent des observations qui prouvent que ces eaux ont guéri la gale, les croûtes dartreuses du nez, des paupières, les crevasses du sein des nourrices, lorsque toutefois ces maladies ne dépendaient pas d'une infection vénérienne.

Une maladie épidémique ravageait pendant l'année 1740 les villages voisins de Bilazai; celui-ci en fut seul préservé, quoique placé au milieu de ceux qui en étaient affligés. Les habitants ont toujours été persuadés que les vapeurs des eaux minérales, dont l'atmosphère de ce bourg est fortement imprégnée, les ont garantis de la contagion.

Mode d'administration. En boisson la dose des eaux minérales est depuis une livre jusqu'à deux ou trois chaque matin. On les coupe avec du lait, lorsqu'on les prescrit à des enfants, ou à des femmes délicates, très-irritables. On obtient des effets d'autant plus prompts, que l'on joint l'usage des bains à celui de la boisson.

L'eau minérale de Bilazai s'altère un peu par le transport.

Traité analytique des eaux minérales, par M. Raulin ; 1774, in-12. Le chapitre 7 du second volume traite des eaux de Bilazai. L'auteur rapporte plusieurs observations pratiques.

Evaux (*département de la Creuse*).

Petite ville située sur une montagne bien découverte, à 9 lieues et à l'est de Guéret, à 80 de Paris. On y trouve facilement tout ce qui est nécessaire à la vie, et des logements commodes et agréables.

L'origine des bains paraît remonter jusqu'au temps de Jules-César. C'est au printemps et à la fin de l'été qu'on doit aller prendre les eaux.

Sources et bains. Les eaux minérales sont au nord et à un quart de lieue de la ville, plus de 200 mètres au-dessous de son niveau. Les bains sont situés dans un vallon peu spacieux, borné au midi par la ville, à l'ouest par une chaîne de roches, à l'occident par une montagne. Au pied de celle-ci naissent plusieurs sources, qui se réunissent dans deux vastes bassins situés l'un au-dessus de l'autre : trois édifices, dont deux sont très-médiocres, servent à contenir des baignoires assez mal disposées et mal entretenues. La quantité des eaux est la même dans toutes les saisons.

Propriétés physiques. Les eaux sont limpides, leur goût est fade, nauséabond quand elles sont chaudes; et un peu salé quand on les boit froides. Elles ont une odeur d'œufs couvis, très-sensible quand elles sont chaudes, et insensible quand elles sont froides. La température des différentes sources varie depuis 33 degrés jusqu'au 47e, therm. de Réaumur. Le matin et le soir il s'élève une vapeur très-sensible autour du bassin.

Analyse chimique. Elle a été faite par le docteur Gougnon sur une certaine quantité d'eau transportée avec soin à Paris. Deux livres de cette eau ont donné pour résultat :

Hydrogène sulfuré.	quantité indéterminée.	
Acide carbonique libre.	3 grains 40/100	5 pouc. c.
Carbonate de soude.	12	75/100
Sulfate de soude.	13	20/100
Muriate de soude.	39	45/100
Carbonate de chaux.		70/100
Carbonate de magnésie. . . .		60/100
Silice.	1 gr.	

Telle est à-peu-près la quantité des corps qui sont contenus dans l'eau du puits supérieur. Les autres sources contiennent les mêmes principes, mais en proportions différentes; celles dont la température est plus élevée, en sont plus chargées.

Propriétés médicales. D'après M. Gougnon, on peut employer ces eaux avec avantage dans l'état saburral de l'estomac et des intestins; à la suite des fièvres quartes et tierces; dans les engorgements chroniques du foie, de la rate; dans les douleurs des reins, dues à la présence de calculs; dans les rhumatismes chroniques, les vomissements spasmodiques compliqués de saburre, les affections cutanées, lymphatiques, le carreau, les scrophules, les hydropisies passives des systèmes cellulaire et séreux.

Mode d'administration. On boit les eaux le matin à jeun, d'abord à la dose de deux ou trois verres, et on augmente successivement jusqu'à deux pintes. Les bains, les douches, les bains de vapeurs, ne paraissent pas, d'après M. Gougnon, avoir plus d'action que l'eau commune, élevée à la même température, et administrée de la même manière. Les bains sont très-utiles dans les rhumatismes chroniques.

<small>*Dissertation sur les eaux minérales d'Évaux*, par Antoine Gougnon; Thèses, Paris, 1810. L'auteur ne se montre pas grand partisan des eaux minérales en général.</small>

OLETTE, (*département des Pyrénées-Orientales*).

Petite ville sur la rive gauche de la Tet, à 4 lieues E. N. E. du Mont-Louis, 4 de Villefranche-de-Conflent, et 15 de Perpignan.

Sources. Les eaux minérales sont près de cette ville, dans la vallée d'Engarre, au delà des Graus d'Olette.

Propriétés physiques. L'eau a une odeur sulfureuse, un goût d'œufs couvis; elle dépose une matière gélatineuse fort épaisse. Sa température est de 70° et demi, thermomètre Réaumur. Quelque grande que soit cette chaleur, elle ne peut cependant suffire pour cuire, dans l'espace de cinq heures, un morceau de chair de bœuf.

Analyse chimique. Les habitants regardent cette eau comme chargée de mercure ; l'analyse ne démontre pas un atome de cette substance. Carrère pense que ces eaux contiennent les mêmes principes que les sources d'Ax.

Propriétés médicales. Carrère attribue aux eaux d'Olette les propriétés analogues à celles des bains près Arles.

Mode d'administration. Les habitants boivent cette eau dans différentes maladies, après l'avoir laissé refroidir ; ils s'en servent aussi en bains.

Traité des eaux minérales du Roussillon, par M. Carrère ; 1756, in-8°. L'auteur fait une mention très-succincte des eaux d'Olette.

MOLITX (*département des Pyrénées-Orientales*).

Village à 3 lieues de Prade, 4 de Ville-Franche-de-Conflent, et 9 de Perpignan. On n'y trouve aucune commodité pour y prendre les bains.

Sources. Les eaux minérales sont à un quart de lieue du village, dans un fond, au bord d'un ravin appelé *Torrent de Riell*, au pied d'une montagne, sur laquelle est l'ancien château de Paracols. Il y a neuf ou dix sources qui sourdent le long de ce ravin, presque à côté l'une de l'autre ; une plus considérable jaillit dans le bassin des bains.

Propriétés physiques. Ces eaux ont le goût et l'odeur d'œufs couvis ; leur température est de 33°, thermomètre Réaumur, au sortir du roc, et de 31° à l'endroit où l'on se baigne.

Analyse chimique. Carrère regarde ces eaux comme sulfureuses. Malgré le préjugé du pays, elles ne contiennent point de fer.

Propriétés médicales. Ces eaux servent depuis long-temps aux gens des environs pour se baigner, lorsqu'ils ont la gale, ou qu'ils sont tourmentés par la sciatique ou des douleurs rhumatismales.

Carrère leur attribue les mêmes propriétés qu'aux eaux de la Preste. Il vante beaucoup les avantages qu'on peut en retirer sous forme de bains, à cause de leur température très-douce et très-analogue à la chaleur du corps humain; ce qui l'engage à présenter ces bains comme de vrais bains de délices.

Traité des eaux minérales du Roussillon, par M. Carrère; 1756, in-8°. L'auteur rapporte plusieurs observations pratiques sur les effets des eaux de Molitx.

Vinca (*département des Pyrénées-Orientales*).

Ville du Bas-Conflent, entre Perpignan et Prade, à 7 lieues de la première ville et 3 de la dernière.

Sources. Il y a deux sources d'eaux minérales. La première est à une demi-lieue de la ville, dans le terroir de *Nossa*, d'où elle a pris son nom, au pied d'une montagne, au bord d'un ravin, près de la rive gauche de la Tet, et de l'autre côté de cette rivière; elle est appelée dans le pays Fon-del-Sofre, c'est-à-dire *fontaine de soufre*. Le lieu où elle se trouve porte le nom de *Couma-dels-Banys*, c'est-à-dire *côte des bains*. Il y a un bassin creusé naturellement dans le roc, et découvert, dans lequel les pauvres se baignent.

La seconde est à un quart de lieue de la ville, dans un pré appelé *Barnadal*, d'où elle a pris son nom, sur le bord de la rive droite de la Tet. On dit cette source perdue; nous n'en parlerons pas.

Propriétés physiques. L'eau de la première source est abondante, elle est claire, limpide, et a le goût et l'odeur d'œufs couvis. Sa température est de 20° et demi, thermomètre Réaumur. L'eau charrie une infinité de flocons blanchâtres qui, en se réunissant, forment des glaires qui s'attachent aux parois du bassin.

Analyse chimique. Il résulte de l'analyse de Carrère que ces eaux sont chargées de soufre, et contiennent un sel neutre. Il serait utile de répéter cette analyse.

Propriétés médicales. Carrère recommande ces eaux dans les maladies de la peau, la phthisie pulmonaire, les ulcères internes et externes. Il vante leurs effets dans l'asthme, dans le calcul des reins et de la vessie.

Depuis long-temps les habitants des environs se baignent dans ces eaux, pour se délivrer de la gale.

Traité des eaux minérales du Roussillon, par M. Carrère; 1756, in-8°.

BAINS PREZ-ARLES (*département des Pyrénées-Orientales*).

Village sur la rive droite du Tec, au pied d'une montagne, sur laquelle est construit le fort des Bains, à trois quarts de lieue d'Arles, 2 lieues S. O. de Ceret, 8 S. O. de Perpignan, 5 O. N. O. de Bellegrade.

Sources. Les eaux minérales sont à côté du village. Il y a trois sources. La première, qui n'a point de nom, ne sert qu'à arroser des jardins; la seconde est employée à l'usage des bains, et sort à 100 pas du bassin qui lui est destiné; la troisième, appelée source de *Manjolet,* se prend en boisson. La seconde est conduite dans un bassin magnifique, construit dans le village pour les bains, la douche et l'étuve : on croit que ce bassin est un ouvrage des Romains.

Propriétés physiques. Les eaux des trois sources exhalent une odeur sulfureuse, qui n'est pas forte; elles ont le goût d'œufs cuits; elles laissent dans les endroits par où elles passent un dépôt gélatineux. La source qui sert à arroser les jardins fait monter le thermomètre de Réaumur au 57e deg. 1/2.

La chaleur de l'eau destinée aux bains, a $55°$ 1/2 à sa sortie du rocher; parvenue dans le bassin, elle perd deux degrés et demi. Il faut sept heures pour remplir le bassin, et quand il est plein, la chaleur de l'eau fait monter le therm. Réaumur au 40e deg.

Propriétés chimiques. Carrère regarde ces eaux

comme sulfureuses, et dit qu'elles ne contiennent ni acides ni alcalis. Une nouvelle analyse serait utile.

Propriétés médicales. M. Bonafos présente les eaux de Manjolet comme légèrement apéritives, sédatives, détersives et diurétiques. Les bains sont utiles, d'après Carrère, dans les maladies accompagnées de relâchement, d'atonie; dans la sciatique, les rhumatismes, la paralysie, les anciennes plaies d'armes à feu. Il vante les effets des douches dans les douleurs de tête et les fluxions aux yeux, aux dents et aux oreilles. Il les croit nuisibles pour les sujets faibles et dans le rhumatisme aigu.

Mode d'administration. On administre ces eaux en boisson, bains, douches et étuves. On ne peut se baigner dans le bassin nouvellement rempli, qu'après avoir laissé perdre à l'eau une partie de sa chaleur, en la laissant se tempérer durant six heures ou environ, jusqu'à ce qu'elle ne fasse plus monter le thermomètre de Réaumur qu'a 35°. Les malades ne peuvent cependant y rester qu'une demi-heure, et il faut qu'ils soient bien robustes pour y demeurer trois quarts d'heure.

On prend l'étuve ou bain de vapeurs dans un endroit fort resserré et très-bien fermé, où sont contenues les vapeurs chaudes et humides qui s'élèvent de l'eau, lorsqu'elle va se jeter dans le bassin. La température de cette étuve est de 28°, therm. Réaum.; pendant l'hiver, 39° pendant le printemps et l'été. On expose tout son corps à ce bain, et on se procure par là, en très-peu de temps, des sueurs excessives, qui ont souvent produit d'heureux effets dans les rhumatismes, les sciatiques et les paralysies qui avaient résisté à l'action des bains. Ce remède est nuisible aux personnes délicates, et à celles dont la constitution est sèche et bilieuse.

Traité des eaux minérales du Roussillon, par M. Carrère; 1756, in-8°.

Eaux de Manjolet (*Hist. de la Société royale de médecine*, tom. 2, pag. 337). On trouve ici l'extrait d'un mémoire de M. Bonafos sur les eaux de *Manjolet*.

Montmorency ou Enghien (*département de Seine-et-Oise*).

Petite ville à trois quarts de lieue de la rive droite de la Seine, à une lieue et un quart N. N. O. de Saint-Denis, et 4 de Paris. La vallée qui se trouve au bas de la ville est environnée de beaucoup de villages dont le site agréable y a déterminé l'établissement de plusieurs maisons de plaisance.

Les eaux minérales qu'on y observe n'ont été connues que dans le siècle dernier; elles obtiendraient sans doute une réputation plus étendue que celles dont elles jouissent, si on élevait un bâtiment destiné à recevoir ceux qui vont prendre les eaux à la source, et dans lequel on pourrait administrer les bains et les douches. Cet établissement aurait un grand avantage par sa situation au voisinage de la capitale et dans une des plus riantes campagnes.

Source. Elle est presqu'au milieu de la vallée, et

hydro-sulfureuses froides.

sort d'entre les pièces de bois du pilotis de l'étang. On l'appelle *ruisseau puant.* Elle est entourée d'un bâtiment dans le fond duquel on voit jaillir l'eau, qui, reçue dans un premier bassin, passe ensuite dans un second réservoir, et de là s'écoule au dehors pour aller former un ruisseau.

Propriétés physiques. L'eau répand une odeur d'œufs couvis; elle est claire, limpide; sa saveur fade, douceâtre, est suivie d'une légère amertume et d'une espèce d'astriction. Sa température à la source est constamment de 12°, therm. Réaum., quel que soit l'état de l'atmosphère. Sa pesanteur spécifique est à celle de l'eau distillée comme 10006,8 est à 10000.

La source est si abondante qu'elle peut fournir vingt-deux muids d'eau en vingt-quatre heures. Dans l'intérieur du bâtiment on trouve différents dépôts et des incrustations.

L'eau du ruisseau est recouverte d'une pellicule grise, terne, qui se précipite en devenant plus épaisse, et enduit les pierres, les feuilles, dont le fond est garni.

Analyse chimique. C'est à Fourcroy et Delaporte que l'on doit la meilleure analyse des eaux minérales de Montmorency. Il résulte de leurs expériences qu'une pinte d'eau contient :

Gaz hydrogène sulfuré. . . . . . 14 pouc. cub.
Soufre. . . . . 1 grain 2/3
Sulfate de magnésie. 3
Muriate de magnésie. 2

Muriate de soude.	0 grains 1/2
Sulfate de chaux.	7
Carbonate de chaux.	4 1/2
Acide carbonique.	4
Matière extractive. Terre siliceuse.	} quantité inappréciable.

Propriétés médicales. On n'a encore publié que peu d'observations propres à constater les propriétés des eaux minérales de Montmorency; on leur attribue les vertus des eaux sulfureuses. Elles conviennent dans les catarrhes chroniques, les engorgements anciens des viscères abdominaux, la faiblesse d'estomac, les pâles couleurs, la suppression des règles, les diarrhées opiniâtres, les affections psoriques et herpétiques.

M. Alibert rapporte avoir vu une dame atteinte d'une dartre pustuleuse couperose qui s'est radicalement guérie par l'emploi long-temps continué des eaux de Montmorency.

Eau minérale artificielle d'Enghien, par MM. TRYAIRE et JURINE.

Eau pure.	20 onces.
Hydrogène sulfuré.	1/4 du volume.
Muriate de soude.	0 grains 1/3
Carbonate de magnésie.	1/2
Sulfate de magnésie.	2

Sur les eaux de Montmorency, par le P. Cotte (*Histoire de l'Acad. royale des sciences*, 1766, pag. 38). On trouve ici deux analyses de ces eaux, l'une et l'autre par les réactifs, faites par le P. Cotte et par M. Macquer.

Analyse de l'eau de Montmorency, par M. Deyeux, 1774, in-4°.

Analyse des eaux de la fontaine de Montmorency, par M. Le Vieillard (Mém. de l'Acad. royale des sciences, savants étrangers, tom. 9, pag. 673).

Analyse chimique de l'eau sulfureuse d'Enghien; par de Fourcroy et Delaporte, 1788, in-8°. Cette analyse est une des plus exactes que nous possédions.

LABASSÈRE (*département des Hautes-Pyrénées*).

Commune située dans la vallée de Trébons.

Source. Elle est au milieu de montagnes très-élevées qui paraissent la défendre de toute approche; plusieurs fontaines d'eau froide l'environnent.

Propriétés physiques. L'eau est claire, pure, douce au goût, et répand l'odeur d'hydrogène sulfuré. Elle est froide.

Analyse chimique. Deux myriagrammes de cette eau ont donné au docteur Poumier :

	gros	grains
Muriate de magnésie mêlé de 2 grains de muriate de soude...	0	14
Muriate de soude.........	0	22
Sulfate de magnésie......	0	56
Sulfate de chaux.........	1	28
Carbonate de chaux......	0	52
Soufre.................	0	3
Silice..................	0	5
Perte..................	0	12
TOTAL............	3	48

Propriétés médicales. Selon le docteur Poumier, l'eau minérale de Labassère jouit des mêmes propriétés que la source d'Ortech aux eaux de Bonnes.

Il pense qu'elle convient dans l'atonie des voies digestives, et que, coupée avec le lait, elle peut réussir dans les affections de poitrine, les catarrhes chroniques, l'asthme.

Comme cette source est peu éloignée de Bagnères en Bigorre, les malades peuvent en faire usage en la combinant à l'emploi des bains.

Analyse et propriétés médicales des eaux des Pyrénées, par Poumier; 1813, in-8°. On trouve, pag. 118, un article relatif aux eaux de Labassère.

La Roche-Pouzay (*département de la Vienne*).

Petite ville à 4 lieues de Châtellerault, et à sept de Sainte-Maure (route de Paris à Bordeaux), où l'on peut facilement se procurer des moyens de transport jusqu'à la Roche-Pouzay. Les eaux minérales que l'on trouve près de cette ville étaient délaissées, lorsque Milon, premier médecin de Louis XIII, les remit en vogue. Le docteur Joslé vient de rappeler aux médecins les propriétés de ces mêmes eaux.

On rencontre près des sources des maisons commodes et agréables, où abondent les choses nécessaires à la vie. Les eaux se prennent depuis le mois de juillet jusqu'au 15 septembre.

Sources. A un quart de lieue de la ville, au pied d'une petite montagne, s'échappent trois sources voisines les unes des autres : l'eau jaillit dans des bassins.

Propriétés physiques. L'eau a un goût légèrement fade et désagréable qui tient un peu de celui d'œufs couvis; son odeur est sulfureuse; sa quantité est toujours à-peu-près la même pendant les plus grandes sécheresses; quoiqu'elle soit froide, elle ne gèle jamais, même pendant les hivers les plus rigoureux. Sa pesanteur spécifique ne diffère pas de celle de l'eau commune.

Analyse chimique. Le docteur Joslé a examiné ces eaux, et il résulte de ses expériences qu'une livre d'eau contient dix à douze grains de sulfate de chaux, sept à huit grains de carbonate de chaux, un grain de carbonate de magnésie, un grain et demi de muriate de soude, et huit pouces cubes de gaz hydrogène sulfuré.

Propriétés médicales. Si l'on en croit les auteurs qui ont écrit sur les eaux minérales de la Roche-Pouzay, ces eaux jouissent de propriétés merveilleuses. Ils les vantent dans les maladies de la peau, les fièvres intermittentes, les engorgements des viscères abdominaux, les scrophules, l'hypochondrie. L'eau de la seconde source est utile, selon M. *Martin*, dans les coliques néphrétiques, et pour faire disparaître les boutons du visage. Il conseille l'usage de l'eau de la troisième source dans la suppression des règles et des hémorrhoïdes, la chlorose, l'ictère.

Le même auteur bannit l'usage de ces eaux dans la phthisie pulmonaire, la pleurésie et la péripneumonie.

Mode d'administration. On use de ces eaux en boisson, bains, douches, et en lotion. On commence par en boire deux à trois verres, et on augmente successivement la dose jusqu'à une pinte et demie.

L'eau des sources ne peut servir aux bains qu'autant qu'elle a été chauffée ; et dès lors il est facile de prévoir que l'action de ces bains est bien moins puissante que celle que produisent les eaux sulfureuses chauffées des mains de la nature.

Les lotions avec cette eau conviennent dans la teigne, les dartres, et les ulcères psoriques.

Nouvelle description des eaux minérales de la Roche-Pouzay, en Touraine, par M.-C. Martin ; 1737, in-12.

Essai analytique sur les eaux minérales sulfureuses froides de la Roche-Pouzay, par le docteur Joslé ; 1805, in-8°. L'auteur fait un éloge pompeux des eaux de la Roche-Pouzay.

CLASSE DEUXIÈME.

Eaux minérales acidules.

(Synon. *Gazeuses, spiritueuses, carboniques.*)

CONSIDÉRATIONS GÉNÉRALES.

Les eaux minérales acidules sont caractérisées par la prédominance du gaz acide carbonique qu'elles contiennent. Elles sont très-communes en Auvergne.

Propriétés physiques. Ces eaux ont une saveur vive, piquante, qui se perd à mesure que le gaz s'évapore. Des bulles viennent sans cesse éclater à leur surface, et leur donnent une apparence d'ébullition. Exposées à l'air libre, à une douce chaleur, elles perdent le principe actif d'où dépend leur principale vertu. Elles sont chaudes ou froides.

Propriétés chimiques. Les eaux acidules forment un précipité blanc avec l'eau de chaux, et rougissent la teinture de tournesol. Elles contiennent du gaz acide carbonique, à différentes proportions, et plusieurs sels, dont les principaux sont du muriate de soude, du carbonate de soude, du carbonate de chaux, de magnésie, du sulfate et du carbonate de fer.

Propriétés médicales. Prises à l'intérieur, les eaux minérales gazeuses froides sont employées avec succès dans toutes les maladies qui requièrent les boissons acidules. On peut en faire usage avec confiance dans les affections bilieuses, les fièvres malignes et putrides, en les coupant avec du petit lait ou une tisane propre à l'état des malades. On peut même en user sans mélange, lorsque les fièvres ne sont pas accompagnées d'une inflammation trop vive.

Elles ne sont pas moins utiles dans les maladies chroniques, et sur-tout dans les pâles couleurs, les affections nerveuses, les flueurs blanches, la suppression des évacuations périodiques, les engorgements des viscères, l'état de langueur, la mélancolie. Elles paraissent avoir une action particulière sur l'estomac et les intestins; leur principe volatil en relève le ton, lorsqu'il est affaibli; elles donnent du ressort, de l'énergie à ses fonctions. En général les personnes d'un tempérament sec, bilieux, se trouvent bien de ces eaux.

Les eaux acidules chaudes, sous forme de bains, jouissent à-peu-près des mêmes propriétés que les eaux thermales en général.

Mode d'administration. On use des eaux acidules en boisson et en bains, douches, étuves, lorsqu'elles sont thermales. En boisson, on les prend à la dose d'une à deux pintes. Il faut les boire à la source, pour prévenir le dégagement du gaz acide carbonique. Cependant nous pensons qu'il est des cas où il est avantageux de les prendre après qu'elles ont été un peu évaporées. Cette précaution est essentielle lorsque les eaux acidules occasionent des maux de tête, de l'oppression, ou un léger mouvement de fièvre, par leur trop grande activité.

Les eaux de cette classe portent plus à la tête que les autres; elles donnent plus cette espèce d'ivresse et d'envie de dormir qu'on éprouve souvent dans le milieu de la journée, lorsqu'on a bu les eaux minérales. Elles augmentent aussi quelquefois les incommodités des personnes qui sont tourmentées d'affections venteuses. — Les individus disposés aux congestions cérébrales et à l'apoplexie, doivent en faire usage avec circonspection.

Les eaux gazeuses exigent les plus grandes précautions pour leur transport et leur conservation. On doit les mettre en bouteille de bon matin, les boucher avec le plus grand soin, et autant que possible, les voiturer de nuit, pendant les grandes chaleurs. Malgré toutes ces précautions, elles perdent plus ou moins de leurs qualités, à proportion de la distance des lieux d'où on les tire, et du temps qu'elles sont gardées. En général on doit faire peu de cas de l'eau acidule qui arrive dans des bouteilles, si, lorsqu'on vient à les déboucher, on n'entend pas le sifflement que produit toujours l'acide carbonique qui tend à se dégager. Lorsqu'on a ouvert une bouteille, il faut se hâter de la clore.

Eau minérale acidule artificielle.

De toutes les eaux minérales naturelles, les acidules sont celles que la chimie est parvenue à imiter le plus exactement; aussi les factices l'emportent-elles de beaucoup sur les eaux naturelles transportées.

Pour obtenir le gaz acide carbonique, on verse de l'acide muriatique liquide, étendu de deux ou trois fois son poids d'eau, sur du marbre concassé (carbonate de chaux). Le gaz acide carbonique se dégage aussitôt, et l'on obtient dans le flacon du muriate de chaux très-soluble; d'où il suit que le carbonate est décomposé. On peut encore se procurer ce gaz en substituant au marbre de la craie en bouillie (carbonate de chaux), et à l'acide muriatique de l'acide sulfurique, délayé dans dix à douze fois son poids d'eau; il se forme dans ce cas du sulfate de chaux qui, étant peu soluble, se dépose, recouvre le carbonate, et empêche le gaz de se produire; en sorte qu'il est préférable de suivre le premier procédé, sur-tout lorsqu'on ne vise pas à faire l'opération avec beaucoup d'économie.

Le plus simple de tous les procédés pour charger l'eau d'acide carbonique, est de faire passer le gaz, au moyen d'un tube recourbé, dans un tonneau suspendu et à moitié rempli d'eau. On l'agite de temps en temps, afin de favoriser la solution du gaz, ou bien on place le tube dans un flacon rempli d'eau froide, à l'appareil pneumato-chimique. Lorsque le flacon est rempli aux trois quarts de gaz, on le bouche sous l'eau, et on l'agite fortement. Au bout de quelque temps on enlève le bouchon; l'air atmosphérique entre; le gaz acide carbonique restant dans le flacon, acquiert par là la même densité que l'air; on force ainsi l'eau à en prendre davantage.

Quand l'eau est saturée de la quantité convenable d'acide carbonique, on y fait dissoudre les sels; il faut y ajouter le fer à l'état métallique; l'oxyde de fer ne se dissout pas dans l'eau chargée d'acide carbonique. La meilleure manière est d'y plonger une lame de fer bien décapée, ou de suspendre un clou long à l'extrémité du bouchon, de manière à le faire plonger dans l'eau.

Lorsqu'on se sert des appareils qu'ont décrits *Nooth*, *Parker*, *Devignes*, *Gilbert*, *Fierbingers*, l'eau n'absorbe qu'une très-petite quantité de gaz; à moins qu'on n'emploie une machine de compression.

M. Planche, pharmacien très-distingué de Paris, vient de faire exécuter une machine, à l'aide de laquelle on peut se procurer, en quelques heures, des eaux minérales chargées de quatre à cinq fois leur volume. On peut consulter la description que l'auteur a donnée de son appareil dans les Annales de chimie.

Eau acidule, d'après MM. Tryaine et Jurine.

Acide carbonique. . . . . . cinq fois le volume.

Cette eau, mêlée avec du sirop de limon, forme une boisson très-agréable; elle est employée aussi avec succès dans le début des fièvres putrides.

Mont-d'Or (*département du Puy-de-Dôme*).

Village composé d'une soixantaine de maisons, à 8 lieues de Clermont-Ferrand, 23 de Lyon, et 103 de Paris. On y arrive par une route qui est praticable pour toute sorte de voitures; il existe à travers les montagnes des sentiers de traverse qui abrègent le chemin, mais où le voyageur peut s'égarer. Le bourg se trouve dans une vallée assez étendue et entourée de montagnes. C'est à la base du Mont-d'Or que la Dordogne prend sa source par deux branches principales.

Les thermes du Mont-d'Or étaient connus et fréquentés par les Romains, qui les avaient décorés de monuments dont il subsiste encore des restes précieux. — Les Monts-d'Or sont couverts de neige pendant sept mois de l'année; le tonnerre y est fréquent, mais peu dangereux; les pics nombreux qui entourent la vallée, font en quelque sorte l'office de paratonnerre : ce n'est que dans le mois de mai que commencent les beaux jours; à la mi-septembre, les matinées et les soirées sont fraîches; l'air y est froid et humide; cette humidité ne nuit pas à la santé des habitants; aucun miasme délétère n'est combiné avec elle. Comme l'atmosphère est très-variable, souvent pluvieuse ou chargée de brouillard, il est prudent d'y être toujours vêtu d'habits d'hiver. — Le Mont-d'Or offre d'amples richesses au minéralogiste, au botaniste, au géologue; le voyageur y trouve plusieurs objets dignes de piquer sa curiosité, tels que les cascades, le pic de Sancy, le Capucin, la Gorge des enfers. — Le séjour du Mont-d'Or est peu agréable; les malades n'y rencontrent pas toutes les commodités nécessaires à leur état; les auberges sont mal meublées, mal distribuées, et jusqu'à présent l'élégance des maisons ne répond pas à la réputation et à la bonté des eaux. Pour faire disparaître cet inconvénient, le roi vient d'ordonner la construction d'un établissement thermal. — La saison des eaux commence le 25 juin et dure jusqu'au 20 septembre. L'usage est de continuer les eaux pendant dix-huit, vingt ou vingt-cinq jours; certains malades sont assez sages pour les reprendre une seconde saison, après s'être reposés pendant quelque temps. Il serait à souhaiter, dit M. de Brieude, que tous les phthisiques eussent le courage de suivre cette méthode, car ce n'est qu'après avoir continué long-temps et à petite dose les eaux minérales, que ces malades éprouvent du soulagement ou la guérison. — L'inspection générale des eaux est confiée à M. Bertrand, médecin distingué, qui a publié sur ces eaux un excellent ouvrage.

Sources. Elles sont au nombre de quatre principales, et sortent de la base de la montagne de l'Angle. Très-rapprochées et disposées sur la même ligne, elles traversent le village du nord au sud-ouest. 1° La plus élevée est désignée sous le nom de *Sainte-Marguerite;* ses eaux sont reçues dans un petit bassin découvert construit en dalles de pierre de taille. Près de ce bassin, un peu à droite, est une autre source dont les eaux sont de la même nature que celles de la première, dont elle semble être une division. Le bruit qu'elle fait en sortant, lui a fait donner le nom de source du *Tambour*. 2° Le *bain de César*, autrement le bain de la Grotte (*balneum cryptæ*), est à une vingtaine de mètres au-dessous de la fontaine *Sainte-Marguerite;* ses eaux sont renfermées dans un petit édifice qui porte les caractères de la plus haute antiquité, et dont le sommet est couvert de fleurs et de ronces. Au milieu de ce bain est une cuve faite d'un seul bloc; son fond est percé de deux ouvertures à travers lesquelles l'eau jaillit en bouillonnant. 3° Le *Grand bain* ou *bain de Saint-Jean*, est à 6 ou 7 mètres du bain de César; il est de forme carrée et d'une architecture gothique. Dans son intérieur on trouve un bassin de forme rectangulaire divisé en quatre parties, et trois baignoires en cuivre étamé pour les bains tempérés. Le trop plein du bain de César et du Grand bain va se perdre dans les eaux de la Dordogne, en suivant un canal qui leur est commun. 4° La *fontaine de la Madeleine* est placée tout-à-fait au bas de la montagne de l'Angle. Ses eaux sourdent dans un bâtiment carré, construit au milieu de la place dite du Panthéon.

Nous ne parlerons point de la fontaine de la *Pantoufle*, qui se trouve sur le bord de la grande route, à l'entrée du Mont-d'Or. Le goût terreux qu'elle contracte dans les temps de pluie, son mélange avec les eaux croupissantes, la dénaturent si souvent, qu'elle ne mérite pas de fixer notre attention.

Propriétés physiques. Elles diffèrent dans les quatre sources : 1° Les eaux de la Madeleine sont inodores, transparentes; leur saveur est d'abord légèrement acidule, puis onctueuse et salée. La chaleur est de 42°, therm. centigrade. Leur surface est couverte d'une pellicule irisée, nacrée et très-fine. Un litre de cette eau pèse 24 grains de plus qu'un pareil volume d'eau distillée. Cette source produit 88 litres d'eau par minutes dans tous les temps.

Les eaux du bain de César ont des propriétés physiques analogues à celles de Sainte-Marguerite; seulement la température est de 45°, therm. centig. La source fournit 40 litres d'eau par minute.

Les eaux du Grand bain sont inodores, leur saveur est fade; elles sont molles et onctueuses au toucher; la température varie dans les quatre cuves; le terme moyen est de 42 à 43°, therm. centigrade. Les sources réunies produisent 38 litres d'eau par minute.

Les eaux de Ste-Marguerite sont belles, claires, limpides, ne laissent aucun dépôt dans leur trajet; elles sont inodores, leur saveur est fraîche, acide et un peu styptique. La température est de 10 à 11°, therm. centigrade. Leur mélange avec le vin compose une boisson agréable et rafraîchissante.

Analyse chimique. M. Mossier a examiné les eaux du Mont-d'Or; mais c'est à M. Bertrand que l'on doit la meilleure analyse. Ce médecin habile a démontré que les principes minéralisateurs varient dans les différentes sources.

Source de la Madeleine. Vingt-six litres d'eau ou vingt-huit pintes de Paris contiennent :

Acide carbonique libre.	130 grains.
Carbonate de soude.	189
Sulfate de soude.	57
Muriate de soude.	145
Alumine.	62
Carbonate de chaux.	116
Oxyde de fer.	11
Carbonate de magnésie.	38
Total.	748 grains.

Bain de César. Les eaux ont la même composition que celles de la Madeleine.

Grand bain. Vingt-six litres de cette eau fournissent :

Gaz acide carbonique libre.	65 grains.
Carbonate de soude.	200
Muriate de soude.	147
Sulfate de soude.	50
Carbonate de chaux.	138
Carbonate de magnésie.	47
Oxyde de fer.	4
Alumine.	39
Silice.	30
Total.	720 grains.

Les eaux de la source Sainte-Marguerite contiennent 850 milligrammes de gaz acide carbotique par litre. Les autres principes ne diffèrent pas de ceux de la source précédente.

Propriétés médicales. Les sources du Mont-d'Or jouissent d'une réputation justement méritée; quinze à dix-huit cents malades y vont chaque année chercher la santé. Les eaux du Mont-d'Or sont toniques, augmentent la circulation, l'expectoration et l'exhalation, la cutanée sur-tout; elles fortifient les viscères, l'estomac et les poumons particulièrement, déterminent des crises salutaires qui se manifestent au médecin par l'augmentation de la chaleur et du mouvement, des sécrétions et de quelques excrétions.

Elles rappellent au dehors, dit M. Bertrand, les différentes affections cutanées qui se sont portées à l'intérieur, rétablissent les évacuations habituelles, déviées, diminuées ou supprimées, décèlent les maladies vénériennes masquées ou mal guéries; de là leur efficacité dans les maladies internes qui dépendent de la métastase des dartres, de la gale, des rhumatismes ou du virus vénérien, de la diminution ou suppression de la transpiration, des menstrues, des hémorrhoïdes. — Leur usage convient dans la faiblesse générale, les maladies chroniques des organes de la respiration, dans la phthisie muqueuse, nerveuse et métastatique, pourvu que les malades ne soient pas dans un trop grand état de dépérissement; dans les affections catarrhales chroniques du poumon, des intestins et de la vessie;

dans les flueurs blanches qui ne sont point compliquées de lésion organique de l'utérus; dans les dartres dont la cause est due à l'altération des fonctions de la peau; dans les rhumatismes chroniques musculaire, fibreux et goutteux; dans les paralysies dont la cause ne réside pas dans le cerveau ou ses dépendances; dans la faiblesse et les nombreux désordres que la masturbation et l'abus des plaisirs vénériens entraînent à leur suite; dans les hydropisies qui ne sont point compliquées de lésion organique dans quelque viscère; dans les rétractions et les faiblesses musculaires, les gonflements articulaires, les ankiloses incomplètes, et dans les coxalgies.

L'eau minérale est contraire aux écrouelles; elle ne prévient point les attaques d'apoplexie. On doit en interdire l'usage aux personnes atteintes d'anévrisme, sujettes aux palpitations ou à l'hémoptysie active. — Lorsqu'un malade est parvenu au troisième degré de la phthisie pulmonaire, les eaux du Mont-d'Or sont très-nuisibles; elles abrégent le peu de moments qui lui restent à vivre. « Fasse le ciel, dit M. de Brieude, que cette observation inspire assez d'humanité à ceux qui les administrent, pour ne retenir au Mont-d'Or aucun malade dans cet état désespéré; et que ceux qui les envoient apprennent qu'à cette époque il n'est plus temps d'y recourir, qu'il vaut mieux laisser les malades s'éteindre au sein de leur famille. »

Mode d'administration. On boit les eaux à la

dose de deux ou trois verres chaque matin, à la distance d'une demi-heure l'un de l'autre; on peut augmenter la dose jusqu'à quatre ou cinq verres. Les pulmoniques et les asthmatiques ne doivent pas se surcharger l'estomac de boisson; car l'expérience a appris qu'il résultait de cette conduite des suffocations, des toux violentes, des crachements de sang. On modère l'activité des eaux avec le lait, l'eau de tilleul, l'eau de riz, etc. Les phthisiques d'un tempérament sanguin, pléthorique, doivent se préparer aux eaux par les délayants et quelques petites saignées. Ces malades reconnaissent que les eaux leur réussissent quand les sueurs partielles sont converties en une douce moiteur sur tout le corps; quand les sueurs générales diminuent, et qu'en même temps la peau prend plus de consistance et acquiert plus de ressort; quand les sueurs colliquatives perdent leur odeur fade et désagréable, leur caractère gluant et visqueux au toucher; quand enfin les forces ne vont plus en décroissant, ou mieux encore, lorsqu'elles augmentent. M. de Brieude pense que la source de la Madeleine est la plus convenable aux pulmoniques.

Il faut boire les eaux à l'endroit où elles sourdent; le moindre transport altère leurs propriétés, leur saveur sur-tout. On doit interrompre leur usage pendant le flux menstruel. Elles produisent tantôt la constipation, tantôt la diarrhée; elles portent à la tête dans le cours de la matinée; les tempéraments délicats et sensibles se plaignent d'une légère ivresse jusqu'à ce qu'elles aient passé. Les deux ou trois premiers jours, elles affaiblissent les jambes, accélèrent le pouls, provoquent alternativement des bouffées de chaleur et de sueur, occasionent quelques nausées, diminuent l'appétit, et augmentent les fluxions dont les membranes muqueuses sont le siége. Ces effets disparaissent du quatrième au septième jour. Souvent le bienfait des eaux reste en suspens, pour ainsi dire, et se manifeste seulement quand on en a cessé l'usage.

Les eaux du Grand bain sont utiles, principalement contre les rhumatismes chroniques; le corps peut y être immergé tout entier. On y reste 15 à 18 minutes. Lorsque la sueur coule sur la face, et que le baigneur éprouve un calme général, il faut le faire sortir sans délai du bain; un séjour plus prolongé deviendrait nuisible. — Les eaux du bain de César se prennent en bains partiels. A l'approche des grands orages, pendant les fortes chaleurs, il se développe dans la grotte une grande quantité de gaz acide carbonique qui frapperait d'asphyxie celui qui oserait y pénétrer. On a vu périr un soldat espagnol qui s'était obstiné à vouloir s'y baigner. Pendant cet état de la grotte, que les habitants reconnaissent très-bien, et qu'ils appellent *mauvais* ou *soufré*, son entrée est sévèrement interdite.

Les douches varient de 6 à 12 lignes pour le diamètre; elles ont 5 pieds de chute. Toutes les par-

acidules thermales.

ties du corps, si ce n'est l'abdomen, peuvent être exposées à la douche; celle-ci dure un quart d'heure; on la dirige sur les parties malades. On l'applique sur la colonne vertébrale, dans quelques névroses des parties génitales, et dans la consomption ou le dépérissement qui suit la masturbation et l'excès dans les plaisirs vénériens.

En lotions on se sert particulièrement des eaux de Sainte-Marguerite pour déterger les ulcères, aviver leur surface, et favoriser leur cicatrisation.

Les eaux de la Madeleine ou de César peuvent être indistinctement transportées; elles conservent une partie de leurs vertus.

Eau minérale artificielle du Mont-d'Or, d'après MM. Tryaire et Jurine.

Eau.	20 onces.
Acide carbonique.	5 fois le volume.
Carbonate de soude.	48 grains.
Muriate de soude.	24
Sulfate de fer.	1

Pour imiter les eaux du Mont-d'Or, d'après M. Duchanoy, on met, par chaque pinte d'eau, un gros de carbonate de soude, et on y ajoute du pétrole blanc, une goutte au plus, puis on la fait chauffer jusqu'au 36e degré du therm. de Réaum., et on a soin d'agiter l'eau; on la filtre et on ajoute un demi-gros de muriate de soude, puis on acidifié l'eau. Quand l'eau est acidulée, on y met un grain de terre martiale, un peu de carbonate de chaux et de sulfate de chaux.

Examen des eaux du Mont-d'Or en Auvergne, par Chomel (*Hist. de l'Acad. roy. des sciences*, 1702, pag. 44).

Examen des eaux minérales du Mont-d'Or, par M. Lemonnier (*Hist. de l'Acad. des sciences*, 1744, pag. 157).

Observations sur les eaux thermales de Bourbon-l'Archambault, de Vichi et du Mont-d'Or, par M. de Brieude; 1788, in-8°. On trouve dans cet ouvrage, chap. 3, pag. 52, des remarques très-importantes sur les eaux du Mont-d'Or; elles méritent d'autant plus de confiance, qu'elles sont le fruit de quatorze ans de pratique au Mont-d'Or.

Mémoire sur les eaux de Vichi, Néris et du Mont-d'Or, par M. Mossier (*Journal général de médecine*, tom. 8, pag. 431). On trouve dans ce mémoire l'analyse des eaux du Mont-d'Or.

Recherches sur les propriétés physiques, chimiques et médicinales des eaux du Mont-d'Or, par Michel Bertrand; Paris, Gabon, 1810. Cet ouvrage peut servir de modèle aux médecins qui voudront désormais nous enrichir de monographies sur les sources minérales.

VICHI (*département de l'Allier*).

Petite ville très-ancienne, sur la rive droite de l'Allier, à 15 lieues de Moulins, 3 de Gannat, et 87 de Paris. Le vallon qui la renferme, large et évasé, est bordé de coteaux et de collines qui s'élèvent en amphithéâtre, et qui, couverts de vignobles, d'arbres fruitiers ou de champs cultivés, présentent à la vue le tableau le plus riant et le plus varié. Du haut de la terrasse des Célestins, qui est près de l'Allier, on découvre les montagnes d'Auvergne et du Forez, qui forment dans l'éloignement une perspective majestueuse. Le climat de Vichi est doux et tempéré, et l'air très-pur. Toutes les routes par lesquelles on y aborde sont bonnes et bien entretenues.

La ville de Vichi est composée de maisons mal bâties et de rues étroites; mais le quartier des eaux, qui est séparé de la ville par une vaste promenade plantée d'arbres, offre plusieurs hôtels commodes, bien aérés, où l'on se procure facilement tout ce qui est nécessaire à la vie. Le pain est excellent, le vin médiocre. Au milieu de ces hôtels destinés aux étrangers, et vis-à-vis de la promenade, s'élève un édifice thermal, où l'on trouve plusieurs salles de bains et de douches pour les deux sexes. Ce bâtiment, construit en 1787, est dû à la munificence de mesdames Adélaïde et Victoire, tantes du roi.

Vichi offre aux pauvres un hôpital bien situé et assez étendu. — Les environs présentent des promenades très-agréables; chaque année Vichi est le rendez-vous d'une nombreuse et brillante société. — On prend les eaux depuis le 15 mai jusqu'au 15 septembre. La durée du séjour est déterminée par la nature de la maladie; il faut au moins les continuer pendant six semaines. L'administration des eaux est dirigée par un praticien très-instruit, M. Lucas, médecin de Madame, duchesse d'Angoulême.

Sources. Elles sont au nombre de sept : 1° La *grande Grille*, ainsi nommée parce qu'elle est entourée d'une grille de fer; 2° le *petit Puits carré*, fermé par un couvercle; 3° le *grand Puits carré*, clos de toutes parts par des pierres de taille; il sert uniquement à fournir l'eau nécessaire aux bains. Ces trois sources sont renfermées dans le bâtiment thermal sous une galerie où se promènent les buveurs. 4° Le *petit Boulet* (actuellement fontaine des Acacias) est à cent pas de la grande grille. 5° Près du petit Boulet se trouve une autre source qui porte le nom de *Lucas*. 6° Le *gros Boulet* (autrement fontaine de l'Hôpital) est voisin de cet édifice. Ces trois fontaines sont soustraites au contact de l'air; elles sont renfermées dans un réservoir cylindrique, surmonté d'un dôme en forme de chapiteau, et entouré d'une muraille à travers laquelle sort un tube conducteur qui sert, non-seulement à l'écoulement des eaux surabondantes, mais offre encore aux malades un avantage d'autant plus réel, qu'ils boivent les eaux avec une très-grande partie de leurs principes gazeux.

Dans l'enceinte de l'hôpital, M. Lucas a fait construire deux bâtiments pour y administrer des bains et des douches; l'un est exclusivement consacré au service des malades admis à l'hôpital pendant la saison; l'autre est destiné aux malades étrangers.

La place au centre de laquelle est construite la nouvelle fontaine, dite de l'Hôpital, est due à la générosité de madame la duchesse de Mouchy, qui a acheté le terrain et l'a fait planter à ses frais.

7° La *fontaine des Célestins* ou *du Rocher* est au bas d'une montagne à l'extrémité de la ville, près de l'Allier; son abord est un peu difficile; on vient de l'encaisser dans un joli bâtiment.

Propriétés physiques. Les eaux de la grande Grille et du petit Puits carré, présentent de grosses bulles qui viennent éclater à leur surface, et en imposeraient pour une véritable ébullition, si l'on ne savait que ce phénomène est dû au dégagement du gaz acide carbonique. La saveur des six premières sources est acidule, puis alcaline; leur odeur est un peu sulfureuse; le gaz hydrogène sulfuré semble prédominer dans l'eau du gros Boulet et dans celle de la fontaine Lucas. M. Mossier est loin de croire que cette odeur soit essentielle à la nature des eaux; il la regarde comme accidentelle. « Si, dit-il, les eaux de la grande Grille n'avaient un cours rapide, et si, par un vice de construction, l'ouverture du trop plein ne répondait exactement au volume d'eau que donne la source, une partie resterait en stagnation, et il arriverait là ce qui arrive à la fontaine du gros Boulet. L'acide sulfurique et l'eau venant à se décomposer, le soufre de l'un, dissous par l'hydrogène de l'autre, donnerait naissance à du gaz hydrogène sulfuré. »

L'eau des Célestins a un goût piquant; sa surface est couverte de petites bulles.

Toutes les eaux de Vichi déposent un sédiment

semblable, qui est composé, d'après M. Mossier, de carbonates de chaux et de magnésie, et un peu d'oxyde de fer. Les parois des fontaines sont également couvertes d'incrustations.

On lit dans tous les auteurs qui ont écrit sur les eaux de Vichi, que les bestiaux traversent la rivière d'Allier sans boire de son eau, pour aller se désaltérer aux sources minérales qu'ils préfèrent. Dès que ces animaux en ont goûté une fois, l'instinct les y ramène de très-loin. La saveur aigrelette des eaux, qui fait sur eux la même impression que le sel; les incrustations salines des murs qu'ils lèchent, et dont ils sont très-friands, sont sans doute la cause qui les détermine à diriger leur course vers les fontaines minérales.

Ce phénomène s'observe très-souvent dans les endroits où se rencontrent des eaux gazeuses.

Voici la température des sources :

Grande Grille................	32 à 34°
Grand Puits carré............	36
Petit Puits carré............	36 1/2
Gros Boulet (fontaine de l'Hôpital)..	30
Petit Boulet (fontaine des Acacias)..	23
Fontaine des Célestins.........	17 à 18

Analyse chimique. Elle a été faite par Raulin, Desbret, Malouet. M. Mossier a cru devoir la recommencer. Voici les résultats qu'il a obtenus :

acidules thermales. 251

TABLEAU

Des différents produits contenus dans chaque livre des Eaux minérales de Vichi.

Dénomination des différentes substances.	GRANDE Grille.	GRAND Puits carré.	PETIT Puits carré.	FONTAINE de l'Hôpital.	PETIT Boulet.	FONTAINE des Célestins.	FONTAINE de Lucas.
	grains.	grains.	grains.	grains.	grains.	grains.	grains.
Acide carbonique........	6,81	»	»	»	»	»	»
Carbonate de chaux......	1,61	1,70	2,30	2,45	3,29	3,41	3,41
Carbonate de magnésie...	0,30	0,30	0,30	0,27	0,35	0,41	0,41
Carbonate de fer.........	0,08	0,15	*	0,36	0,35	0,17	0,17
Carbonate de soude......	34,61	32,40	36,30	33,52	42,70	32,07	28,56
Sulfate de soude.........	5,57	6,91	7,05	6,27	3,04	5,46	6,49
Muriate de soude........	3,15	3,88	2,64	1,10	0,47	3,45	7,31
Totaux...........	52,13	45,34	48,59	43,37	50,20	40,98	46,5

* On n'a pas pu évaluer la quantité.

Les produits terreux ont été perdus.

Propriétés médicales. Les eaux de Vichi méritent à juste titre une des premières places parmi les eaux salutaires du royaume. Depuis long-temps elles sont considérées comme fondantes et apéritives par les gens de l'art qui les ont administrées à la source. Leur principale vertu, dit M. de Brieude, se déploie dans les maladies chroniques, dont le siége est dans les viscères du bas-ventre; c'est sur-tout dans celles de l'estomac, du foie, de la rate et des parties qui les entourent, que leur action est suivie des plus grands succès. Les coliques hépatiques, soit qu'elles soient occasionées par des calculs ou par toute autre cause; tous les désordres de l'estomac, sur-tout les vomissements, à moins qu'ils ne dépendent de quelque dureté squirrheuse; les engorgements du système de la veine-porte, les coliques hémorrhoïdales, les obstructions, quel que soit leur siége dans l'intérieur du bas-ventre; les pâles couleurs, les flueurs blanches, les irrégularités de la menstruation, les maladies qui se développent à l'époque critique, et la plupart des souffrances nerveuses dont la cause est dans les hypochondres, trouvent leur guérison, ou au moins un soulagement sensible, dans l'usage continué de ces eaux.

On les emploie avec avantage dans les embarras des reins, la gravelle, les catarrhes chroniques de la vessie, les fièvres intermittentes invétérées; dans les paralysies, les ankiloses, les engorgements des articulations, autres que ceux qui dépendent de la goutte; les scrophules, les rhumatismes chroniques.

De nombreuses observations démontrent l'utilité des eaux de la fontaine de l'Hôpital dans les maladies suites de couche, telles que la péritonite puerpérale chronique, les dépôts dits *laiteux*, et dans ce qu'on appelle vulgairement *laits répandus*. Elles ne sont pas moins efficaces dans les rhumatismes articulaires, dans les crampes d'estomac, les coliques nerveuses, les cas de goutte indéterminée qui troublent les fonctions du système digestif. Le mucilage qu'elles contiennent les rend très-favorables aux personnes d'une extrême sensibilité.

Les eaux de la fontaine *des Acacias* s'emploient avec succès dans les engorgements des ganglions du mésentère, dans les tumeurs scrophuleuses; celles du *petit Puits carré*, dans les catarrhes pulmonaires qui dépendent d'une affection sympathique de l'estomac, et dans les toux consécutives aux pleurésies bilieuses. Dans ces cas, on coupe l'eau minérale avec l'eau de gomme. Ces remarques pratiques m'ont été communiquées par M. Lucas, qui possède une foule d'observations intéressantes sur les eaux de Vichi, et qui n'attend qu'une analyse chimique exacte, pour les produire au grand jour.

Les eaux minérales de Vichi ne guérissent point les maladies de la peau, à moins que ces dernières ne dépendent d'une altération des systèmes digestif et hépatique; elles sont pernicieuses aux tempéraments secs et aux personnes qui ont le genre nerveux très-mobile et la poitrine délicate. Elles sont contraires dans les agacements nerveux, les affections spasmodiques. On ne doit jamais employer ce remède dans les maladies aiguës, inflammatoires, et dans tous les cas où les symptômes d'irritation prédominent. Il faut sans cesse se rappeler que les eaux de Vichi sont très-actives, sont un tonique fixe qui agit puissamment sur tout le système gastro-hépatique.

Mode d'administration. On boit les eaux depuis une pinte jusqu'à deux, dans le cours de la matinée : l'âge, la constitution, l'état de la maladie, et beaucoup d'autres circonstances exigent que l'on varie entre ces deux termes, suivant la prudence du médecin. Les malades ne boivent pas toujours les eaux pures; on leur conseille souvent de les couper avec du petit lait ou quelques liquides mucilagineux, lorsque l'on veut tempérer l'activité des eaux, les accommoder à la maladie, et surtout au tempérament du sujet. L'action principale des eaux de Vichi se porte vers les urines; elles excitent très-peu les sueurs. En général elles ne sont pas purgatives, à moins que prises à haute dose elles ne provoquent une trop grande irritation sur le canal intestinal.

C'est au médecin-inspecteur à déterminer quelle est la source dont on doit user d'abord; en général les eaux des Célestins, qui sont rafraîchissantes, peuvent être prises comme préparatoires à celles

acidules thermales.

des autres fontaines. Les eaux de la grande Grille semblent jouir d'une action spéciale contre les obstructions.

On prend les bains dans les bâtimens thermaux. On les emploie à différente température. Ordinairement on coupe l'eau des sources avec l'eau de la rivière, de sorte que le bain est dans un instant au degré de température que l'on désire. Par cette méthode, les bains de Vichi conservent un peu plus de leurs principes volatils, et ont, par cette raison, plus d'activité que si l'on se contentait, pour refroidir l'eau, de la laisser évaporer. On administre les douches à Vichi.

L'action des eaux de Vichi ne se borne point au temps où l'on en use sur les lieux, elles produisent des effets sensibles long-temps après qu'on les a quittées. Voici comment on peut se rendre compte de ce phénomène, qui se remarque sur-tout dans le cas d'obstructions. Les eaux thermales excitent un mouvement intestin dans les viscères, une fièvre artificielle très-salutaire, pour résoudre les engorgements chroniques. Ce travail intérieur, qui est manifesté par des douleurs assez vives, force le médecin à suspendre l'emploi des eaux, et quoique au bout de quelques jours de repos il soit moins apparent, il n'en continue pas moins pour *fondre* d'une manière lente les anciens engorgements. J'ai eu occasion de vérifier ce fait chez une de mes parentes qui était atteinte d'un engorgement considérable au foie, et que j'accompagnai, en 1816, aux eaux de

Vichi. Elle but les eaux pendant un mois, et se retira dans ses foyers; l'engorgement hépatique avait déjà sensiblement diminué, mais les coliques continuaient, l'appétit n'était pas revenu. Ces symptômes se dissipèrent peu-à-peu; la malade but les eaux de Vichi transportées, et, dans l'espace de quatre à cinq mois, elle recouvra la santé, dont elle jouit maintenant pour faire le bonheur de ses enfants et de sa famille, dont elle est justement aimée.

Les eaux de Vichi transportées, conservent beaucoup de leurs vertus; on envoie ordinairement dans les départements l'eau de la grande Grille; depuis deux ans on exporte également celles de la fontaine de l'Hôpital.

Eau minérale artificielle de Vichi, par MM. TRYAIRE et JURINE.

Dose pour chaque bouteille contenant 20 onces.

Acide carbonique.	2 fois le volume.
Carbonate de soude.	32 grains.
Sulfate de soude.	16
Muriate de soude.	4
Carbonate de magnésie.	1/2
Carbonate de fer.	1/4

M. Duchanoy conseille, pour former cette eau, de mettre dans de l'eau chaude de l'alcali minéral et végétal, du muriate de soude; de rendre ensuite cette eau gazeuse et spiritueuse, puis d'y ajouter des terres calcaires absorbantes et bolaires.

Physiologie des eaux minérales de Vichi, par Claude Mareschal; 1636, in-8°.

Le secret des bains et des eaux minérales de Vichi découvert par Claude Fouet; 1679, in-12.

Examen des eaux de Vichi, par M. Burlet (*Mémoires de l'Acad. roy. des sciences*; 1707). L'auteur rapporte un petit nombre d'observations qui prouvent combien il faut être circonspect à conseiller l'usage des eaux de Vichi.

Traité des eaux minérales, bains et douches de Vichi, par Jacques-François Chomel; 1734, in-12. Cet ouvrage renferme plusieurs observations pratiques qui méritent d'être consultées.

Observations physiques sur les eaux thermales de Vichi, par M. de Lassonne (*Mém. de l'Acad. roy. des sciences*, 1753).

Traité des eaux minérales de Châteldon, de Vichi, par M. Desbret; 1778, in-12.

Dissertation sur le transport des eaux de Vichi, par Tardy; 1755, in-12.

Observations sur les eaux thermales de Bourbon-l'Archambault, de Vichi, du Mont-d'Or, par M. de Brieude; 1788, in-8°. On trouve dans cet ouvrage un excellent article pratique sur les eaux de Vichi.

Mémoire sur l'analyse des eaux minérales de Vichi, du Mont-d'Or, de Néris, par M. Mossier. On trouve un extrait de ce mémoire dans le *Recueil périodique de la Société de médecine de Paris*, tom. 8, pag. 431).

Antoine Jolly, François Lerat, Geoffroy, Raulin, ont encore écrit sur les eaux de Vichi.

Ussat (*département de l'Arriège*).

Village à une demi-lieue de Tarascon, et à 3 lieues d'Ax. Les bains d'eau minérale sont situés au pied d'une montagne, dans un lieu champêtre et agréable, sur le bord de l'Arriège. L'établissement thermal offre tout ce que les malades peuvent désirer pour leur commodité et leur agrément; on y trouve des bains très-propres dont l'eau se renouvelle à volonté, des douches et des étuves, des chambres bien meublées, un vaste salon de compagnie, et une nourriture très-saine. Les bains se prennent depuis le mois de juin jusqu'au mois d'octobre. Ils sont dirigés par un médecin-inspecteur.

Sources et bains. Les bains, dit M. *Figuier*, sont situés dans une gorge de 341 mètres de largeur, formée par deux chaînes de montagnes, de nature calcaire, dont la direction est du nord-est au sud-ouest. C'est dans cette gorge que passe la rivière qui a donné le nom au département. Les bains sont situés au bas de la montagne qui est au nord-ouest, dont la hauteur est de 216 mètres. Dans un espace de 50 mètres en longueur, on a construit douze loges qui sont distinguées par les termes numériques de première, deuxième, troisième, etc. Dans chacune d'elles on a formé dans le sol une cuve d'environ un mètre cinquante centimètres de long, sur un mètre de large et cinquante centimètres de hauteur. Les côtés des cuves sont formés avec des plaques d'ardoise; la fontaine est sur la même direction que les loges. La montagne qui est au sud-est des bains et au delà de la rivière, a 318 mètres de hauteur. Dans son intérieur il y a des grottes spacieuses qui offrent un des beaux spectacles de la nature.

L'eau sourd continuellement de divers endroits du sol qui forme le fond des cuves; celles-ci communiquent entre elles par des issues souterraines, car, lorsqu'on les vide tout à-la-fois, on observe

acidules thermales.

que l'eau n'y arrive pas en même quantité. Néanmoins aucune n'achève de se remplir totalement avant les autres.

Propriétés physiques de l'eau des bains. Ces eaux sont limpides, ont peu de saveur et point d'odeur; elles sont douces et onctueuses au toucher; elles laissent dégager de temps en temps un gaz en bulles qui viennent crever à la surface de l'eau.

M. *Figuier* a examiné plusieurs fois, et à des heures différentes, la température des eaux des bains, avec un thermomètre de Réaumur; il l'a trouvée aux degrés suivants: les n°s 1 et 5 au 30e degré; 3 et 4 au 29e; le 2 au 30e et demi; les n°s 7, 9 et 10, au 28e et demi; le n° 6 au 28e; les n°s 8 et 11 au 27e et demi; le n° 12 au 27e. Leur pesanteur spécifique, prise à Montpellier, la température étant de 10°, comparée à l'eau distillée, est comme 1000 à 1002,528.

Il se dépose un sédiment au fond des cuves.

Analyse chimique. Il résulte des expériences faites avec soin par M. *Figuier*, que 12 kilogrammes 230 grammes d'eau des bains d'Ussat contiennent 82 centimètres 651 millimètres (4 pouces un sixième cubes) d'acide carbonique libre, et que cette eau évaporée à siccité donne un résidu sec pesant onze grammes, lequel est composé, savoir:

Muriate de magnésie....	0 gram.	42 centig.
Sulfate de magnésie.....	3	38
Carbonate de magnésie..	0	12
	3	92

De l'autre part.	3 gram,	92 centig.
Carbonate de chaux.....	3	28
Sulfate de chaux.......	3	75
	10	95
Perte...............	0	5
	11	

L'eau de la fontaine fut de même analysée; on obtint une moins grande quantité d'acide carbonique; le poids du résidu de l'évaporation pesa dix grammes 55 centigrammes contenant :

Muriate de magnésie...	0 gram.	41 centigr.
Sulfate de magnésie....	3	40
Carbonate de chaux....	3	20
Carbonate de magnésie..	0	6
Sulfate de chaux.......	3	42
	10	49
Perte...............		6
	10	55

Cent parties du sédiment contenu dans les cuves, ont fourni.

Alumine.................	40
Carbonate de chaux.......	20
Sulfate de soude.........	10
Fer oxydé ou carbonaté...	2
Silice..................	28
TOTAL......	100

M. *Vauquelin* a découvert dans les eaux d'Ussat

une grande quantité de matière animale qui se dépose dans les bassins par le repos et à mesure qu'elles se refroidissent; cette matière se présente sous la forme de nuages blancs, demi-transparents et gluants, à-peu-près comme le frai des grenouilles.

Propriétés médicales. Les eaux d'Ussat, un peu discréditées par M. *Pilhes*, ont depuis quelques années recouvré leurs droits. Elles doivent leur vertu principalement à la chaleur dont elles sont imprégnées. Plusieurs médecins des environs d'Ussat annoncent dans des écrits divers que ces bains sont très-efficaces pour assouplir et ramollir les fibres dans le cas d'excès de tension et de contraction des muscles, dans la rétraction et le desséchement des membres, les ankiloses fausses, les roideurs des articulations, les ulcères rebelles, les douleurs rhumatismales et nerveuses, les coliques néphrétiques et intestinales, les flueurs blanches produites par un excès d'irritation de la matrice, les éphélides, les dartres volantes et farineuses, les maladies vénériennes, et sur-tout les affections mélancoliques, hystériques et hypochondriaques, et enfin dans toutes les maladies où l'on a l'éréthisme et la susceptibilité nerveuse à combattre.

M. Pilhes dit que ces eaux ne conviennent pas dans les cachexies, les œdèmes, les empâtements du tissu cellulaire, les gonflements des glandes, les écrouelles, et en général dans les congestions lymphatiques.

Mode d'administration. Les eaux d'Ussat se prennent seulement en bains, en douches. Comme il y a des bains plus chauds les uns que les autres, les rhumatisants en retireront beaucoup d'avantages, en passant successivement d'un bain moins chaud à un plus chaud. — L'application du limon des eaux sur les parties malades seconde l'action des bains.

Mémoire sur les eaux d'Ussat, par M. Becane; Toulouse, in-12, pag. 20. Ces eaux y sont présentées comme ferrugineuses. M. *Becane* y a joint plusieurs observations pratiques sur leurs effets.

Journal des bains d'Ussat (n° 2); Foix, mars, 1810. Ce journal contient le prospectus relatif à ces bains, la nouvelle analyse des eaux faite par M. *Figuier*, et le précis de quelques-uns des effets salutaires que ces bains ont produits.

Traité analytique des eaux thermales d'Ax et d'Ussat, par M. *Pilhes*; Pamiers, 1787, in-8°. On trouve, pag. 27 et 129, un article sur les eaux d'Ussat.

AUDINAC (*département de l'Arriège*).

Village à une demi-lieue de Saint-Girons et une de Saint-Lizier. Les eaux minérales que l'on y rencontre sont connues depuis très-long-temps. Elles sont assez fréquentées pendant la belle saison; leur administration est dirigée par un médecin-inspecteur.

Source. Elle est dans un pré, au bas d'un coteau; les eaux jaillissent dans un bassin d'environ trois mètres de diamètre.

Propriétés physiques. L'eau est claire, limpide, et répand une odeur sensible de gaz hydrogène sulfuré. Ce gaz est très-peu adhérent, sur-tout si la température s'élève au-dessus du 15e degré, therm.

acidules thermales.

Réaum. Exposée à l'air libre, il se forme à sa surface une pellicule blanchâtre, qui, après quelques heures, passe au rouge irisé, et le reste du liquide conserve sa transparence. La température de l'atmosphère étant au 15e degré, therm. Réaum., l'eau minérale a indiqué 16°. Elle pèse par once un grain moins quelques centièmes de plus que l'eau distillée, la température étant la même.

On trouve dans le bassin un sédiment de couleur noire.

Analyse chimique. Elle a été faite par MM. Lafont et Magnes; quinze livres, poids de marc, d'eau minérale d'Audinac, ont été évaporées, et ont produit un résidu de 337 grains.

Pareille quantité a été traitée par la distillation pour reconnaître la nature et la qualité des gaz qu'elle tient en dissolution.

Produits gazeux :

Gaz hydrogène sulfuré....	quantité inapp.
Acide carbonique.......	2 grains 4/5

Produits fixes :

Sulfate de chaux........	100
Sulfate de magnésie.....	90
Muriate de magnésie.....	50
Carbonate de chaux......	73 3/4
Carbonate de fer........	10 1/4
Bitume.............	5
Perte.............	9
Total......	337 grains.

Propriétés médicales. Il paraît, d'après les observations de M. Guichon, médecin à Montesquieu-Volvestre, qui a consacré sept années à l'étude des propriétés des eaux d'Audinac, qu'elles peuvent être employées en bains avec quelques succès, dans les rhumatismes chroniques, les dartres, les maladies lymphatiques, la cachexie et l'atonie. Campmartin les recommande à l'intérieur dans certaines jaunisses, les engorgements des viscères, la suppression des règles, les coliques venteuses, les fièvres intermittentes.

Mode d'administration. En boisson on use des eaux d'Audinac depuis la dose de trois verres jusqu'à une pinte chaque matin. — Pour les bains il est utile d'échauffer un peu l'eau minérale dont la température n'est pas assez élevée. — On se sert aussi de douches et des boues minérales. — Lorsqu'on veut transporter cette eau, il faut remplir les bouteilles avec beaucoup de précaution et de promptitude, afin de conserver le gaz hydrogène sulfuré et le gaz acide carbonique.

Observations médico-chimiques sur les eaux minérales d'Audinac, par M. Campmartin (*Nature considérée*, 1772, tom. I, pag. 189).

Analyse de l'eau minérale d'Audinac, par MM. Lafont et Magnes (*Bulletin de pharmacie*).

ENCAUSSE (*département de la Haute-Garonne*).

Village situé dans un vallon arrosé par la petite rivière de Job, à une lieue de la rive droite de la Garonne, une lieue S. de St-Gaudens, une d'Aspet, et

4, E. N. E. de Saint-Bertrand-de-Comminges. On y trouve les commodités nécessaires à la vie. Les eaux sont dirigées par un médecin-inspecteur.

Sources. Carrère admet quatre sources; M. Save n'en indique que trois. L'une est au milieu d'un pré, à 430 mètres de l'intérieur de la commune; les deux autres, connues sous les noms de *grande et petite source*, sont situées à l'entrée du village et à sa droite, en venant par la grande route de Saint-Gaudens; elles sont enfermées dans un bâtiment où l'on voit quelques baignoires de marbre assez commodes; elles sont assez abondantes, et l'eau est reçue dans deux bassins.

Ces trois sources ont présenté les mêmes phénomènes avec les réactifs, à l'exception de l'eau de la petite source qui a été légèrement colorée par la noix de galle en poudre, ce qui annonce la présence d'une petite quantité de fer; mais comme on fait un usage plus fréquent de l'eau de la grande source, c'est à celle-là que M. Save a donné la préférence pour les expériences suivantes.

Propriétés physiques. L'eau de la grande source est parfaitement claire et limpide, sans odeur: lorsque l'on goûte cette eau, on éprouve une saveur désagréable, mais très-faible. Elle pèse près d'un grain de plus que l'eau distillée par volume d'une once. La température de l'atmosphère étant à 21°, therm. Réaum., celle de l'eau minérale était à 19°.

Analyse chimique. Il résulte de l'analyse faite par M. Save, qu'une livre de cette eau contient :

Sulfate de chaux. . . . . 15 grains.
Sulfate de magnésie et de soude. . 5   1/3
Muriate de magnésie. 3   3/10
Carbonate de magnésie. 4/10
Carbonate de chaux. 2

Total. . . . . . 26 grains 1/10
Perte. 3/10

On peut estimer à environ 106 milligrammes (2 grains) pour le poids, et à trois pouces cubes pour le volume, l'acide carbonique contenu dans 489 grammes 146 d'eau.

Propriétés médicales. On a généralement regardé ces eaux comme sulfureuses; cependant les réactifs chimiques n'y démontrent point la présence du soufre.

Les eaux minérales d'Encausse, prises en boisson, sont utiles dans les dyspepsies, dans les fièvres tierces et quartes rebelles.

En bains et en douches elles conviennent dans les affections rhumatismales et paralytiques, ainsi que dans les tumeurs blanches. Il n'est point d'années, dit M. Save, où elles ne produisent les plus heureux effets dans ces maladies.

Outre ces propriétés, l'eau de la petite source peut être utile dans les maladies cachectiques, la chlorose, les flueurs blanches, l'ictère, et en général dans tous les cas où il existe un état de faiblesse générale.

Discours des deux fontaines médicinales du bourg d'Encausse en Gascogne, par Louis Guyon; 1595, in-8°, pag. 71. Cet ouvrage peut être consulté avec quelque fruit. On y trouve soixante-douze observations de guérisons opérées par les eaux d'Encausse.

Discours et abrégé de la vertu et propriété des eaux d'Encausse ès monts Pyrénées, dans le comté de Comminges, par Pierre Gassen de Plantin; 1601, in-12. L'auteur s'égare dans des raisonnements vagues et appuyés sur des principes ridicules.

Analyse des eaux minérales d'Encausse, par M. Save, pharmacien (*Bulletin de pharmacie*, décembre 1809).

BAGNOLES (*département de l'Orne*).

Village à 7 lieues O. N. O. d'Alençon, 3 E. S. E. de Domfront, 7 d'Argentan et de Falaise, 40 de Rouen, 50 de Paris. Les eaux minérales de Bagnoles ont joui autrefois d'une certaine réputation, et aujourd'hui elles semblent destinées à obtenir une vogue nouvelle. M. Lemachois y a formé un bel établissement, et en a rendu le séjour aussi agréable que salutaire. Les routes pour y parvenir sont en bon état. — Les logements sont propres et élégants, la nourriture saine, le vin et le cidre sont de bonne qualité; la chasse, la pêche, les promenades agréables qu'offrent les environs, sont autant de distractions favorables à la guérison des malades. — On prend les eaux depuis le mois de mai jusqu'au mois d'octobre. — M. Piette, médecin habile et expérimenté, surveille leur administration.

Source. Elle est environnée de rochers escarpés et pittoresques; l'eau jaillit au pied d'une montagne fort élevée, entre le nouveau et l'ancien bâtiment; elle est transmise dans un réservoir, et de là dans les cabinets des bains et des douches.

Propriétés physiques. L'eau est abondante, limpide, un peu onctueuse au toucher, et répand une odeur de gaz hydrogène sulfuré; sa saveur est peu désagréable; des bulles viennent crever à sa surface et semblent la faire bouillonner. La température est de 22° (therm. Réaum.) dans la fontaine, 21 dans le réservoir, et 20 1/2 dans les baignoires. Ces résultats m'ont été communiqués par le docteur Houssard, médecin distingué à Avranches, lequel a visité avec soin les eaux dont nous nous occupons.

Analyse chimique. MM. Vauquelin et Thierry ont traité, en 1813, cette eau par les réactifs; ils y ont découvert de l'acide carbonique, du muriate de soude, et des quantités presque insensibles de sulfate de chaux, de muriate de chaux et de muriate de magnésie, et pas un atome d'hydrogène sulfuré.

Propriétés médicales. M. Piette qui, depuis longtemps, a observé l'action des eaux de Bagnoles sur un grand nombre de malades, les recommande dans les maladies cutanées rebelles et invétérées, les rhumatismes chroniques et goutteux, les sciatiques, la paralysie rhumatismale, les catarrhes pulmonaires chroniques, la phthisie muqueuse, les gastrites chroniques, les affections goutteuses qui se fixent sur l'estomac et les intestins, les ulcères atoniques, les anciennes plaies d'armes à feu, les ankiloses. On les a également employées pour guérir les flueurs blanches, la chlorose, les règles trop abondantes. Elles sont nuisibles aux personnes atteintes d'hémoptysie.

Mode d'administration. En boisson on use de l'eau de Bagnoles depuis deux ou trois verres jusqu'à une pinte. On ne doit pas dépasser cette dose. — Quant aux bains, il est des salles destinées les unes aux dames, les autres aux hommes. Comme la température de la source minérale est peu élevée, on l'augmente en unissant à l'eau minérale de l'eau bouillante que l'on met dans la baignoire. On associe souvent aux bains, la boisson de l'eau ferrugineuse de la fontaine de Courtomer. — On ne trouve à Bagnoles que des douches descendantes; le diamètre des tuyaux est de trois lignes. La durée de la douche est de six à huit minutes.

Cette eau s'altère beaucoup par le transport.

Traité des eaux minérales de Bagnoles; 1740, in-8°. Cet ouvrage ne contient rien d'intéressant.

Lettre sur les eaux minérales de Bagnoles, par M. Geoffroy (*Journal de Verdun*, juin 1750, pag. 442).

Nouvelle hydrologie, par M. Monnet; 1772, in-12. L'auteur parle, pag. 128, des eaux de Bagnoles.

Analyse de l'eau de Bagnoles, par MM. Vauquelin et Thierry (*Annales de chimie, avril* 1814).

La Malou (*département de l'Hérault*).

Hameau à 15 lieues de Montpellier, près de la commune de Mouscairol, situé dans un petit vallon agreste et entouré de montagnes assez élevées. On y remarque des bains d'eau thermale qui jouissent de quelque vogue, et qui présentent un établissement assez important. Les malades y trouvent des appartements commodes assez bien distribués, des galeries spacieuses et couvertes, une nourriture saine, un air très-pur, et des promenades agréables. Les bains sont très-fréquentés dans les mois de juin, juillet, août et septembre. M. Saisset en est le médecin-inspecteur.

Nature du sol. Le terrain de la montagne nommée Usclade, d'où sort la source, est graniteux et formé de plusieurs couches de minéraux qui affectent des couleurs très-variées. On y rencontre un schiste argillo-ferrugineux, feuilleté et très-tendre.

Source. L'eau jaillit de terre à 50 mètres environ du bassin où les malades se baignent, et dans lequel elle se rend par un canal souterrain assez large. Il y a un bassin destiné aux hommes, et un autre aux dames. Le nombre des personnes qui peuvent se baigner à-la-fois ne peut être porté au delà de quinze.

Propriétés physiques. La source est très-abondante, et répand une odeur sulfureuse assez sensible. L'eau est limpide, transparente, un peu onctueuse, son goût est légèrement ferrugineux; sa surface est couverte d'une pellicule roussâtre; elle dépose un sédiment jaunâtre et très-abondant, sur-tout dans l'aquéduc. Sa température prise dans le réservoir est de 28 à 29°, therm. Réaum. M. Saint-Pierre assure qu'il a vu quelquefois, sur-tout en été, la source augmenter tout-à-coup, entraîner avec l'eau une matière rouge, et acquérir une chaleur qui équivaut à 36°. Cette espèce de révolution momentanée est digne de fixer l'attention des physiciens.

Analyse chimique. Il résulte des expériences de M. Saint-Pierre, que 2 kilog. 56 gramm. d'eau de la Malou contiennent :

Acide carbonique en excès..	» grammes.
Carbonate de soude.	1,200
Muriate de soude.	0,260
Carbonate de chaux.	0,637
Carbonate de magnésie.	0,159
Carbonate de fer.	0,053
Matière colorante extractive.	quantité impondérable.
Total.	2,468 grammes.

Propriétés médicales. M. Saint-Pierre compare les eaux de la Malou à celles de Vichi, du Mont-d'Or, de Seltz. Elles sont toniques, résolutives et diurétiques. On a conseillé leur usage intérieur dans la débilité des forces digestives, l'empâtement des organes abdominaux, l'ictère, la chlorose, les flueurs blanches. Barthez et Le Roy ont reconnu l'utilité des bains de la Malou dans les rhumatismes chroniques, les affections goutteuses non invétérées. Quelques médecins les recommandent dans les maladies cutanées.

Mode d'administration. En boisson on use de ces eaux depuis la dose d'une livre jusqu'à trois. On s'en sert très-fréquemment en bains.

Lettre sur les bains de la Malou (Nature considérée; 1771, tom. 7, *pag.* 223). Cette lettre contient une description des bains de la Malou, l'analyse des eaux, et leurs propriétés médicinales.

Mémoire sur les eaux de la Malou, par A. Saisset ; Montpellier, in 8°, 92 pages. L'auteur rapporte vingt-trois observations sur les bons effets des bains de la Malou dans plusieurs maladies.

Essai sur les eaux minérales, par M. Saint-Pierre (Thèse, Montpellier, août 1809). On trouve, pag. 48, un article sur les eaux de la Malou.

Source de Capus (*département de l'Hérault*).

Non loin des bains de la Malou et au nord de cette source, on en trouve une autre connue sous le nom de source de Capus, qui, très-analogue à la précédente, en diffère par sa température, et surtout par la proportion de ses éléments minéralisateurs.

Source. Elle sort de terre en assez grande abondance ; l'eau est recueillie dans un bassin couvert.

Propriétés physiques. L'eau est limpide, transparente, son odeur est fade, son goût légèrement acidule. Par l'agitation, elle dégage quelques bulles. Sa température est de 18 à 20°, therm. Réaum., quelle que soit la saison ; ainsi elle est réputée chaude en hiver et froide en été. Elle forme un dépôt ocracé fort considérable, d'une couleur jaune à sa surface, et d'un rouge brun dans ses couches inférieures.

Analyse chimique. D'après les expériences de M. Saint-Pierre, 1 kilog. 71 gramm. d'eau minérale de Capus, contiennent, outre l'acide carbonique qui les acidule,

Carbonate de soude.	0,159 grammes.
Sulfate de soude.	0,106
Muriate de soude.	0,053
Carbonate de chaux.	0,106
Carbonate de magnésie.	0,014
Carbonate de fer.	0,027
Poids de la matière colorante ou perte.	0,119
Total.	0,584 grammes.

100 parties du dépôt qui s'accumule dans le bassin offrent :

Oxyde de fer.	60
Carbonate de chaux.	9
Carbonate de magnésie.	1
Acide carbonique.	30
Total.	100

Propriétés médicales. On voit que sous le rapport de sa composition, cette eau est très-analogue à celle de la Malou; ses vertus sont à-peu-près les mêmes; cependant, comme elle est plus ferrugineuse, elle est plus tonique et doit mieux convenir dans le traitement des flueurs blanches, des blennorrhées, la langueur des premières voies.

Essai sur l'analyse des eaux minérales, par M. Saint-Pierre (*Thèse, Montpellier*, août 1809). On trouve, pag. 57, un article sur les eaux de Capus.

CHATEL-GUYON (*département du Puy-de-Dôme*).

Village au pied d'une petite montagne, à une lieue N. E. de Riom, et à une demi-lieue de la grande route de cette ville.

Nature du sol. Le terrain est gras et fertile; cependant il est parsemé de cailloux et abonde en pierres calcaires.

Sources. A cinq cents pas du village, on voit cinq sources placées sur la même ligne, à quelque distance les unes des autres. La première se nomme *fontaine d'Asan;* les autres n'ont pas reçu de nom particulier.

Propriétés physiques. Les eaux sont claires, limpides; leur saveur est aigrelette et légèrement amère. Leur température est de 30°, thermom. centigrade.

Analyse chimique. Nous n'avons point d'analyse récente des eaux de Châtel-Guyon; la moins ancienne est celle publiée par Cadet. D'après des expériences faites au moyen des réactifs et de l'évaporation, il a obtenu une petite quantité de fer, du muriate de soude, du sulfate de magnésie, une petite portion de cette même base, et un peu de chaux, qui, vraisemblablement, étaient, ainsi que le fer, tenus en dissolution dans cette eau par le gaz acide carbonique.

Propriétés médicales. Ces eaux jouissent de quelque réputation; elles sont utiles dans la débilité de l'estomac, les dégoûts, l'inappétence, les digestions tardives, les embarras des viscères de l'abdomen, les fièvres intermittentes, les pâles couleurs, la jaunisse, les flueurs blanches, la suppression des règles par défaut de forces, les affections nerveuses.

Mode d'administration. On fait usage de ces eaux en boisson; à la dose de deux ou trois verres chaque matin, elles sont altérantes; si on augmente leur dose, elles deviennent laxatives.

Elles portent un peu à la tête; l'assoupissement qui en est la suite est de courte durée.

D'après Raulin, les eaux minérales de Châtel-Guyon sont aussi purgatives que celles de Sedlitz et de Seydschutz, et à-peu-près à la même dose. Cet auteur pense aussi qu'on doit les préférer aux eaux de Vichi dans les engorgements des viscères avec irritation et disposition inflammatoire.

Transportées avec soin, les eaux de Châtel-Guyon conservent beaucoup de leurs vertus.

On imite ces eaux, suivant M. Duchanoy, avec cinquante grains de sel marin par pinte, dans de l'eau au 24ᵉ degré, quelques grains de sulfate de soude, du gaz acide carbonique, des terres en proportion; le tout bien remué.

Traité analytique des eaux minérales, par M. Raulin, Paris, 1774, in-12. Le cinquième chapitre du second volume traite des eaux de Châtel-Guyon.

CLERMONT-FERRAND (*département du Puy-de-Dôme*).

Chef-lieu de préfecture, à 77 lieues de Paris. Cette ville, dit M. Lemonnier, rassemble peut-être plus de sources dans ses murs, que certaines provinces n'en offrent à l'observateur.

Sources. Dans les jardins, au-dessous du quartier de Jaude, dans l'espace appelé le *Salin*, il jaillit plusieurs sources d'eaux minérales.

La chaleur de ces sources est de 18°, thermomètre Réaum.

A Beaurepaire, à quelque distance de Jaude, sur le chemin qui conduit à Chamalières, il existe une fontaine qui a les mêmes qualités que les sources de Jaude : elles sont acidules et vineuses.

Dans le quartier de Saint-Pierre, sous le bâtiment appelé *Poids de ville*, on voit une source d'eaux minérales que l'on dit contenir du muriate de soude fossile.

Les eaux minérales abondent sur-tout au faubourg de Saint-Allyre, situé au nord-ouest de la ville de Clermont, et au bas du monticule sur lequel elle est bâtie, dans le fond de la vallée où coule le ruisseau de Tiretaine. Ces eaux déposent beaucoup, et les fondements des maisons du faubourg ont pour base des stalactites qu'elles ont formées. Elles sont gazeuses, acidules, limpides; leur chaleur est de 20° au-dessus de la congélation; elles contiennent, d'après M. *Mossier*, de la terre absorbante, du muriate de soude, du sulfate de soude, et du fer en petite quantité.

On fait usage ordinairement pour la cure de plusieurs maladies, des eaux de la source qui est sur une petite place au-dessus du moulin; elle est sous une petite voûte, et dépose dans son bassin et dans son canal de décharge un limon léger, ocracé. Ses propriétés médicales sont les mêmes que celles des eaux acidules en général.

Parmi les fontaines de Saint-Allyre, il en est une qui mérite de fixer l'attention des étrangers; ses eaux sont très-limpides, gazeuses, un peu tièdes, leur goût est aigrelet; elles jouissent d'une vertu pétrifiante, ou plutôt elles recouvrent d'incrustations pierreuses tous les corps qui se rencontrent sur leur passage. Elles ont formé trois ponts et un mur qui a 47 toises de longueur; et tous les corps qu'on y laisse plongés pendant quelque temps, tels que des fruits, des plantes, des branches d'arbre, etc., se revêtent d'une couche pierreuse plus ou moins épaisse. Cette eau n'est d'aucune utilité médicinale.

Analyse de la fontaine pétrifiante de Clermont en Auvergne, par M. Lemery (*Histoire de l'Académie royale des sciences*, 1700, *pag.* 58).

Observations d'histoire naturelle faites dans les provinces méridionales du royaume pendant l'année 1739, par Mr Lemonnier; Paris, 1744, *à la suite de la méridienne de l'Observatoire royal de Paris*, par M. Cassini de Thury.

SOURCE DE FONT-CAOUADA OU FONCAUDE (*département de l'Hérault*).

La source de ce nom est située à environ trois quarts de lieue de Montpellier, près de Caunelles, dans un vallon solitaire très-agréable, que traverse la rivière de la Mosson. Les eaux minérales sont reçues dans un bâtiment.

Propriétés physiques. Les eaux sont claires, limpides, leur goût est vineux selon M. Joyeuse, et d'après M. Saint-Pierre, il est un peu fade. Quelques bulles viennent éclater à leur surface; elles offrent une couleur irisée et sont onctueuses au toucher. Leur chaleur est de 20° (therm. Réaum.). M. Saint-Pierre a trouvé que leur température était de 19° (Réaum.), celle de l'atmosphère étant à 7°; aussi ces eaux paraissent très-chaudes en hiver, ce qui a valu à la source le nom qu'elle porte.

Celle-ci est fort abondante; sa quantité et son degré de chaleur ne varient point dans les différentes saisons.

La pesanteur spécifique de l'eau se trouve moindre d'un degré à l'aréomètre de Baumé, que celle de l'eau distillée. — Un dépôt limoneux enduit le bassin.

Analyse chimique. L'eau de la source qui nous occupe, a été successivement examinée par Montet, MM. Virenque et Joyeuse de Montpellier, et en dernier lieu par M. Saint-Pierre.

9 kilog. 79 grammes d'eau ont fourni :

Acide carbonique libre....	» grammes.
Carbonate de chaux......	1,275
Muriate de soude........	0,850
Carbonate de fer.. Matière extractive.	} quantité impondérable.
Total.....	2,125 grammes.

Propriétés médicales. Les eaux de Foncaude jouissent d'une certaine réputation. M. Saint-Pierre les caractérise comme acidules et bien faiblement salines. Les médecins de Montpellier les recommandent contre les maladies de la peau, les sciatiques et les douleurs rhumatismales.

Si l'expérience justifie ces premières données, cette eau minérale sera très-précieuse pour la ville de Montpellier, où les maladies de peau sont assez fréquentes.

Mode d'administration. On prend cette eau en boisson et en bains. Il faut éviter de s'y plonger, quand la chaleur, dont elle est pénétrée, est trop basse par rapport à celle de l'air ambiant.

Essai sur l'analyse des eaux minérales, par M. Saint-Pierre (*Thèse, Montpellier, août 1809*). On trouve, pag. 70, un article sur la source de Foncaude. Cet opuscule décèle un chimiste distingué.

Notice sur les eaux de Foncaude (*Recueil des Bulletins de la Société libre des sciences de Montpellier, tom. 2, pag. 169*). M. le professeur Vigaroux expose dans cette Notice pleine d'intérêt la topographie de la source, ses caractères physiques, l'analyse chimique, et ses propriétés médicales.

Aperçu sur la nature des eaux de la fontaine Font-Caouada, par M. Joyeuse (*Journal de médecine de Montpellier, tom. 1, pag. 153*).

SAINT-MARS ou SAINT-MART (*département du Puy-de-Dôme*).

Chapelle près de Chamelière-lez-Clermont, à un quart de lieue de Clermont-Ferrand. Le vallon dans lequel se trouvent les eaux minérales, offre un aspect charmant et pittoresque. Les eaux sont très-fréquentées par les habitants de Clermont, surtout au printemps.

Sources. Il y en a deux; on les distingue par les noms de grande et de petite.

Propriétés physiques. Les eaux ont une saveur aigrelette et légèrement astringente; leur température est environ de 24 à 28 + 0, therm. centigrade.

Analyse chimique. Elles contiennent, dit M. Alibert, du gaz acide carbonique et des sels analogues à ceux qui se trouvent dans les sources de Clermont. L'acide gallique y démontre la présence d'une petite quantité de fer, combinée, sans doute, avec l'acide carbonique.

Propriétés médicales. On regarde les eaux de Saint-Mart comme très-efficaces dans la langueur des organes digestifs. Elles sont aussi très-salutaires dans certaines convalescences longues et pénibles, la chlorose, les affections catarrhales chroniques, etc. On emploie les bains avec assez de succès contre la roideur des articulations, la paralysie, les rhumatismes chroniques (1).

SAINT-ALBAN (*département de la Loire*).

Hameau dépendant de la commune de Saint-André-d'Apchon, sur la rive gauche de la Loire, à 2 lieues de Roanne. Les eaux minérales qui y jaillissent sont connues depuis long-temps; mais elles ne sont fréquentées que depuis qu'on y a établi

(1) Alibert, *Nouveaux Éléments de Thérapeutique*, tom. 2.

des logements commodes. — Saint-Alban offre des promenades agréables; la nourriture y est saine. — On prend les eaux depuis le 22 juin jusqu'au 22 septembre. — M. Cartier, médecin-inspecteur, a publié une notice sur ces eaux.

Sources. Raulin et Carrère admettent quatre sources minérales; M. Cartier n'en indique que trois. Elles occupent le fond d'un vallon étroit, et sont renfermées dans une petite enceinte carrée.

Propriétés physiques. Les trois sources sont très-abondantes, et sont couvertes à leur surface d'une grande quantité de bulles, formées par le dégagement de gaz acide carbonique. L'eau est claire, limpide; sa saveur piquante laisse un arrière-goût un peu austère; elle dépose un sédiment rougeâtre sur les parois du bassin. Sa pesanteur spécifique est de 11°. La température est constamment de 15°, thermomètre de Réaumur.

Analyse chimique. D'après les expériences du docteur Cartier et de M. Barbe, pharmacien à Roanne, une pinte d'eau minérale de Saint-Alban contient :

Nitrate de chaux............. 6 grains.
Carbonate de soude.......... 32 1/2
Sulfate de chaux............. 2 1/2
Carbonate de chaux.......... 6 1/2
Oxyde de fer................ 1 5/6
Terre argileuse.............. 4
Acide carbonique............ 47

Propriétés médicales. M. Cartier préconise les

eaux de Saint-Alban dans un très-grand nombre de maladies. Il les recommande dans l'atonie de l'estomac, la jaunisse, la chlorose, la suppression des règles, les engorgements des viscères, les flueurs blanches, les diarrhées anciennes, les blennorrhagies opiniâtres, l'épuisement qui succède à l'onanisme et à l'excès des plaisirs vénériens, dans différentes affections nerveuses, et sur-tout dans les maladies qui surviennent au temps critique, etc.

Mode d'administration. En boisson, on use des eaux de Saint-Alban à la dose de cinq à six verres chaque matin. On associe à l'usage interne des eaux, des bains d'eau commune et d'eau minérale. On trouve à Saint-Alban plusieurs salles de bains très-propres.

Les eaux minérales de Saint-Alban conservent une partie de leurs propriétés, malgré le transport.

Analyse des eaux minérales de Saint-Alban, par M. Richard de la Prade (*Journal de médecine*, août 1774, pag. 132).

Traité analytique des eaux minérales, par M. Raulin; 1774, in-12. Le chapitre treize du second volume traite des eaux de Saint-Alban.

Notice et analyse des eaux minérales de Saint-Alban, par M. Cartier; Lyon, 1816. L'auteur ne rapporte aucune observation pratique.

POUGUES (*département de la Nièvre*).

Bourg situé sur la grande route de Paris à Lyon, à 3 lieues de Nevers; 3 de la Charité, et 52 de Paris. Le pays est entrecoupé de petites montagnes fertiles en grains et couvertes de vignes; les vallons des en-

acidules froides.

virons forment des prairies agréables, mais humides. L'air y est très-salubre.

La source minérale que l'on y rencontre, est connue depuis long-temps, car elle était en grande vénération dans le milieu du 15e siècle. Elle a acquis de la célébrité par l'usage qu'en ont fait le prince de Mantoue, Henri III, Catherine de Médicis, la princesse de Longueville, Marie de Gonzague, la baronne de Retz, Henri IV, Louis XIV, et depuis, le prince de Conti, à qui l'on doit plusieurs plantations qui embellissent les environs de la fontaine.

Pougues offre des auberges commodes et assez proprement meublées; le pain et le vin y sont excellents. — Les eaux se boivent depuis le mois de mai jusqu'au mois d'octobre. Leur administration est dirigée par un médecin-inspecteur.

Nature du sol. Les montagnes voisines de Pougues sont formées de pierre calcaire coquillière; on y trouve, entre autres coquillages, une multitude d'oursins pétrifiés.

Source. Elle est située dans une prairie, à 400 pas du bourg, et à 600 de la plus haute montagne des environs. Le puits qui contient les eaux est bâti en pierres de taille; il a trois pieds de diamètre et vingt pieds de profondeur. L'eau est très-abondante, et également dans tous les temps de l'année.

Propriétés physiques. L'eau est limpide, froide; sa saveur est vive, piquante; elle n'a point d'odeur;

abandonnée dans un vase, elle dépose un léger précipité d'oxyde de fer.

Analyse chimique. Les eaux de Pougues ont été examinées par Duclos, Geoffroy et Costel, qui ont obtenu des résultats différents. M. Hassenfratz les a analysées en 1789 ; il résulte de son travail que chaque livre d'eau contient :

Acide carbonique libre.	16, 7 grains.
Carbonate calcaire.	12, 2
Carbonate de soude	10, 4
Muriate de soude	2, 2
Carbonate de magnésie.	1, 2
Alumine.	0,35
Silice mêlée d'oxyde de fer. . .	3,20
	43,43 grains.

Propriétés médicales. Les eaux de Pougues méritent la réputation dont naguère elles jouissaient, et peut-être que les médecins de nos jours en négligent trop l'emploi. Elles conviennent dans les anasarques passifs, les engorgements du foie, de la rate, les coliques néphrétiques, la mélancolie hystérique et hypochondriaque, quelques fièvres quartes rebelles, les dartres, les démangeaisons à la peau, les pâles couleurs, les fleurs blanches, les gonorrhées anciennes, la suppression des règles par faiblesse, et en général dans toutes les maladies asthéniques. — Raulin compare les eaux de Pougues à celles de Spa et de Seltz.

Les eaux minérales qui nous occupent sont

nuisibles aux phthisiques, aux asthmatiques; elles aggravent les rhumes, les fluxions, et en général toutes les maladies qui ont un caractère aigu.

Mode d'administration. On boit ces eaux à la dose de trois ou quatre verres jusqu'à la quantité d'une pinte et demie. Elles doivent être prises froides; la chaleur les décompose. Quelquefois elles déterminent un léger mal de tête et une sorte d'ivresse; ces accidents sont de courte durée; mêlées avec le vin, elles le rendent agréable, et lui donnent, jusqu'à un certain point, la saveur du vin de Champagne mousseux.

Ces eaux, renfermées dans des bouteilles bien closes, supportent assez bien le transport. Louis XIV les prit avec succès à Saint-Germain-en-Laye.

Discours sur la vertu et l'usage de la fontaine de Pougues, et administration de la douche, par Jean Pidoux; 1595, in-8°.

Discours de l'origine et propriétés de la fontaine minérale de Pougues, par Étienne Flamant; 1633, in-8°.

L'Hydre féminine combattue par la Nymphe pougoise, par Augustin Courrade; 1634, in-8°. Cet ouvrage, écrit d'un style diffus, est rempli de principes erronés et de raisonnements ridicules.

Observations sur les eaux minérales de Pougues, par M. Raulin; 1769, in-12. On trouve dans cet ouvrage quelques observations pratiques, et l'analyse chimique de M. Costel.

Premier mémoire sur les eaux aérées, minérales et thermales du Nivernais, par Hassenfratz (*Annales de chimie*, t. 1, p. 81).

SULTZMATT (*département du Haut-Rhin*).

Bourg à deux lieues environ N. E. de Gebwiller, et à une lieue N. O. de la ville de Ruffac, situé dans une vallée étroite, fertile et agréable. Plusieurs grandes routes y aboutissent; les étrangers et les malades trouvent près des sources minérales des appartements commodes et bien distribués, et de plus des bains très-salutaires. — La saison des eaux a lieu ordinairement depuis le mois de mai jusqu'au mois d'octobre inclusivement.

Sources. A quelques centaines de pas du bourg, au pied du mont *Heidenberg*, jaillissent six sources minérales dans un sol composé de sable et d'argile. Les eaux vont se rendre dans des réservoirs bien construits et proprement entretenus. Les fontaines sont voisines l'une de l'autre; on les nomme: 1° La fontaine *acide* ; 2° la *sulfureuse* ; 3° la *purgative* ; 4° celle de *cuivre* ; la 5e et la 6e ont reçu le beau nom de *source d'or* et *source d'argent*. Nous n'avons pas, je crois, besoin d'avertir que ces sources, et principalement les deux dernières, ne méritent point les riches épithètes qu'on leur a prodiguées; cependant nous avons jugé convenable de respecter cette nomenclature, puisqu'un ancien usage l'a consacrée.

Propriétés physiques. Les eaux de toutes ces fontaines sont abondantes, limpides, transparentes et douces au toucher. Elles sont pétillantes et ont un goût aigrelet, piquant, qui porte au nez. Ce goût est plus fort et plus sensible dans la *cuivreuse* que dans les autres. Exposées à l'air libre, ces eaux perdent leur saveur assez facilement. Les cinq premières sources n'ont point d'odeur étant froides; mais chauffées, elles offrent une légère odeur de lessive, qui est très-sensible dans la salle des bains. La fontaine sulfureuse a une odeur et un goût d'œufs pourris.

Quoique ces eaux soient froides, cependant on ne les a jamais vu gelées. — M. le docteur Meglin les a trouvées constamment plus pesantes que l'eau distillée.

Analyse chimique. L'eau des cinq premières sources contient, d'après M. Meglin, du gaz acide carbonique, du carbonate de soude, du carbonate de chaux, et un peu de bitume. La source dite sulfureuse contient un peu de gaz hydrogène sulfuré.

Les sources ne diffèrent entre elles que par la proportion de leurs principes; cette nuance, cette variété, permettent de proportionner le remède à l'intensité du mal et à la disposition individuelle du sujet.

Propriétés médicales. En boisson, on fait principalement usage de l'eau acide, que l'on boit tantôt seule, tantôt coupée avec du lait. Schenck assure, d'après son expérience, qu'elle est très-avantageuse dans les fièvres inflammatoires, les fièvres malignes; il la recommande sur-tout aux hypochondriaques, et aux hystériques. M. Beccara, médecin à Colmar, prétend qu'elle est souveraine contre les maladies de la peau, des reins, de la matrice, contre les flueurs blanches. On les prescrit également dans les diarrhées chroniques, la suppression des règles, l'engorgement des viscères. M. Meglin les propose encore contre les maladies scrophuleuses et rachitiques et les vers des enfants. L'eau *purgative* ne provoque d'évacuations alvines qu'autant qu'on y ajoute quelque sel neutre.

L'usage extérieur de l'eau sulfureuse est fort accrédité; on s'en sert sous forme de bains chauds, tièdes ou froids, qui sont d'autant plus efficaces, que l'on boit en même temps les eaux acides : on recommande ces bains dans la paralysie, la goutte, les rhumatismes, les ulcères, les dartres.

Mode d'administration. On boit les eaux de Sultzmatt depuis la dose de quatre verres jusqu'à une pinte ou deux.

Pour former les bains, il faut avoir soin de faire chauffer l'eau minérale.

L'eau *acide*, renfermée dans des vases bien bouchés, peut se transporter au loin et conserver pendant assez long-temps ses bonnes qualités.

Guérin, *De fontibus medicatis Alsatiæ*; 1769. Le septième chapitre traite des eaux de Sultzmatt.

Analyse des eaux minérales de Sultzmatt en Haute-Alsace, par J.-A. Meglin; 1779, in-8°. Cet ouvrage contient plusieurs observations pratiques; il est bien fait, et mérite d'être consulté.

CHATELDON (*département du Puy-de-Dôme*).

Bourg à 3 lieues de Vichi et de Cusset, 6 de Clermont-Ferrand et de Riom, 13 de Moulins, et 20 de Lyon. Il est environné de coteaux couverts de vignes; ses environs sont agréables et présentent des sources minérales très-salutaires, qui seraient plus fréquentées, s'il existait un établissement commode pour les malades. On boit les eaux depuis le mois de mai jusqu'au mois d'octobre.

Sources. Il y en a deux : la première, appelée *source des Vignes*, est éloignée d'environ trois cents pas du bourg; elle est au bas d'un coteau planté de vignes. La seconde est à cinq cents pas environ de la première, à mi-côte d'une montagne couverte de broussailles; on la nomme *source de la Montagne*. Ces deux fontaines sont séparées par un ruisseau qui coule dans le vallon situé entre les montagnes.

Propriétés physiques. La source de la Montagne est la plus abondante; les eaux sont froides, ont un goût aigrelet, piquant, qui devient ensuite légèrement alcalin et astringent. Exposée à l'air ou conservée dans des vases mal bouchés, cette eau se trouble, et bientôt après il se sépare un précipité jaune très-léger, qui n'est autre chose que de l'oxyde de fer tenu en dissolution par l'acide carbonique.

Analyse chimique. D'après l'analyse incomplète de M. Desbret, les eaux de Châteldon contiennent beaucoup de gaz acide carbonique, du carbonate de magnésie, du carbonate de chaux, du muriate de soude, et du carbonate de fer.

Propriétés médicales. Elles ne sont pas encore bien déterminées. Raulin et M. Desbret comparent les eaux qui nous occupent à celles de Spa, et plusieurs médecins les prescrivent dans les mêmes circonstances où conviennent les eaux de Pyrmont.

M. Desbret regarde les eaux de Châteldon comme apéritives, rafraîchissantes. Elles aiguisent l'appétit, facilitent la digestion, et calment les chaleurs d'entrailles; on les emploie avec succès dans les vomissements habituels, le dégoût, les flatuosités, les aigreurs, les affections hystériques et hypochondriaques, les engorgements abdominaux, les pâles couleurs, les flueurs blanches, les rougeurs de la face, la couperose, les dartres vives, farineuses. M. Desbret préconise sur-tout les eaux de Châteldon contre la stérilité.

Mode d'administration. On boit les eaux depuis une pinte jusqu'à trois. Unies au vin, elles le rendent plus agréable. Il faut les boire froides; la chaleur les altère, en faisant dégager le gaz acide carbonique.

Quoiqu'il soit préférable de boire les eaux à la source même, on peut cependant les transporter, en bouchant très-exactement les bouteilles.

Eau minérale artificielle de Châteldon, d'après
MM. Tryaire et Jurine.

Acide carbonique. . . . . . . ½ fois le volume.
Carbonate de soude. . . . . 3 grains.
Muriate de soude. 3
Carbonate de magnésie. . . 2
Carbonate de fer 1/2

Traité des eaux minérales de Châteldon, Vichi, etc., par

M. Desbret; 1778, in-12. La première section de cet ouvrage concerne les eaux de Châteldon. Le même auteur a publié encore plusieurs opuscules sur les eaux de Châteldon.

Les Nymphes de Châteldon et de Vichi, dialogue sur mes bords; 1785, broch. in-8º de 62 pag. C'est la rivière d'Allier qui parle, et qui rapporte deux entretiens qu'ont eus la nymphe de Châteldon et la nymphe de Vichi. Les deux nymphes se disputent sur la prééminence de leurs eaux, et se disent les injures les plus grossières.

SELTZ (*département du Bas-Rhin*).

Petite ville sur le Rhin, à 3 lieues S. E. de Weissemberg, 9 N. E. de Strasbourg, 126 E. de Paris. Les eaux minérales que l'on y trouve sont assez fréquentées pendant la belle saison; on s'y procure aisément les commodités nécessaires à la vie.

Source. Les eaux minérales sourdent à deux cents pas ou environ de la ville dans un vallon long et étroit.

Propriétés physiques. L'eau est froide, claire, limpide, piquante, et un peu salée au goût. La source est assez abondante, sa surface est couverte de bulles; elle dépose un sédiment jaunâtre.

Analyse chimique. L'analyse de cette eau a été faite par Venel, médecin de Montpellier. C'est lui qui le premier a découvert dans cette eau l'acide carbonique; il y a trouvé de plus du carbonate de magnésie, du carbonate de soude, et sur-tout du muriate de soude. La quantité des deux premiers sels est peu considérable, mais celle du dernier l'est davantage.

Le célèbre Bergmann a examiné aussi l'eau de Seltz; elle contient par kaune ou 2 pintes 3/4 :

Carbonate de chaux . . . .   17 grains.
Carbonate de magnésie. 29 1/2
Carbonate de soude.   24
Muriate de soude. 109 1/2

Le fluide élastique va quelquefois à 60 pouces cubiques, presque en totalité, d'acide carbonique.

Propriétés médicales. Les vertus précieuses de l'eau de Seltz sont connues de tous les médecins; elles ont été spécialement célébrées par Hoffmann, aussi n'est-il pas d'eau minérale dont l'usage soit plus généralement répandu. L'eau de Seltz est rafraîchissante, apéritive et diurétique; on l'administre avec succès dans le scorbut, les fièvres bilieuses et adynamiques, les flueurs blanches, les pertes utérines sans altération organique de la matrice, l'affaiblissement des organes digestifs; dans quelques cas ces eaux augmentent considérablement la sécrétion des urines. Elles facilitent la digestion et sont favorables aux hystériques et aux hypochondriaques. On les prescrit encore avec succès dans quelques espèces de dartres et dans d'autres maladies de la peau.

Mode d'administration. On boit cette eau depuis la dose de deux livres jusqu'à quatre. Il ne faut point la faire chauffer, parce qu'elle perd dès lors son fluide élastique et ses propriétés. On peut la couper avec du lait et l'unir au vin aux repas.

Il faut, autant que possible, boire l'eau à la

source, car celle qu'on envoie à Paris et dans les départements arrive en partie altérée, quoique les bouteilles soient fermées exactement. Elle perd dans le transport une partie du gaz acide carbonique.

Eau de Seltz artificielle, d'après MM. Tryaire et Jurine.

Eau. . . . . 20 onces.
Acide carbonique . . . . . . 5 fois le volume.
Carbonate de soude. . . . . 4 grains.
Muriate de soude 22
Carbonate de magnésie. . . 2

Eau de Seltz douce, d'après MM. Tryaire et Jurine.

Même proportion que l'eau de Seltz; mais l'acide carbonique qu'elle contient est extrait par le calorique, et s'y combine avec quelques parties d'hydrogène.

Eau de Seltz, d'après M. Swédiaur.

Eau pure. . . . . 50 livres.
Carbonate de chaux. . . . . . . 2 gros.
Carbonate de magnésie . . . . . 1 once.
Carbonate de soude.. 6
Muriate de soude 1 1/2
Ajoutez :
Gaz acide carbonique. . . . . . 909 à 1,000 p. c.

Analyse de l'eau de Seltz, par M. Bergmann (*Opusc. chim.*, tom. 1, pag. 206).

Saint-Myon (*département du Puy-de-Dôme*).

Village appelé autrefois *Saint-Meaulps*, sur une

éminence ; à un quart de lieue d'Aytonne et à 2 lieues de Riom. Ce village est arrosé par la rivière de *Morge*, qui roule ses eaux le long d'un rocher assez élevé, formé d'un sable ordinaire et de couches qui imitent le marbre. Les eaux minérales de Saint-Myon étaient anciennement très-renommées : le grand Colbert leur accordait beaucoup de confiance : Hoffmann en a parlé dans ses ouvrages.

Les malades ont coutume d'en faire usage pendant une vingtaine de jours durant la belle saison.

Sources. Plusieurs sources jaillissent au pied de la colline.

Propriétés physiques. Les eaux de St-Myon sont incolores et transparentes; elles ont une saveur piquante et acidule. Leur température est froide. Une grande quantité de bulles viennent éclater à la surface de l'eau, en perdant le fluide élastique qui les a formées, c'est-à-dire l'acide carbonique. Ce gaz dissipé, l'eau n'a plus qu'une saveur légèrement alcaline.

Analyse chimique. Costel a analysé ces eaux, et parmi les substances qu'il a retirées, on distingue de la soude, du carbonate et du sulfate de chaux, et une assez grande quantité d'acide carbonique.

Propriétés médicales. Selon M. Alibert, la réputation de ces eaux n'est pas aussi répandue qu'elle mériterait de l'être. Elles sont très-avantageuses dans les maladies de langueur, dans l'atonie de l'appareil digestif, les engorgements des viscères abdominaux, les règles trop abondantes, les flueurs

acidules froides.

blanches, le flux hémorrhoïdal excessif, et les gonorrhées anciennes. Il est des cas où les eaux de Saint-Myon, coupées avec du lait d'ânesse, produisent des effets surprenants dans les affections nerveuses, la cachexie.

Raulin les compare aux eaux de Seltz et leur donne même la supériorité. Cependant les eaux de Seltz l'emportent sur celles de Saint-Myon par les proportions de leurs principes.

Mode d'administration. On use de cette eau seulement en boisson; la dose est de deux jusqu'à quatre livres chaque matin. Comme elle est fortement imprégnée de gaz acide carbonique, il ne faut pas la faire chauffer, de peur que le gaz ne se dissipe. On la boit pure ou coupée avec la moitié, un quart de lait, selon la nature de la maladie et la disposition de l'estomac. On peut en faire aux repas sa boisson ordinaire, en l'unissant au vin, dont elle relève le goût.

Les eaux de Saint-Myon s'altèrent beaucoup par le transport, à moins qu'on ne bouche très-exactement les bouteilles.

Eau minérale artificielle de Saint-Myon.

On peut, suivant M. Duchanoy, remplacer l'eau naturelle en faisant fondre dans une pinte d'eau acidule,

Muriate de soude. . . . . 2 grains.
Magnésie. 12

Traité analytique des eaux minérales, par M. Raulin; Paris,

1774, in-12. Le premier chapitre du second volume traite des eaux de Saint-Myon.

LANGEAC (*département de la Haute-Loire*).

Petite ville sur l'Allier, à 17 lieues de Clermont, 6 E. de Saint-Flour, 4 S. de Brioude, et 7 du Puy-en-Velay. Le pays est montagneux; cependant les vallons sont fertiles, l'air est pur, les aliments sont sains; on trouve à Langeac la plupart des commodités de la vie.

Sources. La fontaine minérale appelée aussi de *Brugeirou*, est au bord d'une petite prairie, à quelques pas du hameau de même nom, et à une demi-lieue de Langeac. L'eau jaillit dans un bassin de pierre.

Propriétés physiques. Cette eau est abondante, claire, fraîche et limpide; elle a une saveur acidule et légèrement ferrugineuse qui la rend très-agréable à boire.

Analyse chimique. Il existe une analogie assez marquée entre les principes des eaux de Langeac et ceux de Saint-Myon. Elles tiennent en dissolution des carbonates de soude et de magnésie, du gaz acide carbonique libre, et un peu de fer.

Propriétés médicales. Raulin préconise beaucoup ces eaux; elles n'ont besoin, dit-il, que des échos pour répéter les guérisons qu'elles ont si souvent opérées. Elles conviennent dans les engorgements des viscères, l'atonie de l'estomac, les affections mélancoliques et hypochondriaques, la ménorrhagie passive, la chlorose, le catarrhe pulmonaire chronique, les maladies des reins et de la vessie.

Le bétail recherche beaucoup cette eau, qui, au sentiment des laboureurs et du peuple, aiguise leur appétit.

Mode d'administration. Ces eaux se prennent à la même dose et avec les mêmes précautions que celles de Saint-Myon. Les habitants du pays en boivent avec délices.

Raulin prétend que ces eaux ne perdent rien de leurs vertus par le transport.

Eau minérale artificielle de Langeac, d'après M. Duchanoy.

Eau gazeuse. . . . . 1 pinte.
Carbonate de soude. . . . . 12 grains.
Alumine. 2
Magnésie. 12

Traité analytique des eaux minérales, par M. Raulin; Paris, 1774, in-12. Le troisième chapitre du second volume concerne les eaux de Langeac.

Besse (*département du Puy-de-Dôme*).

Petite ville à 2 lieues S. E. du Mont-d'Or, 2 E. S. E. de la montagne de Valsivière, à 7 S. O. de Clermont.

Source. La fontaine minérale, appelée la *Villetour*, est à deux cents pas de la ville, près de la rivière de Conte; les eaux sourdent d'un rocher, et se rassemblent dans un petit bassin, où elles déposent un sédiment rougeâtre.

Propriétés physiques. Les eaux de la Villetour sont froides, très-piquantes, aigrelettes, et ne font point d'impression sur les organes de l'odorat.

Analyse chimique. Elle a été faite à Paris par Mitouart. Il en résulte que ces eaux contiennent du sulfate de chaux, un muriate terreux, une très-petite quantité de fer, et beaucoup de gaz acide carbonique.

Propriétés médicales. Raulin, d'après Pissis et Bassin, dit que ces eaux sont efficaces contre les douleurs de tête invétérées, le dérangement des digestions, les pesanteurs d'estomac, le dégoût; il les recommande dans les affections nerveuses et hypochondriaques, les engorgements des viscères, la suppression des règles et du flux hémorrhoïdal, pourvu qu'il n'y ait ni inflammation, ni disposition inflammatoire.

Les personnes délicates et celles qui ont la poitrine faible, doivent s'abstenir de ces eaux.

Traité analytique des eaux minérales, par M. Raulin; Paris, 1774, in-12. Le quatrième chapitre du second volume concerne les eaux de Besse.

MÉDAGUE (*département du Puy-de-Dôme*).

Les eaux de Médague sont à environ 50 toises de la rivière d'Allier, près du bourg de Josse, à 3 lieues de Clermont-Ferrand. Ces eaux étaient sans doute célèbres dans des temps éloignés, puisque les naturels du pays prétendent que *Médac* ou *Médague* était un mot du langage de leurs pères, qui équivalait à médicinal.

Sources. Il y en a deux ; elles sourdent dans une prairie, et sont éloignées l'une de l'autre d'environ une toise. Elles sont presque également abondantes.

Propriétés physiques. La surface de l'eau offre de grosses bulles et des jets pétillants ; l'eau est froide, acidule ; sa saveur est vive, piquante. On assure que les bestiaux recherchent beaucoup ces eaux, et que par leur boisson ils ont été préservés des maladies soit endémiques ou épidémiques dont les autres bestiaux du département ont été affectés.

Analyse chimique. Les deux sources sont minéralisées par les mêmes principes, et douées des mêmes qualités. D'après leur analyse, faite par M. Chappel, pharmacien à Clermont-Ferrand, elles paraissent contenir de l'acide carbonique, du muriate de soude, du carbonate de chaux, et du carbonate de fer.

Propriétés médicales. D'après Raulin, les eaux de Médague sont apéritives et légèrement toniques. On en retire de très-bons effets dans les engorgements des viscères de l'abdomen, les fièvres intermittentes rebelles, les pâles couleurs.

Ces eaux sont très-utiles aux habitants du pays, parce que le voisinage des marais produit un grand nombre de fièvres intermittentes qui cèdent à l'usage des eaux de Médague.

Mode d'administration. En boisson et à la dose de deux livres ces eaux sont laxatives.

Parallèle des eaux minérales d'*Allemagne*, qu'on transporte en France, et de celles de même nature qui sourdent dans le *royaume*, etc., par M. Raulin; Paris, 1777, in-12. Les cinq premiers articles de la septième section traitent des eaux de Médague.

SAINT-GALMIER (*département de la Loire*).

Petite ville sur le penchant d'un coteau, près de la petite rivière de Coyse, à 3 lieues E. de Montbrison.

Source. La fontaine minérale qu'on nomme *Fonforte*, est au bas d'un faubourg de la ville, à 200 pas de la rivière, dans un puits d'environ trois toises et demie de profondeur. L'eau va se perdre dans le petit ruisseau de Couasse, dans lequel il se fait un bouillonnement très-marqué.

Propriétés physiques. L'eau est limpide, froide, a un goût vineux assez agréable. Il s'élève de la source de grosses bulles qui viennent éclater à la surface de l'eau.

Analyse chimique. La proportion d'acide carbonique que ces eaux contiennent, est très-considérable; une partie se trouve libre, et l'autre combinée avec une base alcaline qui paraît être de la soude. Il s'y trouve aussi un peu de sulfate de chaux.

Propriétés médicales. On regarde ces eaux comme avantageuses dans les maladies glaireuses et graveleuses des reins et de la vessie, dans le dérangement des règles, dans les acidités de l'estomac, la polysarcie, et dans les maladies catarrhales chroniques des vieillards.

Traité analytique des eaux minérales, par M. Raulin; 1774, in-12. Le chapitre quinze du second volume traite des eaux de Saint-Galmier.

Analyse des eaux minérales du Forez, par M. Richard de la Prade; 1778, in-12.

MONTBRISON (*département de la Loire*).

Ville sur la petite rivière de Vezizé, à 15 lieues O. de Vienne, 15 S. O. de Lyon, 100 de Paris. La réputation des eaux minérales qu'on y trouve est fort ancienne.

Sources. Elles sont à côté de la ville; il y en a trois: 1° la *Romaine*, voisine d'un ancien temple dédié à Cérès, près du village de Moin; 2° celle de l'*Hôpital* ou des *Ladres*, à environ 100 pas de la précédente; 3° celle de la *Rivière*, sur le bord de la rivière du Vezizé.

Propriétés physiques. Toutes ces eaux ont un goût acidule; elles sont assez limpides, sur-tout celles de la Rivière; elles sont froides; leur température est de 3 ou 4 deg. au-dessous de celle de l'atmosphère. La source de la Rivière est constamment plus froide de 3 deg. que celle de l'Hôpital.

Analyse chimique. Les mêmes principes ne sont pas également répandus dans les eaux des trois sources. Celle de l'Hôpital contient du carbonate de soude et de magnésie. La source de la Rivière a en outre un peu de fer qui se trouve à l'état de carbonate, et dans une proportion plus marquée dans la source la Romaine.

Propriétés médicales. L'eau de la première source convient dans les dérangements de l'estomac, les engorgements chroniques du bas-ventre, et la suppression des flux hémorrhoïdal et menstruel. L'eau de la seconde source provoque les urines, facilite la digestion. L'eau de la troisième est utile dans l'atonie de l'estomac, les flueurs blanches, les pâles couleurs, les fièvres intermittentes rebelles, et les obstructions des viscères abdominaux.

Traité analytique des eaux minérales, par M. Raulin; 1774, in-12. Le chapitre douze du second volume traite des eaux de Montbrison.

Analyse et vertus des eaux minérales du Forez, par M. Richard de la Prade; 1778, in-12.

SAIL-SOUS-COUSAN (*département de la Loire.*).

Village à une lieue de Boën, 5 de Roanne, et 3 N. E. de Montbrison.

Sources. Elles sourdent à 100 pas du village, dans un bassin, dont les parois sont enduites d'un sédiment ocracé.

Propriétés physiques. L'eau minérale pétille et forme des jets de quatre à cinq pouces de hauteur. Elle est limpide, froide; son goût est piquant et agréable.

Propriétés chimiques. D'après une analyse incomplète de ces eaux, faite par M. Richard de la

Prade, il en résulte qu'elles contiennent du carbonate de soude, du fer, et de l'acide carbonique.

Propriétés médicales. Richard de la Prade et Raulin recommandent ces eaux dans les fièvres intermittentes rebelles, la fièvre lente, le catarrhe chronique de la vessie, la débilité de l'estomac, les affections mélancoliques.

M. le docteur Bonnefoy ayant observé que les bergers étaient très-soigneux d'éloigner leurs vaches des eaux de la fontaine, dont elles sont très-avides, et qui leur font perdre le lait, les ordonna par analogie dans les dépôts laiteux, et ne fut point trompé dans son attente.

Richard de la Prade compare les eaux de Sail-sous-Cousan à celles de Spa.

Traité analytique des eaux minérales, par M. Raulin; 1774, in-12. Le chapitre quatorze du second volume traite des eaux de Sail-sous-Cousan.

Analyse et vertus des eaux minérales du Forez, par M. Richard de la Prade; 1778, in-12.

VIC-LE-COMTE (*département du Puy-de-Dôme*).

Petite ville à 3 lieues d'Issoire, et 6 de Clermont-Ferrand. Les eaux minérales que l'on y rencontre sont assez fréquentées par les habitants des environs; on les boit depuis le mois de juin jusqu'à la fin de septembre.

Sources. Les eaux s'écoulent par deux sources; 1° la fontaine de Sainte-Marguerite, située sur la rive droite de l'Allier; 2° la fontaine du Tambour, qui se trouve sur la rive gauche de cette rivière.

Propriétés physiques. Les eaux sont froides, limpides; leur saveur est aigrelette et astringente.

Analyse chimique. Il résulte des expériences faites en 1778 par M. Richard de la Prade, que les eaux qui nous occupent contiennent du carbonate de fer, du carbonate de chaux, du muriate de soude, et de l'acide carbonique. La fontaine du Tambour contient de plus du sulfate de soude.

Propréités médicales. Les eaux de Vic-le-Comte sont apéritives, toniques et laxatives. On les administre avec avantage dans la débilité de l'estomac, le dérangement des digestions, la jaunisse, les pâles couleurs, et l'engorgement du foie, etc.

Mode d'administration. En boisson, on prend les eaux depuis une livre jusqu'à quatre. Elles causent de la propension au sommeil.

Bref discours des fontaines minérales de Vic-le-Comte en Auvergne, par Fr. Villefeu; 1616, in-8°. L'auteur rapporte plusieurs observations, dont quelques-unes sont intéressantes.

Analyse et vertus des eaux minérales du Forez, par M. Richard de la Prade; 1778, in-12. Il y est question des eaux de Vic-le-Comte.

BAR (*département du Puy-de-Dôme*).

Village près Saint-Germain-Lambron, à 9 lieues de Clermont.

Sources. Il y en a plusieurs, dont trois seulement sont abondantes; elles sourdent d'une petite montagne.

Propriétés physiques. Les eaux sont limpides, leur saveur est légèrement acide et salée; leur température est froide.

Analyse chimique. Elle a été faite par Monnet de Champeix, qui a découvert dans ces eaux des carbonates de magnésie et de soude, du sulfate de chaux, et une certaine proportion d'acide carbonique.

Propriétés médicales. On loue les eaux de Bar dans les engorgements chroniques des viscères abdominaux. Monnet assure qu'elles ont quelquefois opéré la guérison de certaines fièvres intermittentes qui avaient résisté au quinquina.

Mode d'administration. Ces eaux sont généralement un peu purgatives; on les boit à la dose d'une à deux pintes.

Eau minérale artificielle de Bar, d'après M. Duchanoy.

Eau gazeuse	1 pinte.
Carbonate de soude	24 grains.
Magnésie	15
Sulfate de chaux	8

Précis de l'examen des eaux minérales de Bar et de Beaulieu en Auvergne, lu à la Société roy. des sciences et belles-lettres de Clermont-Ferrand, par M. Monnet de Champeix (*Journal de médec.*, mai 1764, pag. 421).

GABIAN (*département de l'Hérault*).

Village sur la petite rivière de Tongue, à 3 lieues N. O. de Pézenas, et 4 N. N. E. de Beziers.

Sources. On en observe trois : 1° la source de *l'huile de pétrole*; 2° deux autres sources appelées *fontaines de santé* ou *d'Ouillot*.

Source de Gabian, dite de l'huile de pétrole. Elle est située à un demi-quart de lieue de distance de Gabian, sur le bord de la petite rivière qui coule le long des murs du village. L'eau sort de terre en assez grande abondance. Elle est d'abord reçue dans un bassin à-peu-près carré, qui était autrefois à découvert, mais qu'on a renfermé depuis quelque temps dans une bâtisse voûtée. Elle entraîne avec elle le bitume liquide qu'on appelle dans le pays *huile de Gabian;* il se ramasse à la surface de l'eau, d'où on l'enlève assez imparfaitement pour qu'il y en ait beaucoup d'entraîné par l'eau et de perdu. On en récolte environ six quintaux tous les ans. Rivière, de Montpellier, dit que de son temps on en tirait plus de trente-six quintaux. L'huile de pétrole est un bitume d'une consistance supérieure à celle de l'huile d'olive, d'une couleur d'un jaune foncé, d'une odeur térébenthinée, d'un goût d'abord fade et analogue à celui des mucosités qui se déposent dans l'huile d'olive récente, mais qui irrite ensuite le gosier très-vivement.

Propriétés physiques. L'eau est d'une belle limpidité, elle exhale une odeur fade qu'on dirait métallique. Le goût en est fortement acidule et piquant ; l'agitation en dégage un très-grand nombre de bulles. Sa température est celle de l'atmosphère ; elle dépose un sédiment jaunâtre.

Analyse chimique. Des expériences par les réactifs, ont prouvé à M. Saint-Pierre que cette eau contient de l'acide carbonique en excès, du carbonate de chaux, de soude et de fer, et probablement du carbonate de magnésie, du muriate de soude et du sulfate de soude. M. Saint-Pierre ne met point le bitume liquide au nombre de ses matériaux ; il dit qu'il ignore jusqu'à quel point ce bitume peut être retenu par l'eau. Il signale cette source comme *acidule*, *alcaline* et *muriale*.

Propriétés médicales. Aristote rapporte une infinité de cures qui ont été opérées de son temps par l'huile de pétrole découverte auprès de Modène. L'huile de pétrole de Gabian peut être employée à l'intérieur et à l'extérieur. A l'intérieur on la recommande contre les fièvres quartes rebelles et contre les vers des enfants, pourvu qu'il n'y ait point de signes d'inflammation du canal intestinal. On la donne aux enfants, avec de l'huile d'olive ou d'amandes douces, dans du vin, dans du jus d'orange ou de citron, depuis la dose d'un gros jusqu'à quatre ; on leur en frotte aussi le nombril. On augmente la dose pour les adultes à proportion de leur âge. On vante l'huile de pétrole dans les coliques bilieuses, venteuses, hystériques ; la dose est depuis une demi-once jusqu'à deux onces dans du jus de limon, ou dans un verre de vin tiède. On s'en sert pour des lavements; on en frotte aussi le ventre du malade, pourvu qu'il n'existe pas d'inflammation intestinale.

A l'extérieur on l'emploie contre les brûlures, les tumeurs scrophuleuses, les engelures, les douleurs rhumatismales, la sciatique, les vieux ulcères. L'huile de pétrole entre dans plusieurs compositions pharmaceutiques.

Sources de santé ou *d'Ouillot.* Elles sont au nombre de deux, situées à un quart de lieue du village, à peu de distance et au midi de la campagne de M. *Martel*, l'une à sa droite, l'autre à sa gauche, à peine éloignées entre elles de deux cents pas. Il existe dans leur voisinage une carrière de plâtre.

La source qui est à la gauche de la campagne, est connue dans le pays sous le nom de *source Forte*; et celle qui est à droite, sous celui de *source Faible*.

Propriétés physiques de la source Forte. L'eau est limpide, a une odeur fade, un goût très-acidule; elle laisse échapper des bulles nombreuses; sa température est froide. La source exhale une odeur légèrement hydro-sulfureuse, qui n'est cependant sensible que lorsqu'on a tenu fermé pendant quelque temps le petit bâtiment dans lequel elle est reçue; si on y entre alors imprudemment, on court quelque danger. M. Saint-Pierre lui-même dit en avoir ressenti un engourdissement dans tous les sens, tellement subit, qu'il a été forcé de se retirer à la hâte. Il attribue cet effet au mélange des gaz acide carbonique et hydrogène sulfuré, qui lui ont paru former en partie l'atmosphère du lieu.

Analyse chimique. Des expériences par les réactifs, ont démontré à M. Saint-Pierre que cette eau est acidule, et qu'elle contient des sur-carbonates terreux et des sels muriatiques, probablement à base de chaux et de soude. Elle n'a point sensiblement de fer. L'hydrogène sulfuré que l'odeur semble y signaler, n'y est qu'en bien petites proportions, puisque l'acétate de plomb ne noircit pas sensiblement.

Propriétés physiques de la source Faible. L'eau est froide, limpide, d'une odeur fade, d'un goût acidule, laissant dégager des bulles par l'agitation, formant sur les parois du bassin où elle est contenue un sédiment jaune comme de l'ocre. Les exhalaisons qui, par leur abondance, rendent les approches de la source *Forte* jusqu'à un certain point dangereuses, sont ici à peine sensibles, et de là le nom de *source Faible.*

Analyse chimique. M. Saint-Pierre pense qu'on peut considérer cette eau comme acidule, saline et un peu martiale. Les sels sont très-probablement du carbonate de chaux et de fer, du muriate de soude ou de chaux, des sulfates de l'une et l'autre base.

Propriétés médicales. Ces eaux doivent être diurétiques, rafraîchissantes, résolutives, toniques, et légèrement purgatives. La source *Faible* semble avoir l'avantage, comme ferrugineuse, sur l'autre, qui, à son tour, doit être plus active par la plus grande proportion de ses matériaux. Les habitants des contrées voisines en boivent pendant l'été, pour se préserver des fièvres bilieuses.

Mémoire sur quelques singularités du terroir de Gabian, et principalement sur la fontaine de l'huile de pétrole qui y coule, par M. Rivière; 1717, Lyon, in-4°.

Mémoire sur l'huile de pétrole en général, et particulièrement sur celle de Gabian, par M. Bouillet; 1752, in-4°.

Essai sur l'analyse des eaux minérales, etc., par M. Saint-Pierre (*Thèse, Montpellier,* août 1809). On trouve, pag. 83, un article sur les eaux de Gabian.

SAINT-MARTIN DE FENOUILLA (*département des Pyrénées-Orientales*).

Saint-Martin de Fenouilla est un terroir à une demi-lieue S. du Volo, une lieue N. de Bellegrade, et 5 S. de Perpignan.

Source. On la trouve dans ce terroir, au fond d'un ravin, à gauche du grand chemin d'Espagne.

Propriétés physiques. L'eau de cette fontaine a un goût piquant.

Analyse chimique. D'après Carrère, cette eau contient de l'acide carbonique, du carbonate de chaux et de soude.

Propriétés médicales. Carrère recommande ces eaux dans la jaunisse, la débilité de l'estomac, les maladies graveleuses des reins et de la vessie, les fièvres intermittentes rebelles, les flueurs blanches, les blennorrhées. Ces eaux sont utiles aux personnes grasses, pituiteuses, et sont nuisibles aux tempéramens secs et maigres, aux individus qui ont une poitrine délicate, ou qui sont sujets à l'hémoptysie, dans l'asthme sec et convulsif, et dans les maladies qui sont accompagnées de chaleur, de tension et d'éréthisme.

Traité des eaux minérales du Roussillon, par M. Carrère; 1756, in-8°.

PRÉMEAUX (*département de la Côte-d'Or*).

Village à une demi-lieue S. de Nuits, 5 de Dijon, situé dans une plaine très-vaste et très-agréable. — Il jaillit d'un roc plusieurs filets d'eau minérale; celle-ci est froide. — Analysée en 1782 par M. Maret, elle a fourni beaucoup d'acide carbonique, du muriate de chaux, de magnésie et de soude. — Plusieurs malades ont bu cette eau avec succès, pour combattre la débilité de l'estomac et l'embarras des reins et des autres viscères du bas-ventre.

Analyse des eaux de Prémeaux, par M. Maret (*Mémoires de l'Acad. de Dijon*, 1782, pag. 98).

SAINTE-REINE (*département de la Côte-d'Or*).

Village assez bien bâti, à 9 lieues de Dijon. — Il y a deux sources minérales, situées dans un champ. D'après des analyses incomplètes, elles paraissent contenir de l'acide carbonique. — On les emploie dans les gonorrhées anciennes, les maladies des reins et de la vessie, et sur-tout contre les affections graveleuses.

Arcanum acidularum, auctore Petro Legivre; 1682, in-12. L'auteur parle des eaux de Sainte-Reine dans le chapitre huitième.

Dandault, Dodart et Domel ont encore écrit sur les eaux de Sainte-Reine.

Source de la Madeleine (*département de l'Hérault*).

Elle est située à deux lieues S. de Montpellier, à un demi-quart de lieue du village de Villeneuve. — L'eau minérale est reçue dans un bassin; ses propriétés physiques sont celles des eaux gazeuses. — Deux kilogrammes d'eau ont fourni à M. Saint-Pierre,

Acide carbonique en excès. . . .	39 pouc. cub.
Carbonate de chaux.	1,320 grammes.
Carbonate de soude.	1,159
Muriate de soude.	0,763
Sulfate de soude.	0,026
Sulfate de chaux.	0,212
Total. . . .	3,480 grammes.

Ces eaux ont beaucoup d'analogie avec celles de Seltz, et M. Saint-Pierre engage les médecins à les prescrire dans les mêmes circonstances.

Essai sur l'analyse des eaux minérales, par M. Saint-Pierre (*Thèse de Montpellier, août* 1809). On trouve, page 75, un article sur les eaux de la source de la Madeleine.

Source de la Vernière (*département de l'Hérault*).

Elle est située à un demi-quart de lieue des bains de la Malou, sur la rive gauche et tout-à-fait au bord de la rivière d'Orbe. Ses principes minéralisateurs sont les mêmes que ceux de la source de Capus; il est probable que ses propriétés médicinales sont également analogues.

Essai sur l'analyse des eaux minérales, etc., par M. Saint-Pierre. On trouve, pag. 60, un article sur la source de la Vernière.

Source de Cours de Saint-Gervais (*département de l'Hérault*).

A peu de distance de la petite ville de Saint-Gervais, et à deux lieues de la Malou, existent deux sources minérales assez rapprochées l'une de l'autre, et que l'on appelle *eaux de Cours*, à cause de la campagne auprès de laquelle elles sourdent. Toutes deux paraissent avoir la même origine et la même nature. — M. Saint-Pierre a découvert dans ces eaux beaucoup d'acide carbonique, des carbonates de chaux et de fer; il n'a trouvé ni muriate, ni sulfate, ni carbonate alcalin. — M. Liquière, chirurgien habile de Saint-Gervais, assure s'être fort bien trouvé de ces eaux dans le traitement des coliques néphrétiques.

Essai sur l'analyse des eaux minérales, par M. Saint-Pierre. L'auteur traite, pag. 82, des eaux de Cours.

Saint-Parize (*département de la Nièvre*).

Village près de la grande route de Lyon à Paris, à 3 lieues de Nevers et 6 de Decize. — La source minérale que l'on nomme dans le pays *la fond Bouillant*, est située au milieu d'un chemin. — Analysée par M. Hassenfratz, chaque livre d'eau a donné :

Gaz hépatique...............	
Gaz acide carbonique........	14,50
Sulfate de chaux............	13,30
Carbonate de chaux..........	11,80
Carbonate de magnésie.......	0,55
	40,15

Cette source minérale est fréquentée par les habitants des environs, qui la boivent pour se guérir des fièvres intermittentes rebelles.

Deuxième mémoire sur les eaux aérées minérales du Nivernais, par Hassenfratz (*Annales de chimie*, tom. 1, pag. 89).

Vergèze (*département du Gard*).

Village auprès de Nîmes. — La source minérale est connue dans le pays sous le nom de *Bouillens*, parce qu'elle paraît être dans une ébullition continuelle, ce qui dépend du dégagement du gaz acide carbonique. — L'eau est un peu verdâtre, savonneuse au toucher, acidule; sa température est tiède. — Elle a présenté à l'analyse, de l'acide carbonique et

acidules froides.

du carbonate de chaux. — Le docteur Dax vante l'usage extérieur de ces eaux contre les rhumatismes chroniques, les contractures des membres, et les maladies de peau.

Dictionnaire minéralogique et hydrologique de la France; 1772, in-8°. On trouve dans le premier volume, pag. 452, une notice sur les eaux de *Vergèze*, par l'abbé Maillar.

Notice sur les eaux de Vergèze (*Journal de médecine de* MM. Corvisart, Boyer, Leroux, tom. 19, pag. 233)

CLASSE TROISIÈME.

Eaux minérales ferrugineuses acidules.

(Synon. *Ferreuses, martiales, chalibées.*)

CONSIDÉRATIONS GÉNÉRALES.

Les eaux ferrugineuses sont les plus nombreuses de toutes les eaux minérales, sans doute parce que de tous les métaux le fer est le plus commun. Il n'est presque pas de pays qui ne possède une ou plusieurs sources martiales.

Propriétés physiques. Les eaux minéralisées par le fer sont limpides, inodores, impriment au goût une sensation de stypcité et d'astriction. Exposées au contact de l'air, elles se couvrent d'une pellicule irisée. Elles déposent dans les bassins qui les contiennent et le long des canaux qu'elles parcourent, des flocons jaunes, rougeâtres d'oxyde de fer. Elles sont froides ou chaudes.

Propriétés chimiques. Ces eaux donnent par l'infusion de noix de galle un précipité purpurin, qui ne tarde pas à passer au bleu noir; traitées par les prussiates alcalins, elles forment un dépôt bleuâtre. Les éléments qui les composent sont des sels à base alcaline et terreuse, et sur-tout du fer, qui, le plus souvent, se trouve à l'état de carbonate. La présence assez constante de l'acide carbonique, a engagé les auteurs à ajouter au terme d'eaux ferrugineuses, celui d'*acidules*.

Les sources diffèrent entre elles soit par le plus ou moins de fer qu'elles contiennent, soit à raison de la qualité et de la quantité des substances salines et terreuses.

Propriétés médicales. L'action de ces eaux est essentiellement tonique. Elles ne tirent pas uniquement leurs vertus du fer qu'elles renferment, elles sont en même temps gazeuses et salines, et jouissent de plusieurs propriétés qui leur sont communes avec ces deux classes d'eaux minérales. En général les eaux martiales rendent plus actives toutes les fonctions, et principalement la digestion, la circulation et l'absorption.

Elles sont utiles pour aider les forces digestives. Mais on en a souvent abusé; car fréquemment la digestion s'opère avec difficulté par l'irritation de l'estomac et des premières voies, ou par un excès de sensibilité ou d'irritabilité, comme on l'observe chez les femmes hystériques, les hypochondriaques, les mélancoliques : dans ces cas les eaux ferrugineuses sont nuisibles; elles excitent la sensibilité, et développent une irritation inflammatoire. Mais quand la digestion se fait difficilement par atonie du canal alimentaire, lorsque la langue est pâle, qu'il n'y a point de fièvre, ni de sécheresse trop grande à la peau, que les fibres sont lâches et molles, qu'il y a surabondance de lymphe dans les tissus, les eaux ferrugineuses sont alors très-salutaires, de même qu'aux individus lymphatiques et aux personnes qui habitent des pays froids, humides et marécageux.

Elles sont très-efficaces dans la débilité qui est la suite d'hémorrhagies, dans certains écoulements, comme les flueurs blanches, les pertes de semence trop continues à la suite de la masturbation et de l'excès des plaisirs vénériens. Elles conviennent beaucoup dans les catarrhes chroniques de la vessie, dans les gonorrhées anciennes, les diarrhées dont les symptômes inflammatoires ont disparu.

Rien n'est plus ordinaire que d'entendre vanter la vertu apéritive, fondante des eaux martiales: aussi les a-t-on beaucoup recommandées dans les engorgements des viscères du bas-ventre. Elles réussissent quelquefois d'une manière spécifique dans ces sortes de maladies, d'autres fois elles sont dangereuses; elles réussissent lorsque les engorgements sont indolents, sans fièvre, qu'ils existent chez des personnes d'un tempérament peu irritable, et qu'on a lieu de soupçonner que le viscère affecté n'est pas atteint d'une dégénérescence fibreuse, cartilagineuse, ou osseuse; je dis *soupçonner*, parce qu'il n'est point de signes caractéristiques à l'aide desquels on puisse distinguer *à priori* les tumeurs intérieures susceptibles de se résoudre, de celles dont la nature ne permet pas d'attendre une terminaison aussi heureuse. En effet, on voit souvent un engorgement considérable et dur au toucher, disparaître par l'usage de ces eaux, tandis que d'autres fois un engorgement peu volumineux et susceptible en appa-

ferrugineuses acidules.

rence de résolution, passe à l'état squirrheux, et dégénère en fonte cancéreuse par la boisson des eaux martiales. Il faut modifier l'action de ces eaux en les coupant avec du lait, ou en les associant avec des sels neutres, suivant le tempérament du malade et le degré d'irritation de l'organe lésé. Mais il faudra s'en abstenir toutes les fois qu'il existera des signes d'inflammation aiguë.

Les fièvres intermittentes d'automne qui sont accompagnées ou plutôt précédées d'une phlegmasie chronique des viscères parenchymateux, cèdent aisément à l'administration des eaux ferrugineuses.

Celles-ci sont très-avantageuses dans les maladies de la matrice pour accélérer les règles, quand elles sont trop lentes, les rappeler quand elles manquent, et les arrêter lorsque le flux est trop abondant. Quoique cette assertion paraisse contradictoire, elle ne l'est cependant pas. L'excrétion menstruelle est très-essentielle à la santé des femmes; quand ce flux périodique n'a point lieu ou s'arrête, il survient nombre de maladies dont la guérison dépend de de son rétablissement. Souvent les règles manquent à cause de la débilité générale, et par défaut de ressort et de sensibilité de la matrice; c'est ce qui constitue la chlorose ou *les pâles couleurs*, caractérisées par la pâleur de toutes les parties, la mollesse du tissu cellulaire, l'état de langueur et d'apathie des forces physiques et morales. Les eaux ferrugineuses sont alors excellentes pour relever le ton de l'estomac et provoquer le flux menstruel, en fortifiant tous les tissus de l'économie animale. Leur usage est pernicieux lorsque les règles n'ont pas lieu à cause de la pléthore locale ou générale; alors les saignées, les adoucissants doivent être seuls employés.

Quand les hémorrhagies utérines dépendent de la faiblesse de la matrice, ce qui est commun dans les villes, on a recours avec succès aux eaux martiales, qui seraient contre-indiquées, si l'écoulement était dû à une pléthore locale, ou à un excès de sensibilité fixé sur l'utérus.

Ce que nous venons de dire au sujet des règles, peut s'appliquer également au flux hémorrhoïdal.

Les eaux ferrugineuses ont une action diurétique très-marquée; sous ce rapport elles sont utiles aux personnes atteintes de la gravelle, en les débarrassant de leurs graviers, et souvent même en déterminant la sortie de petites pierres; elles font ainsi cesser les douleurs atroces auxquelles les calculeux sont en proie, et rendent leur existence moins malheureuse; mais elles ne méritent pas plus que les autres moyens le titre fastueux de *lithontriptiques*.

Les hydropisies passives qui sont occasionées par l'usage excessif des boissons aqueuses, l'habitation dans des lieux bas et humides, des fièvres intermittentes anciennes, ont été guéries quelquefois par les eaux martiales, qui raniment l'action des vaisseaux absorbants et activent la sécrétion urinaire. Mais elles n'ont aucune prise sur les hydropisies symptomatiques d'affections squirrheuses, de suppurations internes.

On a employé avec avantage les eaux ferrugineuses contre les scrophules; on a obtenu de leur emploi la résolution de ganglions engorgés; sous leur influence, les fonctions ont repris leur énergie, la pâleur a disparu, et les individus ont été rendus à la santé (1).

Beaucoup d'eaux minérales, et sur-tout les ferrugineuses, ont été préconisées contre la stérilité (2). En effet, plusieurs auteurs dignes de foi citent des exemples qui prouvent que plusieurs femmes, jusqu'alors privées des douceurs de la maternité, ont pu, par l'usage des eaux minérales, réaliser leurs vœux en devenant fécondes. Les eaux agissent alors non par une propriété spécifique, mais en fortifiant une santé faible, en rappelant les règles supprimées,

(1) Le docteur A.-L.-M. Le Pelletier *, dans son excellent ouvrage sur les affections scrophuleuses, détermine, avec beaucoup de sagacité, les circonstances où les eaux martiales peuvent être administrées dans cette maladie, dont l'opiniâtreté est souvent due à un traitement mal dirigé.

(2) On rapporte plusieurs traits à ce sujet. Les bourgeois de Francfort avaient autrefois la précaution de stipuler dans leurs contrats de mariage que leurs femmes n'iraient que deux fois en leur vie aux eaux minérales de Schwalbach, de crainte qu'elles ne fussent trop fécondes.

Limbourg raconte qu'à Spa, *la Sauvenière* jouit seule de la prérogative de favoriser la fécondation. Une femme n'a qu'à tenir le pied dans une fosse qui a-peu-près la forme d'un pied ou d'un soulier, qui porte le nom *de pied de Saint-Remacle*, et, dans cette cérémonie, elle doit boire un verre d'eau de la Sauvenière, avec une ferme confiance de concevoir; et elle n'y manque pas.

* Traité complet sur les maladies scrophuleuses; Paris, 1818, in-8°.

en arrêtant les flueurs blanches trop abondantes, et en diminuant l'excès ou le défaut d'excitabilité de la matrice, causes si fréquentes de la stérilité. Lorsque celle-ci dépend d'une mauvaise conformation, ou d'une altération profonde des tissus des organes génitaux, elle est au-dessus des ressources de l'art.

On voit, d'après cet exposé, que les eaux ferrugineuses acidules sont utiles dans les maladies asthéniques, pour stimuler l'action des organes, et rendre aux fonctions toute leur activité. Il est par conséquent facile de prévoir qu'elles sont nuisibles dans les affections qui se déclarent avec une exaltation marquée des forces vitales, et qu'on doit les interdire aux individus pléthoriques, et à ceux d'une constitution nerveuse, très-irritable. On doit les prescrire avec beaucoup de ménagement aux personnes dont la poitrine est délicate, car elles produisent facilement le crachement de sang, et la phthisie pulmonaire ne tarde pas à se déclarer. Elles sont également contraires aux femmes enceintes, sur-tout à celles qui sont pléthoriques, qui éprouvent des douleurs de matrice, des pesanteurs dans les reins; elles pourraient, dans cette circonstance, solliciter l'avortement.

Mode d'administration. On use des eaux ferrugineuses en boisson et en bains, douches, étuves, lorsqu'elles sont thermales. En boisson on commence par deux ou trois verres, et on augmente graduellement la dose. Lorsqu'elles sont froides,

ferrugineuses acidules.

il faut les boire telles qu'elles coulent à la source, parce que la chaleur artificielle les décompose. Elles augmentent l'appétit, teignent les matières fécales en noir, causent un assoupissement passager et une ivresse légère. Quelquefois elles déterminent de l'anxiété, des douleurs à l'épigastre, des nausées, des coliques, des lassitudes spontanées, de la sécheresse et de la chaleur à la peau; la langue devient rouge, les malades se plaignent d'une chaleur de bas-ventre, avec constipation ou diarrhée : dès l'instant où ces symptômes apparaissent, il faut suspendre les eaux minérales, et boire de l'eau de poulet ou du petit lait clarifié. Les personnes dont l'estomac est très-sensible et très-irritable, doivent être extrêmement circonspectes dans l'emploi des eaux ferrugineuses. Elles feront bien en général de les couper avec des tisanes émollientes : on ne peut trop recommander les mêmes précautions aux hypochondriaques et aux hystériques.

En général ce n'est qu'à leur source qu'on peut prendre ces eaux dans leur intégrité; transportées au loin, gardées long-temps dans des magasins, elles déposent entièrement leur fer, et n'agissent plus qu'à raison des substances salines dont toutes ces eaux sont plus ou moins imprégnées.

Eaux minérales ferrugineuses artificielles.

Les eaux martiales jouissent de propriétés si énergiques, que de tout temps on a cherché les moyens de communiquer à l'eau ordinaire les mêmes vertus. Pour cela on a employé différents procédés : 1° On a fait rougir un morceau de fer que l'on a éteint dans de l'eau commune, on a répété plusieurs fois cette opération, et par ce moyen le liquide a acquis une saveur et des qualités qui prouvaient qu'il recélait des particules ferrugineuses. 2° On a enfermé de la limaille de fer dans un nouet de linge, et on l'a laissé séjourner assez long-temps dans de l'eau. 3° On a mis digérer de l'eau froide sur des clous rouillés, jusqu'à ce qu'elle ait pris une teinte jaune et un goût styptique.

Les progrès de la chimie moderne ont permis d'imiter plus exactement la nature dans la composition des eaux minérales ferrugineuses. Parmentier donne la recette suivante, qui lui paraît former une eau artificielle comparable à celles de Vichi, Spa.

Mettez dans deux livres d'eau distillée :

Carbonate de fer........	2 grains.
Carbonate de soude.....	6 grains.
Gaz acide carbonique....	2 ou 3 fois le vol.

Eau ferrugineuse imitant les eaux de Spa, Pyrmont, etc., par M. Swédiaur.

Eau pure.............	50 livres.
Carbonate de chaux.......	5 gros.
Carbonate de magnésie.....	10
Oxyde de fer noir..........	2

ferrugineuses acidules.

Sulfate de magnésie. . . . . 6 gros.
Muriate de soude. 1

Ajoutez :

Gaz acide carbonique. . . . . . . 1000 pouc. c.

Pour charger l'eau de gaz acide carbonique, on peut avoir recours à l'un des procédés déjà indiqués. (*Voyez* page 234.)

Nous remarquerons seulement ici, que la plupart des eaux artificielles contiennent de l'acide carbonique en quantité plus forte que les eaux naturelles ; mais outre que cette surabondance est quelquefois recommandée par les médecins, elle présente de plus l'avantage d'en conserver une dose suffisante pour produire des effets satisfaisants beaucoup plus long-temps que les eaux naturelles, prises loin de leur source.

BOURBON-L'ARCHAMBAULT (*département de l'Allier*).

Petite ville à 6 lieues O. de Moulins, 10 S. de Nevers, 15 S. E. de Bourges, 23 N. de Riom, et 65 S. de Paris. Il y a trente-neuf postes de Paris à Bourbon-l'Archambault, en passant par Moulins et Souvigny, où l'on quitte la route de Limoges pour en prendre une très-belle qui y conduit directement. Dans les temps secs et beaux, on passe par la route de traverse qui commence à Magny, et l'on gagne quatre postes.

La ville de Bourbon est située dans un vallon entouré de quatre collines. Les eaux thermales qui y jaillissent étaient déjà célèbres du temps des

Romains, comme semblent le prouver les bains de marbre, les conduits en pierre et en plomb, les médailles que l'on a trouvées dans les fouilles faites à diverses époques. Gaston d'Orléans, frère de Louis XIII, fit faire plusieurs améliorations aux bains et à la piscine. Depuis ce temps, on a exécuté d'autres constructions avantageuses qui rendent cet établissement thermal un des plus beaux et des plus utiles de la France.

Bourbon-l'Archambault offre au voyageur des maisons spacieuses et bien distribuées, où l'on se procure meubles, linge, et toutes les ressources pour la vie domestique. Le pays fournit du gibier; on est à portée des rivières et de plusieurs étangs dont le poisson est sain. Les fruits et les légumes sont très-savoureux. Le vin du pays est froid et peu spiritueux; on le remplace par du vin de Bourgogne, que l'on se procure aisément. En général on y vit bien et à peu de frais. — Le climat est tempéré, et le ciel est beau pendant la saison; l'air est un peu humide, et les malades doivent chercher à se loger dans les endroits les plus élevés de la ville. — On prend les eaux depuis le mois de mai jusqu'au 20 octobre. La durée du séjour varie selon les bienfaits qu'on éprouve des eaux; elle doit être au moins de six semaines. — Au milieu de la ville existe pour les pauvres un hôpital qui s'ouvre le 15 mai et ferme le 22 septembre. Tous les malades à qui les eaux conviennent, y sont reçus. Les salles sont bien distribuées; l'air est un peu humide,

L'inspection des eaux et de l'hôpital est confiée à M. le docteur Faye, qui a publié sur les eaux de Bourbon un ouvrage intéressant.

Nature du sol. L'argile, le silex, et un peu de terre calcaire, forment le sol. On y exploite des mines de fer et de charbon de terre.

Source. On ignore son origine, malgré les recherches du docteur Thouvenel; il suffit de savoir que les eaux venant du S. E. descendent du faubourg de la Paroisse, et viennent sourdre en bouillonnant dans la place dite des Capucins, au midi de la ville. Là, au milieu d'une plate-forme élevée de 18 pouces au-dessus du pavé de la rue, on voit trois cercles de pierre entièrement découverts, qui semblent indiquer trois puits et qui n'en ont que la forme; ce sont des séparations superficielles soutenues par trois arcades communiquant ensemble, et portées sur un massif en pierres de taille qui sert de réservoir à la source. De ce réservoir partent plusieurs conduits qui vont se rendre dans des caveaux du bâtiment thermal, et fournir l'eau nécessaire aux bains et aux douches, tandis que d'autres canaux portent l'eau dans l'hôpital pour le service des malades.

Propriétés physiques. Celui qui se promène autour des réservoirs entend un bruit continuel, et voit, en s'approchant, les eaux pétiller, de manière à lui faire croire qu'elles sont dans un véritable état d'ébullition, si, éclairé par la physique, il ne reconnaît un dégagement de gaz. Ce dégagement donne naissance, dans les temps secs et chauds, à une vapeur presque imperceptible, et dans les temps froids et humides, à un brouillard assez épais. La couleur des eaux, qui se renouvellent sans cesse et sans cesse sont exposées à l'air, est néanmoins verdâtre dans les bassins. Cette couleur est due, d'après le docteur Faye, à la réflexion, par la lumière, de plusieurs espèces de conferves implantés aux parois du réservoir.

L'odeur de l'eau est celle du gaz hydrogène sulfuré; elle est assez légère près des réservoirs dans les temps ordinaires; mais elle augmente avec leur vapeur, et devient parfois si forte dans les cabinets de douche, qu'on y resterait asphyxié si l'on n'avait pas ménagé des ventilateurs. Cette odeur disparaît tout-à-fait, lorsque l'eau a séjourné quelque temps dans les mêmes vases.

La saveur varie avec la température des eaux. Chaudes, leur impression est d'abord nulle et ne devient sensible qu'après qu'on les a bues : c'est alors le goût d'un sel acidule voisin des hydro-sulfures alcalins. Refroidies, elles perdent leur saveur lixivielle, piquante, et en prennent une alcaline, analogue à celle d'un œuf couvi. Réchauffées, elles sont nauséabondes.

Pour apprécier la chaleur, il faut laisser le thermomètre pendant huit minutes; on voit alors que la température varie entre 48 et 50°, therm. Réaum., dans le réservoir de la source, 45 et 47° dans le puits de la plate-forme, 43 et 45° dans celui qui sert aux usages domestiques des habitants, 38 et 42° dans le grand bassin, 30 et 39° dans le bassin des pauvres, enfin de 0 à 48° dans les cabinets servant aux bains et aux douches. Quelque grande que soit cette chaleur, la bouche n'en reçoit aucune impression désagréable; elle n'altère pas la corolle et les feuilles des plantes les plus délicates; la rose en sort aussi fraîche et l'oseille aussi verte qu'elles y entrent. On y a mis des œufs, en réglant leur chaleur d'après celle de l'incubation, 28 à 34°, et en la maintenant on a fait éclore, au terme ordinaire, des poulets; cependant les œufs les plus frais n'y cuisent pas. Leur ébullition devant le feu est plus lente que celle de l'eau froide, et exige à-peu-près le même temps au bain-marie, chaude ou refroidie. — L'eau minérale présente environ la même pesanteur que celle de l'eau distillée. — Elle offre trois dépôts : 1° la surface des eaux, lorsqu'elles ne sont pas agitées, est couverte d'une pellicule blanchâtre, onctueuse, qui rend le bain agréable, en procurant à la peau la douce sensation du velouté; 2° dans les conduits, on trouve des incrustations volumineuses; 3° dans le fond des réservoirs de la source est un gravier d'un jaune ocracé; dans les bassins et les voûtes de la ville servant d'égout aux eaux, est une boue noire, onctueuse, ayant l'odeur du gaz hydrogène sulfuré.

Analyse chimique. Boulduc et Bayen ont examiné ces eaux; mais c'est à M. Faye qu'on doit la meilleure analyse. Selon lui, une pinte d'eau contient :

Muriate calcaire.	2 grains	2/3
Muriate de magnésie.	1	2/3
Muriate de soude.	6	1/6
Sulfate de soude.	2	1/6
Sulfate de magnésie.	3	1/12
Sulfate de chaux.	2	1/3
Oxyde de fer noir, uni à l'acide carbonique.	3	1/12
Silice.	1	1/12
Savonnule végétal	quantité peu apprée.	
Gaz acide carbonique. . . .	16	1/4
Gaz hydrogène sulfuré. . . .	quantité inappréciab.	

Analyse des dépôts. Le premier est de l'huile volatile de conferve, résultant de la décomposition partielle du savonnule végétal; les eaux lui doivent leur état onctueux. Le deuxième dépôt contient des muriates de chaux et de magnésie, ces deux terres elles-mêmes, du sulfate de chaux, du muriate de soude, et un peu d'alumine. Le troisième dépôt, contenu dans les réservoirs de la source, est de la silice recouverte de carbonate de fer. Les boues des bassins sont composées de soude, de savonnule végétal, de silice, et d'un peu de carbone.

Propriétés médicales. Les eaux de Bourbon-l'Archambault sont toniques, fondantes, et doivent être regardées comme un stimulant très-actif. Elles sont efficaces dans toutes les maladies qui dépendent de la faiblesse ou du relâchement, et dans toutes celles où il faut ranimer le sentiment et le mouvement. Elles sollicitent les organes à des sécrétions et des excrétions plus copieuses; il est même certains cas où elles ramènent à leur état naturel celles qui sont trop abondantes. De temps immémorial les eaux de Bourbon-l'Archambault ont été employées avec succès contre les paralysies, même contre celles qui sont la suite de l'apoplexie. Prises à l'intérieur, elles sont préconisées dans les fièvres intermittentes rebelles, les catarrhes chroniques de la vessie, les gonorrhées anciennes, les flueurs blanches entretenues par une atonie locale, les engorgements des viscères, les coliques spasmodiques, les pâles couleurs, la stérilité dépendante d'un excès ou d'un défaut de sensibilité de l'utérus, dans les dérangements de la menstruation, le flux hémorrhoïdal excessif et irrégulier. A l'extérieur, les eaux sont recommandées dans les rhumatismes chroniques et goutteux, les dartres, la gale invétérée, les ulcères scrophuleux, le mal de Pott, la coxalgie, les rétractions musculaires.

M. de Brieude assure que les eaux de Bourbon sont nuisibles aux personnes atteintes de phthisie et de scorbut.

Mode d'administration. On boit les eaux minérales depuis un jusqu'à deux litres; quelquefois on y associe l'eau laxative de la fontaine de Jonas (*voyez* cette source), ou l'eau styptique de Saint-Pardoux (*voyez* cette source). On commence à boire avant que d'entrer dans le bain, et on continue pendant qu'on y est. Les bains se prennent dans les auberges ou à la source. Leur chaleur varie; on peut la modifier à volonté, selon le tempérament, l'âge, la nature de l'affection du malade. Le docteur Faye emploie le plus souvent les bains tempérés, qui sont d'une grande efficacité dans beaucoup de maladies convulsives et de paralysies avec sécheresse. À la sortie du bain, le baigneur boit un verre de vin ou un bouillon, se couche, et provoque ainsi la transpiration. On associe souvent aux bains les douches; celles-ci sont descendantes et ascendantes; les premières, dont on se sert le plus communément, se dirigent indistinctement sur toutes les parties du corps où elles sont utiles. On peut les donner en même temps que le bain, avant ou après, régler leur action, et modérer la chaleur de l'eau à volonté. Les douches ascendantes sont bien disposées pour combattre les maladies du rectum, du vagin, du col de l'utérus, et pour celles du périnée.

Lorsque l'on fait usage des eaux de Bourbon, et particulièrement en douches, les malades sont souvent attaqués de constipation, d'insomnie, d'assoupissement, et d'augmentation de douleurs. Dans les deux premiers cas, l'abdomen se météorise, la tête s'embarrasse, les veines hémorrhoïdales se gonflent et deviennent douloureuses, la peau est sèche, brûlante, et tout le corps est dans un état qui produit une insomnie plus ou moins opiniâtre. Il faut alors, pour quelque temps, interrompre l'usage des eaux, prendre des bains tempérés, des lavements émolliens, et quelques purgatifs salins.

Les boues sont encore peu employées; le docteur Faye les compare à celles de Saint-Amand.

Les eaux minérales de Bourbon-l'Archambault, ne peuvent être transportées avec avantage, parce que le refroidissement fait précipiter la plupart de leurs principes, et les gaz s'en dégagent aisément.

Traité des eaux de Bourbon-l'Archambault, etc., par Jean Paschal; 1699, in-12. On ne trouve dans cet ouvrage ni analyse chimique ni observations pratiques.

Essai sur les eaux minérales et médicinales de Bourbon-l'Archambault, par M. Faye; 1778, in-8º. Cet ouvrage contient beaucoup d'observations qui méritent d'être consultées.

Nouvel essai sur les eaux thermales et minérales de Bourbon-l'Archambault, etc., par P.-P. Faye; Paris, 1804, in-8º. Cet ouvrage, auquel nous avons emprunté la plupart des détails précédents, annonce un médecin très-éclairé sur la chimie et la médecine; il renferme beaucoup d'observations.

Observations sur les eaux thermales de Bourbon-l'Archambault, Vichi, le Mont-d'Or, par M. de Briende; 1788, in-8º. Les réflexions émises dans cet opuscule, caractérisent un praticien sage, éclairé, ennemi du merveilleux.

Bidoux, Aubery, Forestier, Lerat, Foucault, Burlet, Jacques-François Chomel, ont encore écrit sur les eaux de Bourbon.

RENNES (*département de l'Aude*).

Les bains de Rennes, connus autrefois sous le nom de bains de Montferrand, sont attenants à un petit village qu'on appelle *les Bains*. Ce village, situé dans une gorge étroite, est à 7 lieues S. de Carcassonne, 15 S. O. de Narbonne, et à 2 lieues d'Alet. On y arrive par un chemin assez praticable.

Le site de Rennes est agréable; le climat est doux et tempéré. — On se procure aisément tout ce qui est nécessaire à la vie.

Les bains de Rennes paraissent avoir été connus des Romains, comme semblent l'attester les médailles, les monnaies, les inscriptions, les restes de vieux édifices en pierre et en marbre blanc, que l'on trouve en creusant la terre à trois pieds de profondeur.—Les eaux thermales sont aujourd'hui très-fréquentées, depuis le mois de juin jusqu'à la fin d'octobre.

Nature du sol. On découvre dans les montagnes voisines de Rennes, des mines de jayet, de fer sulfuré, de sulfure de plomb, de houille de fer, des carrières en marbre, et des coquillages pétrifiés.

Sources. On en compte cinq, dont trois thermales et deux froides. Les trois premières fournissent au *bain de la Reine*, au *bain doux* ou *tempéré*, la troisième au *bain fort.* Les sources froides sont connues sous le nom d'eau *du Cercle* et d'eau *du Pont.*

Bain de la Reine. La source la moins chaude, celle où l'on a placé neuf baignoires isolées, et dont on a formé le plus joli établissement, est celle que l'on désigne sous le nom de *bain de la Reine;* elle est située sur la rive gauche de la Salz, à 500 pas du village; ses eaux sourdent des rochers; elles sont

ferrugineuses thermales.

reçues dans un grand bassin couvert, et se distribuent par des tuyaux dans les baignoires.

Bain doux ou *des Ladres.* Les eaux du bain doux jaillissent au niveau du chemin d'Allet; elles sont reçues dans trois grands bassins, l'un destiné aux femmes, les deux autres pour les hommes. On vient d'y établir des baignoires séparées.

Bain fort. Il est placé au milieu du village, dans l'ancienne auberge que MM. de Fleury ont fait rétablir entièrement. Les eaux du bain fort jaillissent au niveau de la rivière de la Salz, et forment un petit bassin. On trouve en cet endroit un bain de vapeurs et une douche.

Source du Cercle. Elle est située à 300 mètres au-dessus de la Salz. Elle découle au-dessous d'un rocher énorme, et serpente entre les couches des rocs escarpés, pour se présenter dans un petit réservoir, où elle est reçue sans y séjourner.

Source du Pont. A 100 mètres du bain de la Reine, et dans la direction du N., coule au-dessus de la Salz, et sur la rive gauche de cette rivière, la source du Pont. Elle est la plus éloignée du village de Rennes; c'est celle dont on fait le plus fréquent usage.

Propriétés physiques. Les eaux des cinq sources sont claires, incolores, et ne gèlent jamais. Leur température augmente un peu pendant l'été, et diminue légèrement dans l'hiver. L'eau du Cercle exhale cette odeur forte, qui caractérise les eaux ferrugineuses; celle du bain doux répand une odeur hépatique, qui devient sensible, sur-tout lorsqu'on vide les bassins. Les eaux des trois autres sources sont inodores. Exposée à l'action de l'air, l'eau du Cercle donne seule un précipité de carbonate de chaux. Elle est aussi la seule qui ne dissout pas bien le savon.

Les eaux de Rennes diffèrent par leur saveur; celle du bain fort s'annonce par une amertume légère; on reconnaît celle du Cercle à sa saveur très-styptique et un peu acide; celle de la Reine est austère; celle du bain doux est d'une amertume prononcée et un peu salée; celle du Pont est fade. L'eau du bain fort laisse échapper à la source des bulles de gaz acide carbonique.

La pesanteur spécifique des eaux du bain de la Reine et du bain doux, est de 11°, instrument de Ressa.

Voici la température des sources, estimée au thermomètre Réaumur :

Bain fort. . . . . 41°
Bain de la Reine. . . . . 32°
Bain doux. . . . . 32° 1/2
Source du Pont. . . . . ⎱
       du Cercle. . . . . . ⎰ froides.

Analyse chimique. Il résulte des expériences faites par MM. Julia et Reboulh, que,

1° 40 kilogrammes d'eau du bain de la Reine contiennent :

Muriate de magnésie. . . . . . 11 gr. 6 décigr.
        de chaux. 5

16   6

ferrugineuses thermales.

Ci-contre............	16 gr.	6 décigr.
Muriate de soude.........	12	
Sulfate de chaux..........	14	5
Carbonate de magnésie.....	9	
de chaux......	4	
de fer.........	3	5
Total......	60 gr.	0 décigr.

2° 40 kilogrammes d'eau du bain doux contiennent :

Gaz hydrogène sulfuré......	quantité inappr.	
Muriate de chaux.........	23 gr.	0 décigr.
de magnésie......	10	
de soude.........	8	
Sulfate de chaux..........	8	5
Carbonate de chaux.......	2	2
de magnésie.....	8	
de fer.........	3	
Silice.................	2	
Perte.................	3	
Total......	56 gr.	0 décigr.

3° 40 kilogrammes des eaux du bain fort contiennent :

Gaz acide carbonique......	2 décim. cub.	
Muriate de magnésie.......	26 gr.	6 décigr.
de chaux.........	5	
de soude.........	29	5
Sulfate de chaux..........	8	
Carbonate de magnésie.....	9	5
	54	6

Eaux minérales

De l'autre part.	54 gr.	6 décigr.
Carbonate de chaux.	8	2
de fer.	4	5
Perte.		5
Total.	68 gr.	0 décigr.

4° 40 kilogrammes d'eau minérale du Cercle ont fourni :

Muriate de magnésie.	5 gr.	0 décigr.
calcaire.	2	5
de soude.	7	
Sulfate de magnésie.	3	5
de chaux.	4	5
de fer sur-oxygéné . . .	2	
Carbonate de magnésie.	3	
de chaux.	3	
de fer	3	
Perte.		5
Total.	34 gr.	0 décigr.

5° 40 kilogrammes d'eau du Pont ont donné :

Muriate de chaux.	5 gr.	3 décigr.
de soude.	2	6
Sulfate de magnésie.	4	
de chaux.	2	
Carbonate de magnésie.	4	
de chaux.	1	5
de fer.	2	5
Perte.		1
Total.	22 gr.	0 décigr.

Propriétés médicales. C'est au docteur Sizaire Violet que l'on doit le détail des propriétés médicinales des eaux de Rennes.

Bain de la Reine. On le recommande dans les affections nerveuses, les œdèmes des membres qui surviennent à la suite de maladies aiguës, dans les engorgements glanduleux, la chlorose, et dans les maladies cutanées, lorsque ces dernières ont résisté au bain doux.

Bain doux ou *des Ladres.* L'eau de ce bain est la seule où les réactifs et l'odorat démontrent l'hydrogène sulfuré. Elle est douce, onctueuse, et l'on éprouve le sentiment de cette onctuosité quelques minutes après l'immersion. Elle a la propriété de conserver la peau dans un grand état de flexibilité et de douceur ; on s'en sert avantageusement dans les affections herpétiques et goutteuses.

Bain fort. Les eaux de cette source peuvent remplir les mêmes indications que les eaux de Balaruc. La petite portion de carbonate de fer qu'elles contiennent, semblerait même leur assurer une vertu plus fondante. Elles conviennent dans les rhumatismes chroniques, la rétraction des membres, les ankiloses fausses, les paralysies, l'hémiplégie, les anciennes blessures. La douche qui existe dans cet établissement, et dont on peut diriger la colonne d'eau à volonté, et lui donner plus ou moins de chaleur, est utile dans les engorgements des articulations.

Eau du Cercle. Elle se rapproche beaucoup, par ses propriétés chimiques et médicales, de la source de la Malou (*voy.* cette source). Elle a aussi quelque analogie avec les eaux de Spa et de Seltz. On emploie cette eau dans les obstructions du foie, la langueur des organes digestifs, le défaut d'appétit, les vomissements chroniques. Cette eau est très-active ; aussi ne doit-on en boire que deux ou trois verres ; une plus grande quantité détermine, surtout chez les personnes délicates, des cardialgies, des nausées, des coliques. On peut couper cette eau avec du lait, de l'eau d'orge.

Eau de la source du Pont. Elle est saline, laxative ; elle purge légèrement, sans produire de tranchées. Les personnes grasses, replètes, chez lesquelles les digestions sont lentes, l'estomac paresseux, qui éprouvent des dégoûts, des éructations nidoreuses, peuvent en boire trois ou quatre verres. Il est dangereux d'en prendre deux ou trois litres. Avant de faire usage de l'eau du Cercle, il est avantageux de boire, pendant quelques jours, de l'eau de la source du Pont.

Nota. Quoique les sources dont nous venons de parler, diffèrent entre elles, et qu'elles puissent être rangées dans plusieurs classes, nous n'avons pas cru devoir les isoler, parce que souvent on les combine ensemble, et que l'on aime à voir d'un seul coup d'œil les différences qui les distinguent.

ferrugineuses thermales. 341

Analyse des eaux minérales de Rennes, par MM. Julia et Reboulh (*Annales de chimie*, tom. 56, pag. 119). Les auteurs font précéder l'analyse des eaux de la topographie de Rennes, de la description des sources, et de leurs propriétés physiques.

Essai historique, topographique, physico-chimique et médical, sur les bains et les eaux minérales de Rennes, par M. Sizaire Violet (*Bibliothèque médicale*, tòm. 2, pag. 49). Ce mémoire est très-bien rédigé; il contient quelques observations pratiques.

En 1773, Estève a publié une notice sur les eaux de Rennes.

CAMPAGNE (*département de l'Aude*).

Village sur la rive gauche de l'Aude, à une lieue et demie S. d'Alet, une demi-lieue d'Esparaza, et 3 de Quillau. Le pays offre des sites pittoresques; la température du climat est douce et uniforme. Les personnes qui viennent se baigner ou boire les eaux, logent dans la commune d'Esparaza, qui est à une demi-lieue des sources minérales. — Celles-ci sont assez fréquentées depuis le mois de juin jusqu'à la fin d'octobre.

Sources. Elles sont au nombre de deux, et jaillissent dans un vallon agréable. L'une est placée presque au niveau des eaux d'un ruisseau appelé le *Riontort;* nous la désignerons sous le nom de *source du Pont*. L'autre, et c'est la principale, est à l'abri des inondations occasionées par les pluies torrentielles, qui grossissent souvent et dans une minute le *Riontort;* nous lui conserverons son ancien nom de *source de Campagne*.

Nature du sol. Le sol est alumineux et calcaire; les roches sont de même nature, à l'exception de quelques blocs granitiques roulés des Pyrénées.

Les terrains environnants présentent des indices de fer sur de grandes surfaces colorées en rouge plus ou moins intense.

Du côté de la plaine, le pays abonde en carrières de chaux sulfatée. Il offre des schistes alumineux et des filons de houille bitumineuse, sur la partie dominante des appendices.

Propriétés physiques. Les eaux des deux sources sont douces, limpides, incolores. Il faut de l'attention pour découvrir qu'elles ont cette odeur qui caractérise les eaux ferrugineuses. Leur saveur, sans être styptique, sent aussi le fer; elles laissent un arrière-goût d'amertume. Les eaux présentent à leur surface une grande quantité de bulles.

La position de la source du Pont est telle, qu'il est impossible de mesurer le volume d'eau qu'elle fournit. Celui de la source de Campagne est d'un hectolitre par minute; il est le même en été et en hiver. — La température des deux sources est de 22 degrés, thermomètre Réaumur; elle est invariable pendant les chaleurs de l'été et les temps très-froids. La pesanteur spécifique des eaux de Campagne, comparée à celle de l'eau distillée, la température étant à 8 degrés, est comme 1000 à 1004.

Analyse chimique. D'après les expériences des

ferrugineuses thermales.

docteurs Estribaud et Fréjacque et de M. Reboulh, pharmacien, cinquante litres d'eau contiennent :

Acide carbonique. . . . . . 2 décim. cubes.

	gram.	déc.	cent.	mil.
Muriate de magnésie.	5	4	0	0
Muriate de soude.	2	0	0	0
Sulfate de magnésie.	19	4	0	0
Carbonate de magnésie. . .	10	0	0	0
Carbonate de chaux.	6	0	0	0
Carbonate de fer.	2	2	0	0
Silice et perte.	5	0	0	0
Total.	50	0	0	0

Propriétés médicales. Les eaux minérales de Campagne sont toniques, et stimulent l'appétit. On les recommande dans l'atonie de l'estomac et du canal intestinal, les obstructions du foie, les engorgements des glandes du mésentère, les gonorrhées anciennes, les flueurs blanches, la stérilité, la gravelle ; on les a encore vantées contre l'hypochondrie, la goutte atonique, les maladies de peau.

Elles sont nuisibles dans la phthisie pulmonaire commençante, et sur-tout dans celle qui est accompagnée d'irritation et de phlogose, et dans les affections qui ont pour cause un excès de sensibilité.

Mode d'administration. En boisson, on use des eaux de Campagne depuis la dose de cinq à six verres jusqu'à douze chaque matin. Dans beaucoup de cas il est avantageux d'augmenter les évacuations alvines par l'addition de quelques sels neutres.

Pour seconder les effets de la boisson, on y associe les bains.

Le transport qui change les propriétés physiques et chimiques des eaux de Campagne, doit également diminuer leurs vertus médicamenteuses.

Analyse des eaux minérales de Campagne, par MM. Estribaud, Fréjacque et Reboulh (*Annales de chimie*, septembre 1813, *pag*. 293). Ce mémoire, qui est très-bien fait, nous a servi de guide dans cet article.

SPA (*royaume des Pays-Bas*).

Petite ville située dans un pays montueux, qui fait partie de la forêt des Ardennes, à 10 lieues d'Aix-la-Chapelle, 6 de Liége, et à 75 de Paris.

Pour arriver à Spa il y a deux grandes routes, dont l'une commence à Liége et l'autre à Aix-la-Chapelle. Ces deux routes se joignent près de la ville de Theux, à deux lieues et un quart de Spa. Elles sont aujourd'hui assez belles, bien entretenues, et quoiqu'elles traversent des montagnes, elles n'en sont pas moins très-praticables.

La position de Spa est au pied d'une montagne très-escarpée, qui l'abrite au Nord. Deux masses saillantes de montagnes forment une espèce d'amphithéâtre, dont le fond sert d'emplacement à une partie considérable de la ville. Celle-ci est assez bien bâtie; il y a de grands hôtels, où les étrangers peuvent se loger à leur gré et très-commodément. Les maisons y sont propres et bien distribuées; les manières obligeantes des habitants contribuent à y attirer les voyageurs. Les édifices et lieux d'amusements publics de Spa sont vastes, on peut même

ferrugineuses acidules froides. 345

dire magnifiques. La Redoute, le Vauxhall et la maison Levoz, contiennent de très-belles salles pour la comédie, les assemblées, les jeux, etc.

Le sol de Spa est ingrat, et produit à peine ce qui est nécessaire aux besoins du peuple qui l'habite, et ce bourg serait pauvre et inconnu, si la nature ne lui avait pas accordé cette abondance d'eaux minérales salutaires qui attirent chaque année la meilleure compagnie de l'Europe.

La manière de vivre à Spa est des plus agréables; les amusements publics, les festins, les fêtes champêtres et les promenades se succèdent presque sans intervalle. Chacun cependant peut y vivre entièrement à son gré, se soustraire, quand il veut, à la dissipation, et partager son temps entre elle et la solitude.

Ceux qui ne viennent à Spa que par plaisir, peuvent faire des courses éloignées pour jouir de la variété des belles situations et des riches productions des Ardennes. Le minéralogiste et le géologiste peuvent consulter, pour diriger avec fruit leurs recherches, le *Guide des curieux qui visitent les eaux de Spa*, livre publié par M. Wolff.

Les villes voisines et sur-tout Liége, fournissent à Spa la volaille, le poisson, les fruits, les légumes, enfin tout ce qui est nécessaire pour la vie la plus recherchée.

L'eau de la fontaine, qui sert aux usages domestiques, est d'une pureté très-remarquable.

La saison la plus favorable à l'usage des eaux minérales, est depuis la fin du mois de mai jusqu'au milieu d'octobre. Quant à la durée du séjour, on ne peut espérer de retirer quelque avantage de ces eaux qu'au bout de six semaines ou deux mois; quelquefois les maladies sont si invétérées, ou tellement compliquées, qu'on doit en renouveler l'usage pendant plusieurs années.

On trouve à Spa plusieurs médecins très-instruits, qui surveillent l'administration des eaux.

Sources. Elles sont très-nombreuses dans les environs de Spa. Je ne m'arrêterai qu'à celles qui, par leur proximité, appartiennent particulièrement à Spa, et qui ont toujours joui d'une grande célébrité. Elles sont au nombre de sept ; savoir : le Pouhon, la Géronstère, la Sauvenière, le Groesbeck, les deux Tonnelets, et le Watroz. La dernière de ces fontaines est aujourd'hui presque abandonnée. Il y en a deux autres près de Spa, dont il est parlé dans quelques livres, le Nivezé et le Barizart; mais elles sont maintenant entièrement négligées.

Pouhon. Cette fontaine est la plus célèbre et la plus fréquentée. C'est au centre de Spa que les eaux viennent sourdre dans un puits quadrangulaire. Près de la fontaine, on voit une salle où se rassemblent ceux qui prennent les eaux dans les temps froids et pluvieux.

La Géronstère. Après le Pouhon, cette fontaine est la plus célèbre et la plus fréquentée. Elle est située à trois quarts de lieue de Spa, sur le flanc d'une montagne, au milieu d'un bois solitaire. L'eau sourd dans un puits de forme circulaire, qui a trois pieds de diamètre sur deux de profondeur.

ferrugineuses acidules froides. 347

La Sauvenière. Elle est à une demi-lieue de Spa, sur la même côte de montagne que la Géronstère, dont elle est distante d'environ trois quarts de lieue. Elle est à côté de la grande route de Malmedy, au milieu d'une bruyère sauvage; des arbres qui sont à l'entour, forment un petit bois où peuvent se promener agréablement les *buveurs d'eau.*

Le Groesbeck. Cette fontaine est située à quelques toises seulement de la Sauvenière, dont cependant son eau diffère par les principes qu'elle contient : l'eau est reçue dans un puits.

Fontaines du Tonnelet. Elles se trouvent à une demi-lieue au N. E. de la Sauvenière, sur une pente douce. Les auteurs ne parlent que d'une seule fontaine; le nom de Tonnelet lui fut donné, parce qu'un petit tonneau servit pendant long-temps de réceptacle à son eau. Il existe maintenant deux sources, dont l'une est couverte d'un petit dôme et s'appelle *premier Tonnelet*, l'autre est ouverte, et a reçu le nom de *second Tonnelet.* Les puits qui reçoivent ces eaux sont taillés dans la roche schisteuse.

Le Watroz. Cette source est située dans une prairie marécageuse, à moitié chemin entre les Tonnelets et la Sauvenière. Elle sort du fond d'un puits ouvert, ruiné, et se trouve aujourd'hui presque abandonnée, quoiqu'elle ait autrefois joui d'une certaine réputation. Elle est peu abondante.

Propriétés physiques. Les temps pluvieux, comme l'ont remarqué Deheers et Limbourg, altèrent beaucoup les propriétés des eaux de Spa; pendant les saisons pluvieuses elles deviennent insipides, et n'ont rien de piquant. Dans les temps secs et chauds, elles présentent les caractères suivants dans chaque source.

Pouhon. L'eau est transparente, sa saveur est acidule, un peu ferrugineuse; des bulles viennent éclater à sa surface. Une légère couche ocreuse revêt les parois du puits. La température de l'eau est de 8°, therm. Réaum. La pesanteur spécifique est de 1,00098. La source est très-abondante.

La Géronstère. Son eau répand une odeur désagréable, qu'on a attribuée à l'hydrogène sulfuré. Sa saveur est ferrugineuse et moins acidule que celle du Pouhon. Versée dans un verre, l'eau paraît parfaitement transparente; au bout de peu de temps elle commence à laisser échapper de petites bulles; elle devient ensuite trouble, et peu à peu il se forme au fond du verre un dépôt de couleur roussâtre. L'eau est froide.

La Sauvenière. La saveur de l'eau de cette source est acidule, piquante, agréable, et moins ferrugineuse que celle du Pouhon. Elle exhale une odeur un peu sulfureuse, qui disparaît presque aussitôt que l'eau est puisée. Celle-ci pétille dans le verre, et se trouble ensuite en déposant une poudre roussâtre pâle. Elle est froide.

Le Groesbeck. Ses qualités physiques ressemblent beaucoup à celles de la Sauvenière, sa saveur est piquante, très-agréable, et moins ferrugineuse que dans les sources précédentes. Beaucoup de bulles se remarquent à la surface de l'eau. Celle-ci est froide.

ferrugineuses acidules froides.

Fontaines du Tonnelet. L'eau est très-abondante; elle répand une légère odeur de soufre; sa saveur est piquante, agréable, et moins ferrugineuse que dans les autres sources. Lorsqu'on a bu un grand verre de cette eau, le gaz s'échappe en quantité de l'estomac et picote le nez, comme lorsqu'on a bu du vin de Champagne mousseux. L'eau est froide.

Le Watroz. La quantité d'eau fournie par la source est peu considérable; sa saveur est décidément ferrugineuse; sa température est variable; l'eau contient peu de gaz.

Analyse chimique. Plusieurs chimistes ont examiné les eaux de Spa. Bergmann a trouvé dans cent livres d'eau:

Carbonate de soude cristallisé.	154 grains	6/11
Muriate de soude.	18	2/11
Carbonate de fer.	59	2/11
Carbonate de chaux.	154	6/11
Carbonate de magnésie.	363	7/11
TOTAL.	750 grains	1/11

Dans cent pouces cubes d'eau, Bergmann a trouvé 45 pouces cubes de gaz acide carbonique.

M. Edwin Godden Jones a fait en 1816 une nouvelle analyse des eaux de Spa, laquelle diffère beaucoup de celle de Bergmann. Voici le tableau des divers principes que le docteur anglais a obtenus dans les sept principales sources de Spa, sur la quantité d'un gallon, égal à 231 pouces cubes de chacune de ces eaux.

Eaux minérales

Fontaines.	Gaz acide carbonig. en pouc. c.	Matières fixes, grains.	Sulfate de soude.	Muriate de soude.	Carbonate de soude.	Carbonate de chaux.	Carbonate de magnésie.	Oxyde de fer.	Silice.	Alumine.	Perte.
Pouhon	262	26,8	0,99	1,16	2,25	9,87	1,80	5,24	2,26	0,29	3,94
Géronstère.	168	13,50	0,62	0,64	1,43	5,20	1,05	0,94	1,40	0,19	1,03
Sauvenière.	241	8,50	0,05	0,25	0,60	3,50	0,60	2,10	0,40	0,10	0,90
Groesbeck.	265	5,90	0,05	0,15	0,30	2,40	0,20	1,55	0,60	0,10	0,55
1er Tonnelet.	280	5,30	0,06	0,15	0,20	1,10	0,30	2,70	0,60	0,10	0,90
2e Tonnelet.	262	3,70	*	*	0,10	0,90	0,20	1,50	0,65	*	0,35
Watroz.		9,30	*	0,2	0,10	1,40	1,90	2,60	0,90	0,60	1,80
Pouhon, après une saison pluvieuse.		32,3	0,80	0,95	2,00	13,82	2,97	4,15	3,27	0,38	3,68

* Quantité trop petite pour être déterminée.

Il est facile de voir que les résultats de cette analyse diffèrent beaucoup de celle de Bergmann, qui n'a trouvé dans l'eau de Spa ni sulfate de soude, ni silice, ni alumine. Les proportions des autres substances, et sur-tout du gaz acide carbonique, sont tout-à-fait différentes.

Depuis le temps où Bergmann a fait ses expériences, l'eau du Pouhon qu'il a examinée, a-t-elle éprouvé des changements dans la quantité de ses principes minéralisateurs? L'eau analysée par Bergmann en Suède, était-elle réellement l'eau du Pouhon? Enfin l'analyse de M. Jones est-elle d'une exactitude rigoureuse? Il appartient aux chimistes de résoudre ces questions.

Propriétés médicales. Il n'est peut-être point d'eau minérale en Europe qui jouisse d'une réputation aussi étendue que celle de Spa. L'affluence des malades y est considérable.

Les vertus des sources minérales de Spa diffèrent selon la quantité de fer et d'acide carbonique qu'elles contiennent. L'eau du Pouhon, par exemple, étant la plus chargée de fer, possède des propriétés plus actives que les autres. Celle de la Géronstère paraît être la plus faible de toutes.

Henri Abhers et Limbourg ont très-bien apprécié l'action des eaux de Spa, et les effets qu'elles produisent dans un grand nombre de maladies chroniques. Les détails suivants sont extraits de leurs ouvrages.

Les eaux de Spa sont toniques, apéritives, rafraîchissantes; elles fortifient l'action musculaire, et sont efficaces dans les maladies qui proviennent de la faiblesse, du relâchement des tissus. Limbourg les recommande dans les engorgements des viscères du bas-ventre, du foie, de la rate, du mésentère, la jaunisse, la mélancolie, l'hypochondrie, les aigreurs des premières voies, la leucophlegmatie; et quelquefois l'hydropisie, la paralysie, l'épuisement, suite de la masturbation ou de l'excès des plaisirs vénériens, l'impuissance qui en résulte; les coliques, les borborygmes, les éructations, les hoquets, les vomissements qui dépendent de l'atonie de l'estomac, la perte d'appétit, les diarrhées anciennes, les sueurs excessives, l'hystérie, l'écoulement trop abondant des règles, les flueurs blanches, les pâles couleurs, la stérilité; dans quelques ulcères, sur-tout du foie, des reins, de la vessie; dans la néphrétique, la gravelle, le scorbut, la cachexie, les dartres hépatiques, les démangeaisons à la peau; les fièvres intermittentes rebelles aux autres remèdes, les vers, les gonorrhées anciennes; enfin elles sont utiles dans la convalescence des maladies aiguës.

Les eaux de Spa sont dangereuses dans toutes les maladies inflammatoires et dans leurs préludes, dans les squirrhes invétérés, la phthisie pulmonaire, et le marasme entretenu par un abcès intérieur; dans l'épilepsie, l'apoplexie. Elles sont nuisibles aux individus pléthoriques, irritables.

ferrugineuses acidules froides.

L'expérience a appris, et l'analyse est d'accord sur ce point avec l'observation, que les propriétés médicinales varient dans les différentes sources.

En général l'eau du Pouhon convient aux personnes robustes, dont l'estomac n'est pas trop sensible : elle est la plus salutaire contre les règles trop abondantes, les engorgements du foie, de la rate, du mésentère, la jaunisse, la mélancolie, l'hypochondrie, les coliques néphrétiques, les gonorrhées chroniques, les pollutions. En lavements on l'a préconisée contre les vers ascarides. Limbourg regarde l'eau du Pouhon et de la Géronstère comme propre à prévenir les fausses-couches.

La Géronstère convient mieux aux estomacs faibles et aux personnes délicates, dans les vomissements, la perte d'appétit, les indigestions dépendantes de l'atonie de l'estomac; dans l'hypochondrie, l'affection hystérique, la suppression des règles, et presque toujours dans les maladies des femmes ; dans l'hydropisie passive, les catarrhes pulmonaires chroniques. Elle est plus efficace contre le ver plat et les lombrics, qu'aucune des autres sources.

La Sauvenière est utile dans les maladies de peau, le scorbut, la gravelle. Elle jouit de la prérogative de guérir la stérilité. Comme l'activité de cette eau tient à-peu-près le milieu entre celles du Pouhon et de la Géronstère, on peut la leur substituer, lorsque le tempérament du malade est trop irritable.

Le Groesbeck convient à-peu-près dans les mêmes cas que la Sauvenière; ses eaux sont seulement un peu plus actives; elles augmentent la sécrétion urinaire, et résolvent plus facilement les engorgements des viscères.

Les eaux des Tonnelets servent aux délices et aux plaisirs des étrangers. Unies au vin, elles le rendent très-agréable.

On a attribué la qualité purgative au Watroz; Limbourg a reconnu que cette vertu était chimérique. Cette eau ne purge point par sa nature, mais par la disposition du malade, ce qui est également vrai des autres sources.

Mode d'administration. Les eaux de toutes les sources de Spa se prennent en boisson. Des cas particuliers autorisent leur usage en bains, en injections et en lavements. On boit d'abord trois ou quatre verres d'eau, et on augmente graduellement jusqu'à douze ou quinze verres; il est dangereux de dépasser cette dose.

Il n'est quelquefois pas facile de choisir de prime abord la source convenable au genre de maladie; dans les cas douteux, il faut commencer par une source peu active et par de petites quantités. Pour fixer son choix, le médecin doit consulter avec soin le degré d'irritation des organes malades; car telle source qui est recommandée pour une espèce de maladie, devient quelquefois nuisible à cause de l'état actuel du sujet. Le lait mêlé aux eaux miné-

ferrugineuses acidules froides.

rales, est un remède très-salutaire contre le scorbut, les démangeaisons, les dartres, la phthisie scorbutique.

La saveur agréable des eaux du Tonnelet, et l'hilarité qu'elles produisent, les rendent à Spa d'un usage journalier, et particulièrement à table, soit seules, soit coupées avec du vin. On est aussi dans l'habitude d'unir à ces eaux du sirop de framboises, de groseilles, ce qui forme une boisson délicieuse et rafraîchissante, sur-tout pendant les chaleurs de l'été.

Les eaux de Spa portent à la tête, causent, peu de temps après qu'on les a prises, des vertiges, de l'assoupissement; elles excitent quelquefois le priapisme chez les personnes vigoureuses qui en boivent une trop grande quantité.

Il est des circonstances où l'on peut combiner avec avantage les bains à la boisson des eaux de Spa. M. Briart a fait construire aux Tonnelets des bains qui reçoivent l'eau superflue des fontaines. Ces bains, de deux sortes, chauds et froids, sont assez fréquentés; ils sont très-utiles, et concourent, dans beaucoup de maladies, au succès des eaux minérales.

Les eaux thermales d'Aix-la-Chapelle et de Chaud-Fontaine, qui sont près de Spa, sont souvent utiles ou nécessaires, avant ou après, ou dans les temps intermédiaires des eaux. C'est aux médecins à déterminer l'emploi des bains, suivant les indications qui se présentent.

L'eau du Pouhon est la seule que l'on transporte

chez l'étranger; mise dans des bouteilles bien bouchées, elle se conserve pendant des années sans altération. Cependant elle contient beaucoup moins de gaz qu'à la source.

Eau minérale artificielle de Spa, d'après MM. TRYAIRE et JURINE.

Eau pure.	20 onces.
Acide carbonique.	5 fois le volume.
Carbonate de soude.	2 grains.
Muriate de soude.	0 1/2
Carbonate de magnésie. . . .	4
Carbonate de fer	1

Traité touchant les eaux de Spa et de Chevron, par Bazin; 1715.

Spadacrène ou Dissertation physique sur les eaux de Spa, par Henri Abheers; nouv. édit., 1739.

Dissertatio de aquis Spadanis, par de Presseux; Lug. Batav.; 1736.

Amusements des eaux de Spa, par G.-A. Turner; Amsterd., 1740.

Principes contenus dans les différentes eaux minérales de Spa, par Ledron; Liége, 1752.

Traité des eaux minérales de Spa, par Jean Philippe Limbourg; Liége, 1756, in-12. Cet ouvrage est rempli de réflexions intéressantes sur les eaux de Spa.

Analyse des eaux minérales de Spa, etc., par Edwin Godden Jones; 1816, Liége, Desoer, in-8°. L'auteur fait précéder l'analyse d'une notice topographique de Spa.

Plusieurs auteurs, tels que Gilbert Lymborch, Rye, van Helmont, Lud. Nonnius, Joachim Ju-

ferrugineuses acidules froides.

nius, Edmond Nessel, Chrouet, Ash, Zaff, ont écrit sur les eaux de Spa.

FORGES (*département de la Seine-Inférieure*).

Village situé dans un lieu assez élevé, à 4 lieues de Gournay, 3 de Neufchâtel, 9 de Rouen, 25 N. O. de Paris.

Les eaux minérales de Forges sont connues depuis long-temps. En 1632, Louis XIII fit nettoyer et arranger les sources pour prendre les eaux avec la reine Anne d'Autriche et le cardinal de Richelieu. Depuis cette époque ces eaux ont été très-fréquentées.

Le séjour de Forges est fort agréable; on y a rassemblé tout ce qui peut multiplier les distractions et varier les plaisirs; les promenades y sont belles, l'air est pur et tempéré; les malades y trouvent des maisons commodes et toutes les ressources nécessaires à la vie.

On prend les eaux depuis le mois de juillet jusqu'au 15 septembre. L'inspection des eaux est confiée à M. de la Prairie.

Sources. Il y en a trois; savoir, la Reinette, la Royale, la Cardinale. Elles sont situées au couchant du bourg, dans un vallon marécageux, dominé par de très-faibles éminences. Elles coulent dans un enfoncement pratiqué en maçonnerie dans le sol, de 2 mètres à-peu-près de profondeur, et où l'on a conservé pour chacune un petit bassin séparé. La Reinette et la Cardinale coulent horizontalement, la Reinette de l'est à l'ouest, et la Cardinale du nord au sud. La Royale sort perpendiculairement au milieu des deux autres, et coule ensuite horizontalement de l'est à l'ouest, comme la Reinette. Celle-ci est la source qui fournit le plus d'eau; on la regarde comme la moins ferrugineuse. La Royale coule moins vite que la Reinette. La Cardinale coule plus lentement que les deux autres sources; elle est aussi plus chargée de fer. Ces trois sources sont également abondantes pendant l'été et l'hiver, et n'augmentent pas de volume même dans les plus grandes pluies. Elles se réunissent dans un seul et même canal, après avoir parcouru environ deux mètres de chemin dans une rigole qui termine chacun des petits bassins destinés à recevoir l'eau des sources.

Propriétés physiques. Ces eaux sont parfaitement limpides à leur source, mais si on les laisse quelque temps exposées à l'air libre, elles se troublent, déposent un sédiment ocreux, et dès qu'il est formé, leur saveur naturelle change. Celle-ci n'est pas la même dans les trois sources; elle est fraîche dans toutes, à peine ferrugineuse dans la Reinette, ferrugineuse dans la Royale, et décidément atramentaire dans la Cardinale. Elles sont inodores. La pesanteur spécifique de l'eau des trois sources est à-peu-près la même; elle diffère peu de celle de l'eau distillée. La température est aussi à-peu-près la même dans les trois sources. Le thermomètre plongé dans les bassins, au bout de 20 minutes, a rapporté 6 1/4, terme moyen.

ferrugineuses acidules froides.

Pour la Reinette.... 6° + 0   therm. Réaum.
Pour la Royale..... 6° + 0
Pour la Cardinale... 6° 1/4 + 0
Canal commun..... 6° 1/4 + 0

La température extérieure étant de 11°+0, à neuf heures du matin, la pression atmosphérique de 27 pouces 8 lignes.

Le fond et les parois des bassins sont couverts d'une poudre d'un jaune rougeâtre. Les vases dont on se sert habituellement pour puiser l'eau aux bassins, se recouvrent à la longue d'un enduit jaune, rougeâtre, qui atteste la dissolution du fer dans ces eaux.

La source de la Reinette offre un phénomène fort singulier. Les flocons jaunâtres qu'elle charrie habituellement, augmentent d'une manière très-marquée avant le lever du soleil et une heure avant son coucher. S'il doit survenir un orage ou une grande pluie, on voit l'eau se troubler, quelquefois dans la journée même qui précède l'orage, et devenir toute trouble par la quantité de flocons qu'elle voiture; enfin on juge de la violence de l'orage ou de l'abondance de la pluie, par la quantité de flocons jaunes qu'on observe dans cette eau et par le temps qu'elle reste trouble. C'est le baromètre du pays.

Analyse chimique. Il résulte des expériences faites récemment par M. Robert, pharmacien distingué de Rouen, que les eaux de Forges contiennent par pinte :

Reinette.

Acide carbonique........ 1/4 de son volume.
Carbonate de chaux........ 1/4 de grain.
        de fer........ 1/8
Muriate de soude........ 3/4
Sulfate de chaux...... 1/3
Muriate de magnésie..... 1/5
        de silice........ 1/10

Royale.

Acide carbonique........ 1 fois 1/4 son vol.
Carbonate de chaux..... 3/4 de grain.
        de fer........ 1/2
Muriate de soude........ 7/8
Sulfate de chaux....... 1/2
Muriate de magnésie..... 1/8
Silice................ 1/12
Sulfate de magnésie..... 7/8

Cardinale.

Acide carbonique........ 2 fois le volume.
Carbonate de chaux..... 3/4 de grain.
        de fer........ 5/6
Muriate de soude....... 9/10
Sulfate de chaux........ 1/2
Muriate de magnésie..... 1/5
Silice................ 1/6
Sulfate de magnésie..... 9/10

Les flocons volumineux, rougeâtres, très-légers, qui se précipitent au fond du bassin de la Reinette,

ferrugineuses acidules froides.

et qui se rassemblent en très-grand nombre, sont composés de carbonate de chaux, de fer, et de silice.

Propriétés médicales. Les eaux de Forges sont toniques, apéritives. Elles sont utiles dans l'atonie de l'estomac, la perte de l'appétit, la diarrhée chronique, les flueurs blanches, les hydropisies passives, les engorgements du bas-ventre, les coliques néphrétiques, l'incontinence d'urines, la suppression des menstrues, la chlorose. Lepecq de la Clôture assure que des œdèmes invétérés et des ascites confirmées, ont été dissipés par l'usage de ces eaux. Mais un des plus grands avantages que l'usage et des succès multipliés ont consacré comme une prérogative essentielle des eaux de Forges, c'est leur efficacité contre la stérilité. Louis XIII et l'infante d'Autriche, après dix-huit ans de mariage, n'avaient pas encore assuré un héritier au trône de France; ces augustes monarques firent le voyage de Forges et y burent les eaux. La naissance prochaine de Louis XIV fut pour beaucoup de personnes une preuve péremptoire de la propriété *fécondante* de ces eaux minérales : aussi voit-on tous les ans plusieurs jeunes dames qui vont chercher auprès de ces sources un espoir qui se réalise quelquefois, et qui double alors la confiance générale.

En 1768, beaucoup d'habitants de Forges, tourmentés par la diarrhée, se guérirent en buvant uniquement de l'eau de la Reinette.

Ces eaux ne conviennent pas aux phthisiques,

ni aux scorbutiques; elles sont souvent nuisibles dans la goutte, l'asthme, les contractures des membres et les vertiges.

Mode d'administration. On emploie les eaux de Forges seulement en boisson. Pour la plupart des buveurs, la Reinette est la boisson d'usage. Elle le fut long-temps pour les habitants eux-mêmes. Comme elle diffère peu de l'eau commune, et comme elle contient peu de fer, elle n'est susceptible de produire aucun mauvais effet, et les personnes délicates, en la buvant à leurs repas, coupée avec du vin ou autrement, disposent l'estomac à l'usage de la seconde. La Royale, manifestement ferrugineuse, exige quelques précautions. Les premiers jours on n'en prend qu'un seul verre; les jours suivants on double la dose, et on continue de l'augmenter jusqu'à ce qu'on soit parvenu à en boire sept verres par jour; et lorsqu'à cette dose assez considérable l'estomac ne paraît pas fatigué, on essaye l'usage de la Cardinale, et dès ce moment on abandonne celui de la Royale. La Cardinale est active, pénétrante, porte à la tête, et cause quelquefois des nausées, des étourdissements qui se dissipent par la promenade. Ces eaux teignent les excréments en noir.

On transporte cette eau dans différents départements; mais souvent elle arrive altérée. Pour prévenir cet inconvénient, il faut puiser l'eau à la source, l'air étant sec et serein, le soir après le coucher du soleil, ou le matin un peu avant son lever : il faut, de plus, boucher hermétiquement les bouteilles.

Discours au roi, touchant la nature, vertus, effets et usage des eaux minérales de Forges, par Jacques Cousinot; 1631, in-4°. Ce discours est divisé en vingt chapitres.

Nouveau Traité des eaux minérales de Forges, par Barthélemy Linand; 1697, in-8°. Ce livre ne saurait être utile qu'en ce qui y est relatif aux accidents qui peuvent survenir pendant l'usage de ces eaux.

Nouveau Système des eaux minérales de Forges, par Jean La Rouvière; 1699, in-12. Cet ouvrage mérite d'être consulté.

Analyse des eaux de Forges, par Pierre Antoine Marteau; 1756, in-12. Cette analyse parut excellente à l'époque où elle fut publiée.

Analyse des eaux de Forges, par M. Robert, pharmacien à Rouen (*Annales de chimie*, novembre 1814). Cette analyse décèle un chimiste distingué. L'auteur l'a fait précéder de l'énumération des ouvrages publiés sur les eaux de Forges. Ce mémoire renferme en outre plusieurs réflexions très-judicieuses.

Mauvillain, Cressé, Legivre, Boulduc, Geoffroy, Donet, Monnet, Raulin, Lepecq de la Clôture, se sont occupés des eaux de Forges.

AUMALE (*département de la Seine-Inférieure*).

Petite ville sur le penchant d'une colline, près de la rivière de Bresle, à 14 lieues N. E. de Rouen, 8 d'Abbeville et d'Amiens. Dom Mahon, religieux bénédictin, découvrit le premier, près de cette ville, des eaux minérales, en juillet 1755.

La situation d'Aumale est très-saine; les épidémies y sont fort rares. On y trouve abondamment tout ce qui est nécessaire à la vie. Les eaux se prennent toute l'année, mais sur-tout depuis le mois de juin jusqu'au 15 septembre. M. Dizengremel, qui a publié une notice sur ces eaux, en surveille l'administration.

Sources. Au nord, et à environ quatre cents pas de la ville, on observe dans une prairie trois sources ferrugineuses froides, qui sont renfermées chacune dans un bassin. Ces fontaines sont : 1° la Bourbonne ; 2° la Savari ; 3° la Malon.

Propriétés physiques. L'eau est très-limpide, vive, pétillante, d'une transparence de cristal ; elle répand une odeur d'hydrogène sulfuré ; sa saveur styptique est plus prononcée que celle des eaux de Forges ; sa température est de 8 à 9° au-dessus de zéro, therm. Réaum. ; sa pesanteur est égale à celle de l'eau distillée.

L'eau de chaque source présente les mêmes caractères. Exposée à l'air dans un vase, elle laisse dégager ses principes gazeux, se trouble, et devient ensuite transparente, inodore, insipide, après avoir formé un précipité floconneux et roussâtre.

Analyse chimique. Elle a été faite en 1759 par M. Marteau ; le docteur Dizengremel l'a répétée il y a quelques années ; une pinte d'eau lui a fourni :

Acide carbonique pur. . . . . 7 grains.
Soufre dissous par l'hydrogène. . . . 1
Carbonate de fer. 3
Carbonate de chaux. 1
Muriate de chaux. 6

Propriétés médicales. Les eaux d'Aumale sont toniques et apéritives. Elles sont propres à combattre diverses maladies chroniques, telles que la diarrhée ancienne, les flueurs blanches, les hémorrhagies passives, la suppression du flux menstruel, l'atonie du canal digestif, la perte d'appétit, les aigreurs. Elles réussissent aussi quelquefois dans les affections cutanées dartreuses, psoriques, scrophuleuses, et dans les hydropisies essentielles et passives.

Mode d'administration. On prend ces eaux en boisson depuis une pinte jusqu'à deux, selon l'âge, le tempérament, les maladies. On les continue pendant trente ou quarante jours. Ces eaux accélèrent la circulation, excitent l'appétit, causent des étourdissements, et portent au sommeil.

Le docteur Dizengremel assure que l'eau d'Aumale conserve dans le transport toutes ses propriétés, lorsqu'en la puisant, on ajoute à chaque pinte quelques gouttes d'acide sulfurique; mais alors c'est un sulfate de chaux qu'elle contient, au lieu d'un carbonate.

Dissertation sur les eaux nouvellement découvertes à Aumale, etc., par Pierre-Antoine Marteau; 1759, in-12. Cet ouvrage annonce les talents et l'impartialité; on y trouve quarante-six observations.

Essai analytique de l'eau minérale d'Aumale, par M. Dizengremel; Neufchâtel, 1806, in-8°. Cette brochure ne contient aucune observation pratique.

Lepecq de la Clôture et Monnet parlent aussi dans leurs ouvrages des eaux d'Aumale.

Bussang (*département des Vosges*).

Village à 7 lieues de Remiremont, 10 de Plombières, et 12 de Bains. Ce lieu est célèbre par les eaux minérales, qui prennent leur source dans les montagnes voisines. Elles ne paraissent pas avoir été connues des anciens.

Sources. Elles sont à environ douze cents pas de Bussang; il y en a cinq; savoir; l'*Ancienne*, la *Fontaine d'en haut*, et trois autres qui n'ont point reçu de nom, et qui ne sont presque point en usage.

La source Ancienne est assez abondante; ses eaux sont recueillies dans un bassin de pierre de taille, de forme oblongue et recouvert en bois. Au bas du bassin est un robinet de fer par où s'écoule l'eau. Ce bassin est renfermé sous un pavillon.

La Fontaine d'en haut est aussi entourée de murailles, mais seulement à hauteur d'appui. Les eaux sont également reçues dans un bassin de pierre, mais à découvert.

Propriétés physiques. L'eau est très-limpide, d'une saveur piquante, acidule, ferrugineuse; elle pétille dans le verre comme le vin de Champagne. Les parois du bassin, ainsi que le fond, sont enduits d'une matière rougeâtre, ocreuse. L'eau est froide.

Analyse chimique. Cette eau mérite d'être examinée par les chimistes modernes. MM. Thouvenel et Nicolas y ont trouvé une certaine quantité de

ferrugineuses acidules froides.

gaz acide carbonique à nu, du carbonate de fer, et du carbonate de soude.

Propriétés médicales. D'après les observations de MM. Lemaire et Didelot, ces eaux sont très-utiles dans la langueur des forces digestives, les flueurs blanches, les diarrhées chroniques, les engorgements lents des viscères. M. Nicolas leur attribue sur-tout une action décidée dans les maladies calculeuses des reins et de la vessie. Il assure que des calculs vésicaux qu'il a laissé macérer pendant un mois dans de l'eau de Bussang, ont été dissous et réduits en poudre assez fine.

Mode d'administration. On boit ces eaux à la dose de trois ou quatre verres, et on augmente graduellement jusqu'à deux pintes.

Eau minérale artificielle de Bussang, d'après MM. TRYAIRE et JURINE.

Eau pure............	20 onces.
Acide carbonique........	3 fois le vol.
Carbonate de soude......	6 grains.
Carbonate de fer........	0 1/2

Essai analytique sur les eaux de Bussang, par Jean Lemaire; 1750, in-12. On trouve dans cet ouvrage plusieurs observations pratiques assez intéressantes.

Examen sur les eaux minérales de Bussang, etc., par Didelot; 1777, in-12. L'auteur a enrichi son ouvrage d'un grand nombre d'observations qui méritent d'être consultées.

MM. Charles, Bacher, Dunod, Bagard, Monnet, Thouvenel, Raulin, Nicolas, ont encore écrit sur les eaux de Bussang.

Provins (*département de Seine-et-Marne*).

Petite ville à 12 lieues S. E. de Meaux, et à 20 lieues à l'est de Paris, sur la grande route de Suisse et d'Allemagne. Les eaux minérales que l'on trouve près de la ville, ont joui, il y a deux siècles, d'une assez grande célébrité. M. Opoix et Raulin les ont mises en usage.

Provins offre au voyageur les agréments et les commodités de la vie; les routes pour y parvenir sont belles et très-praticables. Les eaux se prennent dans les mois de juin, juillet et septembre. On les continue pendant quinze ou vingt jours.

Sources. Il en existait autrefois deux, qui furent découvertes en 1648 par un médecin de Provins, nommé Michel Prévôt. Actuellement on ne voit qu'une source désignée sous le nom de *fontaine de Sainte-Croix*, laquelle est située sur les bords d'un pré, très-voisin des murs de la ville. Plusieurs veines d'eaux minérales ferrugineuses viennent se réunir à cette source, disposée en forme de puits. En 1805, on a construit un petit monument dans lequel la fontaine se trouve aujourd'hui renfermée. Sa forme demi-circulaire est devancée par un péristyle, composé de quatre colonnes surmontées d'un fronton.

Propriétés physiques. Lorsque le matin on enlève le couvercle qui ferme le puits minéral, on remarque à la surface de l'eau une pellicule irisée; elle se trouble lorsque le temps se dispose à la pluie

ferrugineuses acidules froides.

ou à l'orage. Elle a une odeur de fer très-marquée, son goût est ferrugineux, douceâtre, astringent et un peu styptique. Exposée à l'air, cette eau se trouble en déposant une matière jaune pâle.

Analyse chimique. L'eau de Provins a été analysée par M. Opoix, et, dans ces derniers temps, par MM. Vauquelin et Thénard. D'après l'analyse de ces deux célèbres chimistes, huit litres d'eau de Provins contiennent :

Carbonate de chaux.	4 gram.	420
Fer oxydé	0	608
Magnésie	0	180
Manganèse	0	136
Silice	0	200
Sel marin	0	340
Muriate de chaux	«	«
Matière grasse	quantité inappréc.	
Acide carbonique	27 p. 8/10,	
ou environ	1,000	

Propriétés médicales. Ces eaux sont peu renommées; elles jouissent cependant de propriétés énergiques; elles sont légèrement purgatives. On peut les employer dans la débilité de l'estomac, l'hypochondrie, les pâles couleurs, le catarrhe chronique de la vessie, les fièvres intermittentes rebelles, les obstructions du foie et de la rate, les gonorrhées anciennes, les coliques néphrétiques, et dans les convalescences accompagnées d'un état de langueur.

Mode d'administration. Les eaux de Provins se

prennent en boisson depuis une demi-bouteille jusqu'à deux et trois bouteilles chaque matin. Elles excitent quelquefois le sommeil pendant la journée et causent une espèce d'ivresse passagère.

Le transport dénature ces eaux; leurs principes volatils se dissipent et le fer se précipite.

Traité des eaux minérales de Provins, etc, par Pierre Legivre; Paris, 1659, in-8°.

Arcanum acidularum, auctore Petro Legivre; 1682, in-12. Cet ouvrage ne vaut pas mieux que le précédent.

Analyse des eaux minérales de Provins, par M. Raulin; 1778, in-12.

Analyse de l'eau minérale de Provins, par MM. Vauquelin et Thénard (*Annales de chimie*, tom. 86, pag. 5).

Traité des eaux minérales de Provins, par M. Opoix; Paris, Delalain, 1816, in-12. L'auteur prétend, d'après des expériences particulières, que les eaux de Provins contiennent du sulfate de fer.

CONTREXEVILLE (*département des Vosges*).

Village à 4 lieues de Mirecourt et 6 de Bourbonne-les-Bains. Il est situé dans un vallon entouré de montagnes; le voyageur y trouve difficilement les commodités nécessaires à la vie.

Les eaux minérales de Contrexeville ne paraissent pas avoir été connues des anciens; c'est à Bagard, ancien président du collége de médecine de Nancy, qu'est due la découverte de leurs propriétés.

Source. Elle est au couchant du village, au milieu d'un jardin, à la distance de 80 toises des montagnes. L'eau est reçue dans un bassin de forme angulaire.

Propriétés physiques. L'eau est froide et très-abondante; à sa sortie de la source, elle est claire, limpide, transparente, a une odeur fade et un goût légèrement ferrugineux. La surface de l'eau dans le bassin est recouverte d'une pellicule d'un blanc jaunâtre. Le fond et les parois du bassin sont enduits d'une matière ocracée. Les plantes d'alentour sont couvertes de rouille.

Analyse chimique. D'après les analyses de MM. Thouvenel et Nicolas, l'eau de Contrexeville contient du carbonate de fer, du muriate de chaux, et du carbonate de chaux. Ces substances y sont en très-petite quantité, puisque la somme de leurs poids réunis forme un total d'environ huit grains par pinte d'eau.

Thouvenel prétend qu'indépendamment de ces produits, elle contient encore une matière grasse et comme bitumineuse, qui se trouve combinée avec les matières salines; mais l'existence de ces matières est révoquée en doute par M. Nicolas.

Propriétés médicales. Les eaux de Contrexeville ont été vantées contre les dartres, la gale, les scrophules, la goutte, les engorgements des viscères. Elles sont sur-tout très-salutaires dans les catarrhes chroniques de la vessie, la gravelle, et dans toutes les maladies chroniques des reins.

Bagard rapporte plusieurs exemples d'individus calculeux, qui, par l'usage des eaux de Contrexeville, ont rendu des pierres avec les urines. Il n'est pas même éloigné de croire qu'elles ont la propriété de dissoudre en fragments celles qui sont d'une nature plâtreuse.

M. Thouvenel regarde aussi cette eau comme un excellent lithontriptique, et propre à s'opposer à la formation des calculs urinaires.

On emploie encore ces eaux en injections contre les flueurs blanches, les ulcérations du vagin et les maladies de l'urètre. Elles sont également avantageuses en collyre dans les maladies des paupières, les ulcérations des glandes de Meibomius.

Mode d'administration. On boit ces eaux à la dose de deux à trois livres chaque matin. Elles doivent être prises froides, afin de prévenir la décomposition des différents carbonates qu'elles contiennent. En les échauffant, elles acquièrent un goût analogue à celui d'eau de savon.

Cette eau s'altère beaucoup par le transport; le plus souvent elle arrive dans les départements sans odeur, sans saveur, et par conséquent sans vertus.

Eau minérale artificielle de Contrexeville, d'après MM. Tryaire et Jurine.

Eau pure. . . . . 20 onces.
Acide carbonique. . . . . . . 1/12 du volume.
Carbonate de chaux. . . . . . 4 grains.
Sulfate de chaux. 6

Mémoire sur les eaux de Contrexeville, par Antoine Bagard;

1760, in-8°. On trouve dans cet opuscule quelques observations intéressantes.

Mémoire chimique et médicinal sur les principes et les vertus des eaux minérales de Contrexeville, par M. Thouvenel; 1774.

Dissertation chimique sur les eaux minérales de la Lorraine, par M. Nicolas; 1778, in-8°. Il y est question des eaux de Contrexeville.

VALS (*département de l'Ardèche*).

Bourg à 6 lieues de Privas, 8 du Puy, 5 du Rhône, 6 N. O. de Viviers. Ce bourg, entouré de montagnes fertiles, est placé dans un vallon fort agréable. Les promenades y sont riantes; on s'y procure facilement tout ce qui est nécessaire à la vie; les aliments sont excellents. — La saison la plus favorable pour prendre les eaux sur les lieux, est depuis le commencement du mois de juin jusqu'à la fin de septembre. Pendant tout ce temps, les eaux sont assez fréquentées par les habitants des départements voisins, et même par des étrangers. Le nombre des sources et le degré différent d'activité et de force de leurs eaux, permettent aux personnes de tout âge et de tout sexe d'y avoir recours, et d'y trouver le soulagement et même la guérison de leurs maux.

Nature du sol. Toutes les montagnes du bourg, dit M. Madier, ainsi que la plupart de celles qui l'avoisinent, ont été long-temps la proie des volcans; la quantité considérable de laves, de basaltes et de pierres calcinées que l'on trouve à chaque pas dans ces contrées, en sont une preuve bien sensible.

Sources. Elles sont près du bourg et du torrent de la Volanne. Il y en a six : 1° la Madeleine; 2° la Marie, qui est du côté du bourg; 3° la Marquise; 4° la Dominique; 5° la Saint-Jean; 6° la Camuse. Ces trois dernières sources sont de l'autre côté du torrent.

Propriétés physiques. L'eau de toutes ces fontaines est froide, limpide, et plus ou moins acidule. Exposée à l'air, elle se décompose, l'acide carbonique se dissipe, et en même temps il se forme au fond des vases un précipité ocreux : dès lors l'eau n'a plus de saveur. Les différences physiques de toutes les sources dépendent de la plus ou moins grande quantité d'acide carbonique qu'elles renferment.

Les sources de Vals ne varient point; elles sont également abondantes dans toutes les saisons.

Analyse chimique. Quoique ces eaux contiennent à-peu-près les mêmes principes, les proportions varient dans chacune de leurs sources; elles tiennent toutes en dissolution des carbonates de soude et de fer, du muriate de soude, du sulfate d'alumine et du sulfate de fer. Ces deux derniers principes prédominent dans les eaux de la Dominique; l'acide carbonique est plus abondant à la source Marie, et les autres sources renferment une plus grande proportion de sels à base alcaline et terreuse.

Propriétés médicales. Les eaux de la Marquise,

ferrugineuses acidules froides.

de la Camuse, de Saint-Jean et de la Madeleine, sont rafraîchissantes, diurétiques, apéritives et purgatives. Elles conviennent dans la débilité de l'estomac, les engorgements des viscères abdominaux, la jaunisse, la suppression ou le flux immodéré des règles, les flueurs blanches, les pollutions. Les eaux de la Camuse sont beaucoup plus purgatives que celles de la Marquise, de la Saint-Jean et de la Madeleine.

La fontaine Marie est laxative; elle produit de bons effets dans les embarras des reins, le catarrhe chronique de la vessie, les affections calculeuses et graveleuses. On les a vantées contre la stérilité.

La Camuse est renommée pour guérir le scorbut.

La Dominique est très-active; ses eaux sont *spécifiques* dans toutes les fièvres intermittentes, même les plus invétérées, sur-tout les quartes; elles peuvent être utiles dans les hémorrhagies passives, les diarrhées chroniques.

Les eaux de Vals sont en général nuisibles aux hystériques, aux hypochondriaques, aux poitrinaires, à ceux qui sont d'un tempérament ardent, bilieux, trop excitable, et dans tous les cas où l'irritation des viscères prédomine.

Mode d'administration. Il faut boire les eaux de Vals à petite dose. On commence par quatre à cinq verres, et on augmente insensiblement, à mesure que l'on s'aperçoit de leurs bons effets, jusqu'à douze ou quinze au plus. La dose de la Dominique est de trois ou quatre verres pour les tempéraments ordinaires. A Vals on use de cette eau comme émétique dans les maladies aiguës; elle tourmente beaucoup moins les malades que les autres vomitifs, et ses effets sont beaucoup plus puissants. Cette propriété émétique dépend du sulfate de fer.

En associant aux eaux de la Marie un peu de sirop, on forme une limonade agréable. Ce mélange ne nuit point à leur action. Les personnes menacées de fièvre lente, celles même qui sont sujettes à des crachements de sang, peuvent les prendre avec confiance seules ou coupées avec du lait; il ne peut en résulter aucun accident fâcheux.

M. Madier, dont nous empruntons les détails précédents, conseille de suspendre les eaux pendant quelques jours, ét de prendre, dans l'intervalle, des bains domestiques, le petit lait, des bouillons et des apozèmes rafraîchissants et apéritifs. Il dit avoir obtenu de cette méthode des guérisons que l'on n'aurait osé se promettre.

Les eaux de Vals doivent être bues froides autant que possible; le calorique les décompose. Transportées dans des bouteilles bien closes, elles conservent une partie de leurs vertus.

Eau minérale artificielle de Vals, d'après MM. Trayire et Jurine.

Eau pure.	20 onces.
Acide carbonique	3 fois le volume.
Muriate de soude	12 grains.
Sulfate d'alumine.	0 1/2

ferrugineuses acidules froides.

Carbonate de fer . . . . 0 grains 3/4
Sulfate de fer 0   1/2

Traité des eaux minérales du Vivarais en général, et de celles de Vals en particulier, par Antoine Fabre; 1657, in-4°. On aperçoit dans cet ouvrage des preuves certaines de la prévention et de l'enthousiasme de l'auteur; on n'y trouve ni analyse des eaux, ni observations pratiques.

Traité analytique des eaux minérales, par M. Raulin; 1774, Le chapitre septième du second volume traite des eaux de Vals.

Mémoire analytique sur les eaux minérales et médicinales de Vals, par M. Madier; 1781, in-8°. Cet ouvrage mérite d'être consulté.

ROUEN (*département de la Seine-Inférieure*).

Chef-lieu de préfecture, à 30 lieues N. E. de Paris, 24 S. O. d'Amiens.

Sources. Il y a dans la ville et aux environs plusieurs sources d'eaux minérales; les fontaines de la Maréquerie sont celles dont on fait le plus souvent usage; elles sont au nombre de trois : 1° la Royale; 2° la Dauphine ou Cardinale; 3° la Reinette.

Nature du sol. Le terrain où jaillit les sources, est une terre grasse, noire, mêlée de particules d'une mine ferrugineuse (Estard).

Propriétés physiques. L'eau de la Maréquerie a paru à M. Dubuc, pharmacien-chimiste à Rouen, assez limpide et inodore; sa saveur est fraîche, mais elle a un goût atramentaire dominant, qui masque la saveur des autres substances qu'elle tient en dissolution. — Sa pesanteur spécifique est presque égale à celle de l'eau distillée, parce qu'elle tient en dissolution avec les sels une substance gazeuse. — Le thermomètre de Réaumur, plongé quinze minutes dans chacune de ces sources, s'est toujours fixé dans l'une comme dans l'autre, entre 8 et 10 degrés au-dessus de o, la température atmosphérique étant de 10 à 12 degrés au même thermomètre.

Analyse chimique. Il résulte de l'analyse de cette eau, par M. Dubuc, qu'elle contient par pinte ou par deux livres de ce liquide :

Un grain de carbonate de fer, ou environ un demi-grain de fer.

Trois grains de muriate calcaire ou d'acide muriatique et de chaux, de chaque un grain et demi.

Trois quarts de grain faibles de carbonate de chaux.

Depuis un jusqu'à deux grains d'extractif végétal.

Enfin un trentième de son volume d'acide carbonique interposé.

L'eau de la fontaine qui sourd au S. de la Maréquerie, contient les mêmes principes que celle ci-dessus, mais en plus grande quantité.

Propriétés médicales. Nihell préconise les eaux de la Maréquerie dans la débilité de l'estomac, la lenteur de la digestion, les aigreurs de l'estomac, les flatuosités, l'inappétence, les fièvres intermittentes, les obstructions naissantes, les pâles couleurs, les maladies des reins et de la vessie, les flux hémorrhoïdal et menstruel excessifs, les flueurs blanches, les gonorrhées anciennes.

Mode d'administration. On use de cette eau en

boisson, à la dose de quatre à cinq verres chaque matin.

Renfermée dans des bouteilles, cette eau ne peut se conserver plus de vingt-quatre heures sans s'altérer. On s'aperçoit de cette altération, en ce qu'elle blanchit; on y voit nager des aggrégations ou filaments, qui bientôt se précipitent avec une poudre jaune, qui est le carbonate de fer.

M. Dubuc assure qu'avec les cinq substances indiquées dans l'analyse, et une température moyenne, on peut faire une eau minérale très-analogue à celle de la Maréquerie.

L'Hydro-thérapeutique des fontaines médicinales nouvellement découvertes aux environs de Rouen, par Jacques Duval; 1603, in-8º.

Traité des eaux minérales de la ville de Rouen, par M. Nihell; 1759, in-12.

Analyse des eaux de la Maréquerie, par M. Dubuc (*Annales de chimie*).

CRANSSAC (*département de l'Aveyron*).

Village à une lieue de la rive gauche du Lot, demi-lieue S. E. d'Albin, 6 N. E. de Ville-Franche, et 6 N. O. de Rhodez. Les eaux minérales qu'on y trouve, sont connues depuis près de huit siècles, comme l'attestent plusieurs monuments authentiques; elles seraient plus fréquentées qu'elles ne le sont, si les routes, pour y parvenir, étaient faciles, et si les voyageurs pouvaient s'y procurer aisément tout ce qui est nécessaire à la vie.

L'inspection des eaux est dirigée par un médecin très-instruit, M. Murat.

Nature du sol. Le terrain est de nature calcaire; on rencontre dans les fouilles des briques, des terres vitrifiées, et plusieurs mines de charbon de terre.

Sources. Elles sont assez nombreuses; mais on distingue sur-tout la source *Richard* et la source *Bezelgues*, ainsi appelées du nom des propriétaires. La dernière n'a été découverte que depuis sept à huit ans.

Propriétés physiques. L'eau est froide, assez abondante; elle ne répand aucune odeur; son goût est un peu amer et styptique; elle est claire et transparente.

Analyse chimique. L'eau minérale de Cranssac a été examinée par M. Vauquelin; ce chimiste célèbre a trouvé dans la source Richard des sulfates de chaux, de magnésie et d'alumine; une petite quantité de muriate de magnésie; un peu d'acide sulfurique, sans doute inhérent au sulfate d'alumine. La source Bezelgues lui a présenté des résultats différents; des sulfates de chaux, de manganèse et de fer, du muriate de magnésie. M. Vauquelin ajoute, très-judicieusement, que la présence d'une quantité notable de sulfate de manganèse, fait des eaux minérales de cette source une espèce à part, toute différente des autres connues en France.

Propriétés médicales. Les eaux de Cranssac méritent une réputation plus étendue que celle qu'elles ont obtenue jusqu'à présent. Elles sont apéritives, diurétiques et toniques; leur emploi est sur-tout avantageux dans les engorgements abdominaux, la suppression des règles, accompagnée d'un état de langueur, les fièvres quartes rebelles, l'atonie de l'estomac, etc. Elles conviennent principalement aux individus à fibre molle, et en général dans la plupart des affections du système lymphatique. M. Murat assure qu'elles sont un puissant prophylactique dans les épidémies de fièvres bilieuses, putrides, et dans les dysenteries. Elles sont nuisibles aux personnes qui ont la poitrine délicate.

Quelques médecins ont comparé les eaux de Cranssac à celles de Passy, et les ont prescrites avec succès dans les mêmes cas.

Mode d'administration. On boit les eaux depuis une livre jusqu'à trois. Un des premiers effets qu'elles produisent ordinairement, c'est de procurer des selles abondantes, et même des vomissements; mais il est prouvé qu'on s'y accoutume peu-à-peu. Elles doivent être bues froides, autant que faire se peut; autrement on court risque de les décomposer.

Les vertus et analyse des eaux minérales, etc., par Mathurin Dissés; 1686, in-12. On ne trouve dans cet ouvrage ni analyse chimique ni observations pratiques.

Nouveaux éléments de thérapeutique, par J.-L. Alibert, troisième édit., tom. 2, pag. 750.

Mont-Lignon (*département de Seine-et-Oise*).

Village près de Montmorency, à 4 lieues de Paris.

On trouve dans le domaine de M. Mauduit Larive, maire de la commune, une source minérale qui pourrait être très-fréquentée, s'il existait un établissement propre à recevoir les buveurs. Le site est beau et agréable.

Source. Elle sort de terre à mi-côte, et paraît provenir d'une montagne située au levant, qui semble être une suite du coteau de Montmorency, et qui est aussi probablement de même formation et de même nature. L'eau est reçue dans une espèce de bassin creusé dans le sol. Le trop plein coule par un tuyau, et se rend dans un autre bassin, qui est enduit d'une couche d'oxyde de fer jaunâtre.

Le terrain qui entoure la source, et qui est arrosé par la filtration continuelle de cette eau, en reçoit une fertilité remarquable.

La source ne tarit jamais, ne se gèle point, et n'éprouve aucune altération, ni par la sécheresse, ni par les pluies abondantes, ni par les débordements de la rivière.

Propriétés physiques. L'eau minérale est plus froide que celle de l'atmosphère, lorsque celle-ci est au-dessus de 10 degrés. Puisée à la source, elle est claire et transparente. Sa saveur, sensiblement martiale, ne présente cependant ni la stypcité, ni le piquant des eaux gazeuses pures. Exposée à l'air libre, elle ne se trouble qu'au bout de quelques heures. Ce phénomène arrive d'autant plus vite que l'atmosphère est plus chaude; l'eau dépose alors de l'oxyde de fer, qui reste long-temps suspendu dans le liquide. La même chose arrive lorsqu'on la chauffe ; il s'en échappe une petite quantité de bulles d'acide carbonique.

Analyse chimique. D'après des expériences exactes, chaque pinte d'eau contient :

Muriate de chaux......	3	grains.
Carbonate de magnésie..	1	
Muriate de chaux......	2	
Sulfate de chaux......	0	1/2 à-peu-près.
Carbonate de chaux....	0	1/2
Carbonate de fer......	2	
Acide carbonique......	quantité inappréc.	

Propriétés médicales. Ces eaux n'ayant pas encore été suffisamment administrées, on ne peut assigner leurs vertus que par analogie. On juge qu'elles doivent être toniques, stomachiques, légèrement détersives, apéritives et diurétiques. Elles sont probablement très-avantageuses dans les lésions tant aiguës que chroniques, dépendantes de l'affaiblissement des fonctions digestives et de la débilité du système des membranes muqueuses.

Cette eau, renfermée dans des bouteilles bien bouchées et transportées à Paris, peut se conserver quelque temps sans altération dans un endroit frais.

Analyse chimique de l'eau minérale de la source de Montlignon. Rapport fait à la Société de médecine de Paris, par MM. Bauchêne, Morelot, Sedillot jeune, et Bouillon La Grange (*Journal général de médecine*, tom. 18, pag. 52). Nous venons de donner un extrait de ce rapport, digne de leurs auteurs.

Passy (*département de la Seine*).

Village près de Paris, sur la rive droite de la Seine. Il est fort renommé par sa position agréable, le bon air que l'on y respire, le beau point de vue qu'il présente, et par son voisinage du bois de Boulogne.

Aux nouvelles eaux, on remarque un grand et beau jardin qui sert de promenade aux buveurs d'eau minérale. C'est ordinairement depuis le mois de mai jusqu'au mois d'octobre, que l'on va prendre les eaux à la source. On peut cependant en faire usage en hiver, parce qu'elles conservent la même quantité de principes.

Sources. La colline de Passy fournit plusieurs eaux minérales; on les distingue en *anciennes* et *nouvelles eaux* : 1° les anciennes sont formées de deux sources très-voisines l'une de l'autre; on y descend par un escalier; 2° les nouvelles eaux sont un peu distantes des anciennes; elles présentent trois sources, renfermées dans un regard voûté et bâti en pierres de taille, où l'on descend par un bel escalier; elles coulent avec abondance.

M. Planche, pharmacien, assure avoir observé qu'elles éprouvent des altérations très-marquées dans les temps d'orage et les pluies continuelles.

Propriétés physiques. Les eaux anciennes sont très-limpides, et ont une saveur ferrugineuse très-faible. Les eaux nouvelles ont une odeur et un

ferrugineuses acidules froides.

goût ferrugineux, avec sentiment d'astriction; elles sont froides, de même que les anciennes. Une pellicule roussâtre couvre leur surface, et un sédiment jaune orangé se dépose dans les bassins; les canaux de décharge sont tapissés d'un sédiment analogue, qui pénètre les pierres, les rend friables, et leur donne un aspect de fer.

Les eaux que l'on vend sous le nom d'*eaux épurées* de Passy, sont aussi très-limpides, et ont une saveur moins ferrugineuse. Le procédé employé pour l'épuration, consiste à laisser exposées, pendant plusieurs mois, à l'ardeur du soleil, des jarres remplies d'eau sortant de la source. Lorsque la dépuration est portée trop loin, tout le fer se trouve précipité; alors l'eau n'a plus de saveur ferrugineuse, et par conséquent elle n'agit plus comme auparavant. Le grand art est de ne conserver à l'eau dépurée qu'une petite quantité de fer, et c'est à quoi l'on parvient aisément avec un peu de précaution.

Analyse chimique. Les eaux de Passy ont été analysées par beaucoup de chimistes. D'après M. Planche, les anciennes eaux épurées de Passy contiennent par pinte :

Sulfate de chaux.	25 grains	1/4
Sulfate de magnésie.	6	1/2
Muriate de magnésie.	3	1/4
Carbonate de chaux et de magnésie.		3/4
Muriate de soude.		1/2

Matière végéto-animale. . . . . 1 grain 3/4
Oxyde de fer. . . . . quantité inappréc.

La quantité de fer a paru si peu considérable à M. Planche, qu'il a proposé d'exclure ces eaux du nombre des ferrugineuses.

M. le professeur Deyeux a trouvé dans une pinte d'eau nouvelle non épurée :

	grains	mil.
Sulfate de chaux.	43	2
Sulfate de fer au *minimum*.	17	245
de magnésie.	22	6
Muriate de soude.	6	60
Sulfate d'alumine et de potasse. . .	7	5
Carbonate de fer.	0	80
Acide carbonique.	0	20
Matière bitumineuse. . .	quantité inappréciab.	

Cette même eau, après avoir été soumise à l'épuration spontanée, contient par pinte :

	grains	mil.
Sulfate de chaux.	44	4
de magnésie.	27	7
d'alumine et de potasse. . . .	7	6
de fer au *maximum*.	1	207
Muriate de soude.	6	70

On voit d'après la comparaison des produits fournis par l'eau non épurée et par celle qui a subi cette opération, que la première est plus riche en principes salins que la seconde, et que les sels ne sont pas de même nature dans ces deux eaux.

Cette différence doit dépendre de la décomposition éprouvée par plusieurs sels pendant l'épuration.

Propriétés médicales. Les eaux de Passy, d'après plusieurs médecins distingués de la capitale, ont des vertus très-énergiques, et méritent plus d'éloges qu'elles n'en ont obtenu. On en ferait peut-être plus de cas, si elles étaient éloignées de la capitale.

On fait un usage plus fréquent des nouvelles eaux que des anciennes, dont les propriétés sont très-peu marquées.

Les eaux naturelles, c'est-à-dire telles qu'elles coulent à la source, sont généralement trop fortes, trop actives pour l'usage interne. On les emploie avec le plus grand succès comme topiques, soit en douches, soit en lotions ou en injections, dans les ulcères atoniques, variqueux, et contre les flueurs blanches.

Dépurées, elles sont très-efficaces dans le traitement de plusieurs maladies chroniques, et sur-tout dans les affections de l'estomac et des viscères abdominaux, qui dépendent de la faiblesse et du relâchement des organes, ou d'une sécrétion muqueuse trop abondante. Elles ne conviennent pas moins dans les pâles couleurs, les diarrhées invétérées, les gonorrhées anciennes, le scorbut, et dans la convalescence des fièvres intermittentes.

Elles sont nuisibles aux tempéraments secs et bilieux, aux personnes dont la poitrine est délicate, et à ceux qui sont tourmentés par la fièvre hectique.

Mode d'administration. On boit les eaux de Passy depuis trois ou quatre verres jusqu'à deux pintes. On doit boire avec beaucoup de circonspection l'eau naturelle, celle qui n'a pas été épurée.

L'eau de Passy doit être prise froide, ou presque froide, parce qu'elle se décompose promptement si on la fait chauffer. On peut couper son vin avec l'eau épurée.

Les eaux naturelles s'altèrent par le transport, mais celles qui sont épurées sont incorruptibles; elles se conservent dix ans sans la plus légère altération, pourvu qu'on ait soin d'enlever les bouchons lorsqu'ils moisissent, et de leur en substituer de nouveaux.

Examen des eaux de Passy, par M. Lemery (*Hist. de l'Acad. roy. des sciences*, 1701, *pag.* 62).

Sur les nouvelles eaux minérales de Passy, par M. Reneaume (*Hist. de l'Acad. roy. des sciences*, 1720, *pag.* 43).

Traité des eaux minérales nouvellement découvertes à Passy, par Moulin de Marguery; 1723, in-12.

Examen chimique d'une eau minérale nouvellement découverte à Passy, par MM. Venel et Bayen; 1755, in-8°.

Analyse des nouvelles eaux de Passy, par M. Deyeux (*Bulletin de pharmacie*, n° 8, 1809).

Notice sur les nouvelles eaux de Passy (*Journal général de médecine*, tom. 44, *pag.* 104). Cette notice paraît avoir été rédigée par M. le professeur Chaussier.

Geoffroy, Boulduc, Gauthier, Demachy, Cadet, Brouzet, Levieillard, Monnet, ont analysé les eaux de Passy.

CHARBONNIÈRES (*département du Rhône*).

Village à une lieue et demie de Lyon, et un quart de lieue à gauche de la grande route de Paris par Moulins.—M. de Marsonnat, curé de la paroisse de Tassin, y découvrit, en 1774, des eaux minérales. Celles-ci sont assez fréquentées pendant la belle saison; le site de Charbonnières est pittoresque. Le vallon dans lequel cette commune est placée, est environné de rochers et de bois qui offrent un ombrage salutaire pendant les chaleurs de l'été. Le pays présente toutes les commodités nécessaires à la vie, et le voisinage de Lyon en rend le séjour très-agréable.

On boit les eaux pendant trente ou quarante jours, depuis le mois de juin jusqu'à la fin de septembre.

Source. Elle est située à deux cents pas au-dessous du château de M. de Laval, qui y a fait d'utiles réparations. L'eau est reçue dans un réservoir couvert, situé au pied d'une levée, et sort par un tuyau.

Il paraît que cette source vient d'une petite montagne au nord, laquelle est éloignée de cent pas. Cette montagne, couverte de bois de pins, est composée de granit.

La source est assez abondante; elle ne diminue jamais, et donne par minute soixante-douze pintes de Paris, et par heure quinze muids de deux cent quarante-huit pintes.

Propriétés physiques. L'eau sortant de la source est très-limpide; elle a un goût de fer, et répand une odeur d'hydrogène sulfuré, sur-tout lors des changements de temps.

Elle est froide, ne gèle jamais, et, dans les plus grands froids, les environs de la source sont couverts d'une fumée épaisse.

Examinée avec le pèse-liqueur de Baumé, l'eau minérale est à 9°.

Analyse chimique. Les eaux de Charbonnières ont été analysées par MM. Marsonnat et Carlhant, pharmacien de Lyon. D'après le travail de ce dernier, chaque pinte d'eau contient, en faisant la division d'un grain en 60 parties :

		grains.
Oxyde de fer.............	1	1/6
Sulfate de chaux..........		1/32
Carbonate de chaux.........	1	1/4
Muriate de soude..........		1/25
Matière extractive colorante...		1/5
Acide carbonique..........	1	1/4
Soufre.................		2
Gaz hydrogène sulfuré......		8 pouc. cub.

Le docteur Brachet, médecin distingué de Lyon, m'a écrit que MM. Pignol et Sainte-Marie ont procédé, dans les mois de septembre et octobre 1810, à une nouvelle analyse des eaux de Charbonnières. Celles-ci, d'après leurs expériences, contiennent un peu de gaz acide carbonique, un grain de fer par pinte, et aucun des sels neutres annoncés dans l'analyse de M. Carlhant.

Propriétés médicales. M. de Marsonnat recommande l'usage de ces eaux avec le zèle d'un pasteur, et non avec le talent d'un médecin. Les docteurs Sainte-Marie et Brachet les ont employées souvent, et avec succès, dans les flueurs blanches, les gonorrhées anciennes, les catarrhes chroniques de la vessie, la chlorose, les engorgements de la rate consécutifs aux fièvres intermittentes, et dans quelques maladies cutanées. Il faut singulièrement restreindre les cas de maladie de la peau, où ces eaux peuvent convenir; et cependant c'est principalement pour guérir des dartres rebelles, que les habitants de Lyon vont à Charbonnières; aussi leurs espérances sont souvent déçues.

Mode d'administration. On boit ces eaux à la dose de trois ou quatre verres jusqu'à deux pintes; on peut en faire usage aux repas. Les personnes délicates et dont l'estomac est trop susceptible, doivent modérer l'activité de ces eaux en y mêlant du lait.

On trouve à Charbonnières des bains d'eau commune.

Les eaux de Charbonnières transportées, conservent une partie de leurs vertus.

Analyse des eaux minérales de Charbonnières, par M. Roujeat de Marsonnat, curé de Tassin-Charbonnières, in-8°, 32 pag. Cet opuscule contient l'analyse de M. de Marsonnat et celle de M. Carlhant. On y trouve en outre plusieurs certificats de guérisons opérées par les eaux de Charbonnières.

Dinan (*département du Nord*).

Petite ville sur la Rance, à 6 lieues de Saint-Malo, 12 N. O. de Rennes, et 89 O. de Paris. L'air y est très-pur; on y trouve des logements commodes, une nourriture saine, et de belles promenades. Les eaux minérales se prennent depuis le mois de mai jusqu'au mois d'octobre.

Source. Elle est unique; on l'appelle la *Coninaie*. Elle est située au nord et à un quart de lieue de Dinan, entre deux collines, dans un vallon profond; là on voit au midi une promenade plantée de plusieurs rangs d'ormes, que terminent au levant des bosquets de charmille. La nature, autant que l'art, s'est plu à embellir ces lieux, qui offrent toutes les choses nécessaires aux valétudinaires.

Propriétés physiques. L'eau minérale est également abondante dans tous les temps de l'année; elle a un goût ferrugineux très-marqué, qui cependant n'est pas désagréable; son odeur est un peu sulfureuse. Elle est transparente lorsqu'elle sort de la source, mais, exposée à l'air libre, elle se trouble, et dépose un sédiment ocreux. Elle est froide.

Analyse chimique. L'eau de Dinan a été analysée par Monnet, Delaunay et Chifoliau. Le docteur Bigeon l'a examinée récemment; il a obtenu par l'évaporation un résidu dans lequel les principes salins se trouvaient dans les proportions suivantes:

ferrugineuses acidules froides.

Muriate calcaire.	54 p.
de soude.	44
de magnésie.	33
Carbonate calcaire.	37
Sulfate calcaire.	20
Silice.	3
Oxyde de fer (carbonate acidule).	30

Ce résultat est conforme à celui obtenu par M. Boulay, pharmacien à Paris.

Propriétés médicales. Ces eaux jouissent d'une certaine réputation : elles accélèrent la circulation, stimulent légèrement les reins, et provoquent la transpiration. On les préconise contre le rachitis, les fièvres intermittentes rebelles, les gonorrhées anciennes, les flueurs blanches, la chlorose, l'atonie de l'estomac, les engorgements des viscères abdominaux, le catarrhe chronique de la vessie. On doit les interdire dans les maladies de poitrine, sur-tout lorsque l'irritation prédomine.

Mode d'administration. On boit cette eau minérale depuis la dose de trois ou quatre verres jusqu'à deux ou trois litres. Les habitants du pays en font usage dans toutes les saisons et la mêlent avec le vin à leurs repas. Les personnes qui en boivent beaucoup les premiers jours, éprouvent constamment des envies de vomir.

L'eau minérale de Dinan peut être transportée à des distances assez éloignées, si, puisée à la source, elle est contenue dans des bouteilles exactement fermées.

Essai analytique des eaux minérales de Dinan et de plusieurs fontaines voisines de Saint-Malo, par M. Chifoliau; 1782, in-12.

Recherches sur les propriétés physiques, chimiques et médicales des eaux de Dinan, par Bigeon; 1812. L'auteur ne cite aucune observation pratique. L'analyse chimique est assez détaillée.

Jean Duhamel, François Fanoix, Monnet, ont encore écrit sur les eaux de Dinan.

CAMBO (*département des Basses-Pyrénées*).

Village sur la Nive, à trois lieues de Bayonne. Les eaux minérales que l'on y observe, sont assez fréquentées; leur administration est confiée à un médecin-inspecteur.

Source. Elle est située sur la rive gauche de la Nive, à une petite distance de la source sulfureuse que nous avons déjà décrite dans la classe *des eaux sulfureuses*. L'eau sort par un filet de 4 à 5 lignes.

Cette source ne tarit jamais; mais comme elle est voisine de la Nive, elle a l'inconvénient d'être quelquefois couverte par l'eau de cette rivière, surtout pendant les pluies et la fonte des neiges.

Propriétés physiques. L'eau est claire, transparente, sa saveur est sensiblement astringente et nullement acidule; sa température est de $13°$ $1/2$, celle de l'atmosphère étant à $12°$. L'aréomètre de Baumé annonce qu'elle est peu chargée de sels.

Exposée à l'air libre et à la lumière, cette eau se décompose, se trouble, et dépose un précipité ocreux.

ferrugineuses acidules froides.

Analyse chimique. D'après les expériences du docteur Poumier, deux myriagrammes d'eau ferrugineuse de Cambo, contiennent, outre le gaz acide carbonique :

Muriate de magnésie......	0 gros	10 grains.
Muriate calcaire.......	0	4
Muriate de soude.......	0	8
Muriate de fer........	0	2
Sulfate de chaux.......	0	4
Carbonate de chaux.....	0,	10
Carbonate de fer.......	0	14
Silice..............	0	3
Perte provenant en partie de matière végéto-animale....	0	5
Total......	0 gros	60 grains.

Propriétés médicales. L'eau ferrugineuse de Cambo convient dans la débilité du canal digestif, l'anorexie, les vomissements, les dysenteries chroniques, la gonorrhée, les flueurs blanches, les affections hypochondriaques et hystériques. On use de cette eau en boisson.

Analyse et propriétés médicales des eaux minérales des Pyrénées, par Poumier; 1813, in-8°. On trouve, pag. 43, un article sur l'eau ferrugineuse de Cambo.

Analyse des eaux de Cambo, par M. Salaignac fils (*Bulletin de pharmacie*, 2e année, octobre 1810).

Bordeu et Laborde ont aussi parlé des eaux de Cambo.

SAINT-PARDOUX (*département de l'Allier*).

Hameau à trois lieues S. E. de Bourbon-l'Archambault. Le pays est très-montueux et boisé; il abonde en gypse, en quartz; on y trouve aussi des mines de charbon de terre et de fer.

Ce hameau n'offre ni logements ni ressources domestiques et médicales. Comme les eaux minérales que l'on y observe, sont très-susceptibles d'exportation, plusieurs personnes les boivent à Bourbon-l'Archambault.

Source. L'eau minérale sourd en bouillonnant, dans un petit réservoir formant un carré, long d'environ six pieds, sur trois de large. La source est abondante et peut fournir deux cents pintes d'eau par heure.

Propriétés physiques. Ces eaux pétillent sans cesse; leur saveur est piquante, aigrelette; elles sont froides. Leur pesanteur est égale à celle de l'eau distillée. Ces eaux, ordinairement très-limpides, se troublent et deviennent jaunâtres pendant les orages et l'extrême sécheresse. Elles ne gèlent jamais. Un dépôt jaune recouvre les parois du bassin.

Analyse chimique. D'après les expériences de M. Faye, l'eau de Saint-Pardoux contient par litre :

Gaz acide carbonique libre. . 19 grains 1/2
Carbonate de fer. 1   2/3

Propriétés médicales. M. Faye fait un grand éloge

de ces eaux; il pense qu'elles peuvent remplacer les eaux de Seltz et celles de Spa. Elles sont toniques, antiseptiques et détersives; elles conviennent dans les scrophules, le scorbut, les fièvres intermittentes, les hydropisies passives, les engorgements des viscères, les flueurs blanches, les blennorrhées, et les vices de la menstruation.

Mode d'administration. On use de ces eaux en boisson, en gargarisme et en lotions. On en boit depuis un verre jusqu'à trois ou quatre pintes par jour; la dose ordinaire est d'une pinte le matin, à jeun. Quelques malades l'unissent au vin pour les repas. On associe presque toujours cette boisson aux bains et douches de Bourbon-l'Archambault.

La singularité de la fontaine Saint-Pardoux en Bourbonnais, par Pierre Perreau; 1600. Cet ouvrage contient trois observations assez intéressantes.

Nouvel essai sur les eaux thermales et minérales de Bourbon-l'Archambault, par P.-P. Faye, 1804, in-8°. On trouve, p. 201, un article sur les eaux de Saint-Pardoux.

FERRIÈRES (*département du Loiret*).

Petite ville sur la rivière de Cléry, à 2 lieues et demie de Montargis, 4 de Nemours et 8 de Fontainebleau.

Source. La fontaine minérale sourd de la montage de Mirbeau, située au couchant de la ville.

Propriétés physiques. La limpidité de ces eaux est très-vive; elles prennent une couleur bleuâtre, perlée; une pellicule irisée couvre leur surface.

Leur saveur est astringente, styptique, et a beaucoup de rapport avec celle de l'encre. Elles ont aussi une légère odeur sulfureuse. Leur pesanteur paraît plus grande que celle de l'eau commune.

Analyse chimique. D'après les expériences de M. Gastellier, par les réactifs et l'évaporation, ces eaux contiennent une certaine quantité de sulfate de fer, des sulfates de chaux et de magnésie.

Propriétés médicales. M. Gastellier a administré avec succès les eaux de Ferrières dans la dysenterie chronique, l'ictère suite de l'engorgement du foie, la difficulté de la digestion dépendante de l'atonie du canal alimentaire.

<small>*Nouveaux éléments de thérapeutique*, par J.-L. Alibert; Paris, 1814. *Voy.* tom. 2, pag. 748.</small>

SEGRAY (*département du Loiret*).

Village près de Pithiviers, situé dans un vallon charmant, environné de collines couvertes de vignes et de bois. L'aimable poëte Colardeau a décrit ces sites délicieux et la source de Segray, dans son épître à Duhamel, avec cette grace enchanteresse et touchante qui anime toutes ses compositions.

Source. Elle est connue depuis environ trois cents ans; elle coule dans un fond au bas d'une colline située au midi. L'eau est reçue dans un bassin; elle est très-abondante.

Propriétés physiques. Ces eaux sont froides, limpides, transparentes; leur saveur est styptique et ferrugineuse. Elles exhalent l'odeur d'hydrogène sulfuré. Leur surface est couverte d'une pellicule irisée, sur-tout le matin et le soir; elles déposent sur les parois du bassin un enduit jaunâtre.

Analyse chimique. D'après les expériences de M. Gastellier, ces eaux contiennent les mêmes principes que celles de Ferrières, c'est-à-dire du sulfate de fer, des sulfates de chaux et de magnésie.

Propriétés médicales. Les eaux de Segray jouissent de quelque réputation dans les départements voisins. Boncerf dit avoir retiré de leur usage de bons effets dans les engorgements du foie et de la rate, la chlorose, et dans les maladies de langueur. Plusieurs médecins ont prétendu que ces eaux avaient une propriété lithontriptique très marquée.

On boit les eaux de Segray, depuis une pinte jus- à trois par jour. On les unit au vin.

Histoire véritable de la découverte de l'eau minérale de la fontaine de Segray, par Léonard Poillevé; Paris, 1620.

Dissertation sur la nature et les qualités des eaux minérales et médicinales de Segray, par Blondet; 1747, in-12.

Analyse des eaux minérales de Segray, par M. Genest; 1776, in-12.

Nouveaux éléments de thérapeutique, par J.-L. Alibert. *Voy.* tom. 2, pag. 749.

SAINT - GONDOM (*département du Loiret*).

Petite ville sur les bords de la Loire, à une lieue et demie de Gien et 3 de Sully.

Source. Elle est peu éloignée de la ville, sur les

côtés d'une montagne fort haute. Ses eaux sont reçues dans un bassin.

Propriétés physiques. L'eau est froide, transparente, sa saveur est ferrugineuse.

Analyse chimique. Les analyses que nous possédons sur ces eaux sont très-incomplètes, et il faudrait recommencer ce travail. Outre un peu de gaz acide carbonique libre, elles tiennent en dissolution des carbonates de fer, de chaux, de magnésie, etc.

Propriétés médicales. L'action spéciale des eaux de Saint-Gondom, dit M. Alibert, semble se diriger sur les organes de l'appareil urinaire, dont elles augmentent la sécrétion d'une manière assez marquée. On sent qu'elles peuvent être très-avantageuses dans la faiblesse de la vessie, ou dans le catarrhe chronique qui attaque ce viscère chez les vieillards. Dans quelques cas elles peuvent être purgatives :

Ces eaux sont fréquentées par les habitants des environs.

On en boit depuis une livre jusqu'à trois, chaque matin.

Traité des eaux minérales, ou la nouvelle fontaine de Saint-Gondom, par Etienne Pommereau; 1776, in-12. On trouve dans cet ouvrage seize observations peu détaillées.

Lettre sur la fontaine de Saint-Gondom (*Nature considérée,* 1774, tom. 3, pag. 275). Cette lettre contient un mémoire sur ces eaux, par M. de La Chesne, médecin à Sully.

BLÉVILLE (*département de la Seine-Inférieure*).

Village à une lieue et demie de Montivilliers, et à trois quarts de lieue du Havre.

Source. Elle est près du village, au pied d'une falaise, au couchant, très-près de la mer.

Propriétés physiques. Cette eau est limpide, inodore, sa saveur est martiale; exposée à l'air, elle se couvre d'une pellicule irisée; après quelque temps, elle se trouble, et laisse précipiter une matière rougeâtre; ensuite elle reprend sa transparence. Ces eaux sont froides.

Analyse chimique. Une pinte de cette eau contient, d'après l'analyse de M. Dupray :

	grains.
Muriate de magnésie	1 1/5
de soude	2 1/5
Sulfate calcaire	3
Carbonate calcaire	1 1/5
de fer	2

Propriétés médicales. On fait beaucoup de cas de ces eaux au Havre, et Lepecq de la Clôture les compare, pour l'efficacité dans les maladies, aux eaux de Passy.

Collection d'observations sur les maladies et constitutions épidémiques, par M. Lepecq de la Clôture; 1778, in-4°. Il y est parlé, pag. 153, des eaux minérales de Bléville.

Analyse de l'eau minérale de Bléville, par M. Dupray (*Bulletin de pharmacie*, tom. 2, pag. 523).

BOULOGNE (*département du Pas-de-Calais*).

Ville considérable, à 9 lieues de Saint-Omer, 16 d'Abbeville, et 60 de Paris. Les eaux minérales qu'on trouve près de la ville, sont connues depuis un temps immémorial, et employées par les médecins du pays.

Source. On l'appelle *Fontaine de fer;* elle est éloignée d'environ 200 toises des remparts de la haute ville, à droite, et près de la route qui conduit à Calais, presqu'à la cime d'une colline qui s'élève à 60 toises au-dessus du niveau de la mer.

Propriétés physiques. L'eau est froide. Prise à la source, elle est parfaitement limpide, et pâlit sensiblement quand on l'expose à la lumière et au soleil. Sa saveur est légèrement piquante, âcre, ferrugineuse. Elle pèse un peu plus que l'eau distillée, et moins que l'eau de puits; elle contient plus d'air atmosphérique que l'eau ordinaire.

Analyse chimique. Cette eau minérale a été analysée en 1787, par M. Souquet. M. Bertrand en a fait un nouvel examen. Deux livres d'eau lui ont fourni :

Carbonate de fer.	6 grains.
Sulfate de soude	8 1/2
Sulfate de chaux.	1 1/2
Chaux.	2
Muriate de chaux.	12
Matière extractive	2

Propriétés médicales. D'après les observations de plusieurs médecins de Boulogne, ces eaux conviennent dans toutes les maladies qui dépendent du relâchement des tissus.

Observations analytiques sur les eaux minérales froides de Boulogne-sur-Mer, par M. Souquet; 1787, in-12. On trouve dans cet ouvrage plusieurs observations qui mettent en évidence les vertus des eaux de Boulogne.

Noyers (*département du Loiret*).

Bourg à 5 lieues de Montargis, situé entre deux collines. Au bas de celle de l'ouest jaillit une source minérale.

Propriétés physiques. Ces eaux ont une odeur et une saveur qui décèlent leur nature ferrugineuse; elles sont limpides, transparentes, et laissent déposer un précipité jaunâtre abondant.

Analyse chimique. Les eaux de Noyers contiennent une assez grande proportion de gaz acide carbonique. Les principes fixes sont du carbonate de fer et du carbonate de soude.

Propriétés médicales. M. Gastellier regarde les eaux de Noyers comme toniques, fébrifuges. Il pense qu'on peut les employer utilement dans les engorgements abdominaux, les flueurs blanches, l'hypochondrie.

On use de ces eaux en boisson.

Nouveaux éléments de thérapeutique, par J.-L. Alibert; Paris, 1814, tom. 2, pag. 741, 3e édit.

Camarez (*département de l'Aveyron*).

Petit canton situé près de Sylvanès, à une demi-lieue du Pont-de-Camarez, petite ville bien habitée, et agréablement placée sur les deux rives du Dordou. C'est dans cette ville que la plupart des malades vont boire les eaux. On les prend depuis le mois de juillet jusqu'au mois de septembre.

Sources. Elles jaillissent au couchant de la montagne qui fournit les eaux de Sylvanès; il y en a deux : la principale est la fontaine dite d'*Andabre*, la seconde se nomme fontaine de *Prugne* ou de *Prugniez;* elle coule à l'air libre, non loin de la précédente.

Propriétés physiques. Les eaux de Camarez sont claires; leur goût est piquant, salé, ferrugineux. Ces eaux sont froides.

Analyse chimique. Elles contiennent beaucoup de gaz acide carbonique, du muriate de chaux, du sulfate et du muriate de soude, du carbonate de chaux et de fer, et une matière extractive.

Propriétés médicales. M. Caucanas vante les eaux de Camarez contre les engorgements des viscères abdominaux, les coliques néphrétiques, la gonorrhée chronique, l'atonie de l'estomac, les pâles couleurs, les flueurs blanches, la stérilité, la suppression des règles, l'hypochondrie et la mélancolie.

L'emploi de ces eaux est contre-indiqué dans les affections de poitrine; elles sont nuisibles aux fébricitants, aux hydropiques, aux asthmatiques et aux femmes enceintes.

Mode d'administration. On n'emploie ces eaux qu'en boisson, depuis la dose d'une demi-pinte jusqu'à deux ou trois. On associe avantageusement les eaux de Camarez aux bains de Sylvanès, dans

ferrugineuses acidules froides.

l'atonie de l'estomac, les maladies nerveuses, les obstructions.

Tous les matins on porte à Sylvanès, sur la terrasse qui se trouve près de la promenade, des cruches pleines d'eau de la fontaine d'Andabre. On a soin de bien les boucher pour prévenir le dégagement du gaz acide carbonique.

Poëme à la louange des eaux minérales du Pont-de-Camarez, par un religieux; 1662, in-8°.

Mémoire sur les eaux minérales chaudes ou thermales de Sylvanès, et sur les eaux minérales froides de Camarez, par M. Malrieu; 1776, in-12. Le quatrième chapitre et les suivants renferment ce qui est relatif aux eaux de Camarez. Cet ouvrage mérite d'être consulté.

Traité analytique et pratique sur les eaux minérales de Sylvanès et de Camarez, par Paul Caucanas; Paris, an X, in-8°.

LAIFOUR (*département des Ardennes*).

Village près de la Meuse, à 4 lieues N. O. de Mézières, 51 lieues de Paris. Le pays offrant peu de ressources, et de plus étant d'un accès assez difficile, on use des eaux minérales transportées.

Source. Elle sort d'une montagne de nature schisteuse; ses eaux jaillissent dans un bassin de forme irrégulière, qui présente dans son fond un sédiment rougeâtre. Le volume de la source est de deux à trois litres par minute dans les temps ordinaires; il diminue beaucoup pendant les sécheresses de l'été.

Propriétés physiques. L'eau est limpide, parfaitement transparente, sans odeur; sa saveur, d'abord fraîche, un peu aigrelette, est suivie d'une légère astriction qui décèle la présence du fer. Elle mousse par l'agitation qui en dégage quelques bulles; elle est froide; sa pesanteur spécifique, comparée à celle de l'eau distillée, est de 1000,136.

Analyse chimique. D'après les expériences de M. J. B. V. Amstein, pharmacien, chaque kilogramme ou litre d'eau minérale de Laifour contient :

Gaz acide carbonique	19 centim. cub.
Sous-carbonate de chaux . . . ⎫ magnésie . ⎭	0,0031 gram.
Fer	0,0400
Muriate de soude	0,0037
chaux . . . . ⎫ magnésie . . . . . ⎭	0,0014
Sulfate de chaux	0,0365
magnésie	0,0291
silice	0,0045
Total	0,1183 gram.
Perte	77

L'analyse du sédiment a démontré qu'il était formé de sous-carbonate de fer, d'une quantité inappréciable de sous-carbonate de chaux, de magnésie et de silice.

Propriétés médicales. Les eaux de Laifour sont connues depuis un temps immémorial par les habitants du pays, comme étant essentiellement ferrugineuses. M. J. N. J. Amstein, docteur en médecine à Mézieres, les compare aux eaux de Spa. Il pense qu'elles sont utiles dans les catarrhes chroniques des intestins, de la vessie, dans les hémorrhagies passives, la débilité de l'estomac, les flueurs blanches.

Mode d'administration. On use de cette eau en boisson à la dose d'une bouteille par jour; on peut en boire dans toutes les saisons.

Le transport n'altère point les eaux de Laifour, lorsqu'elles ont été puisées avec les précautions convenables.

Analyse de l'eau minérale de Laifour, présentée à l'école de pharmacie de Paris, par Amstein de l'Echelle, pharmacien. Cette dissertation qui, à notre connaissance, est le premier ouvrage sur l'eau minérale de Laifour, est faite avec soin. Elle contient quelques observations pratiques peu détaillées.

GOURNAY (*département de la Seine-Inférieure*).

Petite ville sur l'Epte, à 5 lieues de Gisors, 10 de Beauvais, et 6 de Rouen.

Sources. Les environs de Gournay présentent une infinité de sources minérales; il en est deux qui sont assez fréquentées, et qui sont voisines de la ville; la première s'appelle fontaine de *Jouvence* ou de *Saint-Eloy;* la seconde, fontaine des *Malades.*

Propriétés physiques. Les eaux sont froides, inodores; leur saveur est martiale. Elles sont limpides à la source; mais exposées à l'air dans un vase, elles se troublent, pour reprendre ensuite leur transparence. Leur pesanteur spécifique diffère peu de celle de l'eau distillée. On trouve au fond du réservoir une substance terreuse jaunâtre.

Analyse chimique. D'après l'analyse de M. Dupray, une pinte de cette eau contient :

	grains.
Carbonate de chaux	1 4/14
de magnésie	8/14
de fer	1 10/14
Sulfate de chaux	1 5/14

Propriétés médicales. M. Lepecq de la Clôture compare ces eaux à celles de Forges. Il dit que M. Bellenger les emploie avec succès contre la langueur des digestions, les diarrhées opiniâtres, les engorgements des viscères abdominaux, la cachexie, les coliques néphrétiques, l'incontinence d'urines, les pâles couleurs, la suppression des règles, les fleurs blanches, les blennorrhées. Elles sont très-nuisibles aux poitrinaires, aux scorbutiques, et inutiles contre les maladies cutanées.

Mode d'administration. On fait usage de ces eaux en boisson.

Recueil de la vertu de la fontaine médicinale de Saint-Éloy, dite de Jouvence, trouvée au pays de Bray, par Pierre Grousset; 1607, in-8°. Cet ouvrage contient beaucoup d'observations pratiques, mais très-succinctes et peu instructives.

Collection d'observations sur les maladies et constitutions épidémiques, par M. Lepecq de la Clôture; 1778, in-4°. Il y est question des eaux de Gournay.

Analyse de l'eau minérale de Gournay, par M. Dupray (*Bulletin de pharmacie*, tom. 2, pag. 527).

Tongres.

Ville située sur une éminence, au bord de la petite rivière de Geer, à une lieue de Maëstricht. Elle possède dans ses environs plusieurs sources d'eau minérale.

Sources. Il y en a deux qui sont à un quart de lieue de la ville.

La première, nommée de **Saint-Giles**, appelée par les habitants fontaine de Pline, est située dans un vallon bordé de tous côtés par une chaîne de montagnes d'environ 40 mètres d'élévation, formées d'un sable très-fin, de couleur grise, mêlé d'une terre marneuse ocracée. La fontaine se trouve entourée de prairies; plusieurs allées de marroniers sauvages y aboutissent. L'eau est reçue dans un bassin carré, formé de grosses pierres calcaires. Cette source est assez abondante pour fournir, dans l'espace d'une heure, plusieurs tonneaux d'eau.

Propriétés physiques. L'eau est très-claire, limpide; elle a une odeur et un goût ferrugineux; sa température est de 10°, therm. Réaum., celle de l'atmosphère étant de 19°. L'aréomètre de Baumé pour les sels s'y enfonce jusqu'à zéro. L'eau dépose dans le fond du bassin une petite quantité de quartz, mêlé de marne et d'oxyde de fer.

Deuxième fontaine. Elle est à environ 1,000 mètres de distance de la première; sa situation est à 60 mètres et au nord de la montagne dite de Fer.

L'eau jaillit dans un bassin ovale, peu soigné, non couvert.

Propriétés physiques. L'eau de cette source a constamment un coup d'œil trouble. On y distingue une pellicule irisée qui en couvre toute la surface. Elle dépose une terre marneuse, d'un goût astringent. Son goût et son odeur sont plus sensiblement ferrugineux que dans la première fontaine; sa température est de 13°, therm. Réaum., celle de l'atmosphère étant de 19°.

Analyse chimique. M. Payssé, après plusieurs expériences faites aux sources, est parvenu à s'assurer des résultats suivants :

1re *Fontaine.*

18,4320 parties d'eau contiennent :
- Carbonate de fer. . . . . 21 part.
- Carbonate de magnésie. . 31

Total. . . . . 52 part.
au lieu de 55; perte. . . 3

2e *Fontaine.*

18,4320 parties d'eau contiennent :
- Carbonate de fer. . . . . 27 part.
- Carbonate de magnésie. . 28

Total. . . . . 55 part.
au lieu de 59; perte. . . 4

Propriétés médicales. Plusieurs auteurs ont discuté sur l'ancienneté des sources minérales de Tongres; quelques-uns, et entre autres M. Vankerck, pensent que la fontaine de Saint-Giles est la source que Pline a désignée très-clairement dans son histoire naturelle (1); mais M. Payssé observe très-

(1) Voyez les termes de Pline, que nous avons rapportés pag. 3.

bien, que si c'est la même source, ses propriétés sont entièrement changées : d'autres prétendent que Pline a voulu indiquer le Pouhon à Spa. Quoi qu'il en soit, les eaux de Tongres sont, comme les eaux de la même classe, éminemment toniques, et conviennent dans les cas de faiblesse des organes digestifs, la chlorose, les flueurs blanches, etc., etc.

Ces eaux minérales sont peu employées, même par les habitants du pays.

Elles s'altèrent considérablement par le transport, quoique les vases soient hermétiquement bouchés.

Analyse des eaux minérales de Tongres, par M. Payssé, pharmacien en chef de l'hôpital militaire de Maëstricht (*Annal. de chimie, tom. 36, pag. 161*).

Alais (*département du Gard*).

Ville sur le Gardon, au pied des Cévennes, à 14 lieues N. de Montpellier, 2 de Servas et 160 de Paris. Près de la ville on rencontre des fontaines minérales, dont on boit les eaux depuis le mois de juillet jusqu'à la fin de septembre. On les prend ordinairement pendant une quinzaine de jours.

Nature du sol. Plusieurs minières considérables voisines d'Alais, fournissent du sulfate de fer, du cuivre, du plomb, de l'antimoine, du mercure, du naphte et du soufre. Le Gardon est, après la Caze, la rivière la plus aurifère de France.

Sources. Elles sont à un quart de lieue de la

ville; on les nomme fontaines de Daniel. On en distingue deux; la plus haute se nomme la Comtesse; la plus basse est appelée la Marquise.

Propriétés physiques. Ces eaux sont froides; elles ont un goût de fer, et déposent un sédiment ocracé.

Analyse chimique. Le sulfate de fer est le seul minéralisateur des eaux d'Alais, au rapport des chimistes qui les ont examinées.

Propriétés médicales. Sauvages recommande l'emploi de ces eaux dans les diarrhées chroniques, les coliques bilieuses, les flueurs blanches, la jaunisse.

Elles sont nuisibles dans les maladies soporeuses, la phthisie pulmonaire, la paralysie.

Mode d'administration. On boit ces eaux à la dose de 4 à 5 verres jusqu'à trois livres. Elles sont légèrement vomitives et purgatives.

Sauvages les conseille en lavements dans les diarrhées chroniques, et en lotions pour déterger les ulcères externes.

Assemblée publique de la Société roy. des sciences de Montpellier du 19 avril 1736. On y trouve l'extrait d'un mémoire de M. Sauvages sur les eaux d'Alais.

La Chapelle-Godefroy (*département de l'Aude*).

Elle est située sur la rive gauche de la Seine, à une demi-lieue S. E. de Nogent. Vers la fin de l'an IX, on a découvert dans un parc voisin deux sources de nature ferrugineuse.

Propriétés physiques. L'eau est parfaitement claire, son goût est fortement styptique, sa surface est couverte d'une pellicule irisée. Tranquille dans un vase, elle y forme promptement un précipité jaune, que le temps augmente toujours. Les sources déposent dans leur canal et sur leurs bords une matière ocreuse, un véritable oxyde de fer jaune carbonaté.

Analyse chimique. Il résulte des expériences faites par MM. Cadet et Eusèbe Salverte, que l'eau de la Chapelle contient par pinte :

Carbonate de chaux.	3,630952 gram.
Carbonate de fer.	3,030202

C'est-à-dire,

Chaux.	2,243898
Fer oxyde noir.	1,666611
Acide carbonique	2,750645

Propriétés médicales. M. Alibert et quelques autres médecins, à qui MM. Cadet et Eusèbe Salverte ont donné connaissance de cette analyse, pensent que les eaux minérales de la Chapelle-Godefroy peuvent être employées avec succès dans le cas d'atonie du canal alimentaire, et dans les maladies où l'on prescrit les préparations martiales à petites doses.

Mémoire sur les eaux minérales de la Chapelle-Godefroy, par MM. Cadet et Eusèbe Salverte (*Annales de chimie*, tom. 45, pag. 305).

FÉRON.

Village à 2 lieues et demie S. d'Avesnes, à une lieue O. de Trelon, bourg dont les environs sont très-ferrugineux.

Source. Elle est située dans le village ; en sortant de la terre elle soulève un gravier fin, et s'écoule du nord au sud.

Propriétés physiques. L'eau est limpide, inodore ; on croit lui reconnaître une saveur un peu ferrugineuse. Tous les corps qu'elle mouille sont recouverts d'un dépôt ocreux.

Analyse chimique. Il résulte de l'analyse faite par M. Tordeux, que quatre livres d'eau de Féron donnent 11 grammes 1/4 pour le poids du résidu laissé par l'évaporation à siccité, lequel résidu est composé de

Muriate de magnésie.... }	0,073	1 59/506
Muriate de soude...... }		
Sulfate de chaux........	0,017	0 22/53
Sulfate de magnésie.....	0,113	2 3/53
Carbonate de chaux......	0, 36	7 1/4
Des traces d'oxyde de fer et de silice.		
Acide carbonique..........		1/34
Air atmosphérique.........		1/34

du volume de l'eau.

Propriétés médicales. Jusqu'à ce moment les vertus des eaux de Féron ne sont pas encore bien déterminées. Elles sont probablement semblables à celles des eaux ferrugineuses en général.

ferrugineuses acidules froides.

Analyse de l'eau de la fontaine de Féron, par M. Tordeux, pharmacien à Avesnes (*Annales de chimie*, tom. 72, pag. 216).

Source de l'Ébeaupin (*département de la Loire-Inférieure*).

Elle est située dans la commune de Verton, à une lieue de Nantes, sur le bord de la Sévre; elle est dépendante d'une maison nommée l'*Ebeaupin*. Les environs sont agréables, l'air est pur.

Nature du sol. La terre d'où sort la source est de nature argileuse et siliceuse; elle est mélangée de mica et de terre végétale parsemée et veinée de dépôts jaunes.

Source. Elle sort dans une direction perpendiculaire, de bas en haut; son niveau est de cinq à six pieds au-dessus du niveau de celui de la rivière. Son volume n'augmente pas dans les pluies; elle ne gèle jamais.

Propriétés physiques. L'eau est limpide, son odeur est métallique, son goût ferrugineux et astringent; sa surface est couverte d'une pellicule irisée. Elle pétille quand on l'agite; elle dépose un sédiment jaunâtre dans le fond du bassin. Sa température est toujours au-dessous de celle de l'air extérieur.

La source fournit par jour 288 pintes d'eau.

Analyse chimique. L'eau de la source d'Ebeaupin a été examinée par MM. Hectot et Ducommun. Il résulte de leurs expériences qu'une pinte d'eau contient :

Gaz acide carbonique. . . . . . 5,00 pouc. cub.
Muriate de chaux. . . . . 0,05 grains.
Muriate de magnésie. 0,70
Muriate de soude. 0,10
Substance extractive. 0,10
Carbonate calcaire. 0,10
Carbonate de magnésie. . . . 0,45
Carbonate de fer. 2,90
Alumine. 0,20
Silice. 0,20

Propriétés médicales. Le docteur Féral, médecin de l'hôpital de Nantes, regarde la source d'Ebeaupin comme salutaire dans le relâchement des tissus, les engorgements des viscères, qu'on observe fréquemment à la suite des fièvres intermittentes, qui, chaque année, désolent le département de la Loire-Inférieure.

On boit cette eau minérale à la dose d'une ou deux livres chaque matin.

Mémoires de la Société de médecine de Bruxelles. On trouve, tom. 3, pag. 313, quelques observations rédigées par M. Feral, lesquelles prouvent le succès des eaux d'Ébeaupin dans les fièvres intermittentes automnales.

Pornic (*département de la Loire-Inférieure*).

Hameau de la paroisse du Clion, à environ 12 lieues S. de Nantes, 3 N. O. de Bourgneuf, 4 S. S. O. de Paimbœuf, 1 de la Plaine, et 2 de l'embouchure de la Loire. On ignore l'époque de la décou-

ferrugineuses acidules froides.

verte de la fontaine minérale qu'on y observe, mais il paraît qu'elle est connue depuis long-temps.

Source. Elle est située à Malmy, proche la pointe de Gourmalon, distante de Pornic d'environ un quart de lieue, dans la direction du sud. Elle coule par les fentes d'un rocher, qui a environ 40 pieds d'élévation au-dessus du niveau de la mer. Elle se trouve placée dans le fond d'une grotte, faisant face au sud-ouest; les grandes marées sont sujettes à la submerger, ce qui gêne beaucoup ceux qui en font usage.

Le rocher au travers duquel elle coule, est de schiste quartzeux; le sommet est cultivé en grains.

Tous les environs de la source, quoique lavés souvent par les eaux de la mer, sont enduits d'une matière saumâtre ocracée, sans qu'il y paraisse d'autres dépôts.

La source est assez abondante.

Propriétés physiques. L'eau est très-limpide en sortant de la source; mais elle se trouble un peu au bout d'une demi-journée, et d'autant plus vite, que la température atmosphérique est plus élevée et plus sèche. Elle fournit à la longue un petit dépôt peu abondant, floconneux et jaunâtre. Son goût est fade, mais légèrement ferrugineux; on n'y remarque aucune odeur sensible; elle est froide. Le pèse-liqueur de Baumé s'y enfonce un quart de degré moins que dans l'eau distillée.

Analyse chimique. D'après l'analyse de M. *Hectot*, il résulte que trente livres d'eau n'ont point fourni de gaz acide carbonique, ou du moins en si petite quantité, qu'on peut la regarder comme inappréciable; qu'elles ont donné un résidu bien sec pesant. . . . . 92 grains.

Plus, pour l'augmentation à l'air et à l'eau. 4

     Total. . . . 96 grains.

Que ce résidu est composé de
Muriate de magnésie . . . . 4 grains
Matière extractive. 4
Muriate de soude. 54
Sulfate de chaux. 2
Carbonate de chaux. 2
Carbonate de magnésie. 18
Carbonate de fer. 4
Silice. 8

     Total. . . . 96 grains.

Propriétés médicales. Cette eau est un peu ferrugineuse; les habitants des environs s'en servent dans les maux d'estomac, la perte d'appétit, les fièvres intermittentes quartes de longue durée.

On les boit à la dose d'une pinte par jour.

<small>*Histoire et analyse de l'eau minérale de Pornic*, par M. Hectot (*Bulletin de pharmacie*, 1813).</small>

LA PLAINE (*département de la Loire-Inférieure*).

Bourg à l'embouchure de la Loire, sur le bord de l'Océan, à 10 lieues S. de Nantes, 4 de Paimbœuf,

ferrugineuses acidules froides. 419

et 1 N. O. de Pornic. La source d'eau minérale qu'on y rencontre, est en usage depuis un grand nombre d'années.

Sources. Monnet et *Carrère* admettent deux sources. M. *Hectot* ne parle que d'une seule. Elle est distante du bourg d'environ un tiers de lieue, dans la direction du sud-ouest, près le village du *Grand-Querouard*. Elle coule dans la direction du nord au sud, en sortant de la base d'un rocher de schiste, mêlé de quelques portions de quartz. Ce rocher est élevé d'environ 30 pieds au-dessus du niveau de la source. Cette dernière se trouve souvent recouverte par l'eau de la mer, sur-tout dans les grandes marées; ce qui gêne son accès.

Outre la source principale, il sort dans les environs plusieurs autres filets de même eau, qui se réunissent dans un petit bassin commun, et s'écoulent ensuite dans la mer.

On n'aperçoit aucune espèce de dépôt dans le voisinage; seulement les environs des sources et du bassin sont enduits de matières ocracées.

La principale des sources et la plus abondante, fournit environ 25 pintes d'eau par heure.

Propriétés physiques. L'eau est très-limpide en sortant de la source; mais, au bout de quelques heures, elle se trouble, laisse déposer des flocons légers, et de l'oxyde de fer. Elle mousse et pétille un peu quand on l'agite. Elle a une odeur métallique assez forte, et un goût ferrugineux bien marqué. Sa température est froide. Le pèse-liqueur de

Baumé s'y enfonce d'un demi-degré moins que dans l'eau distillée.

Analyse chimique. Il résulte de l'analyse de M. Hectot, pharmacien à Nantes, que trente-deux livres d'eau minérale, chauffée dans des vases convenables, ont dégagé un gaz qui s'est combiné à l'eau de chaux, disposée pour le recevoir, et a formé un dépôt de carbonate de chaux pesant 64 grains.

Que ce dépôt de craie contient, d'après les proportions connues de l'acide carbonique 21

Que le résidu provenant de l'évaporation, bien sec, pesait 48

Pour l'augmentation à l'oxydation . . 1

Total . . . 49 grains.

Que ces 49 grains sont composés de
Muriate de magnésie. . . . . 16 grains.
Matières huileuses concrètes. 2
Muriate de soude. 14
Sulfate de chaux. 3
Carbonate de magnésie. 5
Carbonate de fer. 4
Alumine. 2
Silice. 3

Total. . . . 49 grains.

Propriétés médicales. Les eaux minérales de la Plaine sont usitées dans les maladies où conviennent les eaux ferrugineuses.

Histoire et analyse de l'eau minérale de la Plaine, par M. Hectot (*Bulletin de pharmacie*, avril 1813).

FONTAINE DE JONAS (*département de l'Allier*).

Cette source est située au S. O. de Bourbon-l'Archambault, au pied d'une colline qui paraît composée de silex, d'argile et de terre calcaire. Elle a été découverte dans le 16e siècle, par un Suisse qui prenait les eaux à Bourbon. — L'eau minérale, analysée par M. Faye, a fourni par litre :

	grains.
Muriate calcaire.	2 1/2
Muriate de soude.	4 1/12
Sulfate de soude.	3 5/12
Sulfate de chaux.	4 2/12
Oxyde de fer noir uni à l'acide carbonique, et formant un carbonate.	4 3/12
Acide carbonique à l'état de gaz. . . .	7 9/32

Le docteur Faye pense que ces eaux sont analogues à celles de Pougues, de Forges, des Célestins à Vichi. Il les recommande dans tous les cas où sont employées les eaux ferrugineuses acidules, et combine avec succès leur boisson aux bains de Bourbon-l'Archambault.

Nouvel essai sur les eaux thermales et minérales de Bourbon-l'Archambault, de la fontaine de Jonas, etc., par P.-P. Faye; Paris, 1804, in-8°. On trouve, pag. 187, un article sur la fontaine de Jonas.

NANCY (*département de la Meurthe*).

Chef-lieu de préfecture, au pied d'une montagne, à gauche de la rivière de Meurthe, à 4 lieues E. de Toul, 5 de Lunéville, à 83 E. de Paris. — On compte plusieurs sources, qu'on a regardées comme minérales. La principale est située au couchant, au pied de l'angle d'un cavalier du bastion Saint-Thibault, dont elle a emprunté le nom. M. Mathieu de Dombasle ayant analysé cette eau, a trouvé qu'un kilogramme contient :

Carbonate de chaux . . . . 0,35 gram.
Sulfate de chaux 0,07
Sulfate de chaux cristallisé. 0,26
Muriate de soude. 0,04
Carbonate de fer en suspension . . . 0,04

Cette eau est peu employée comme médicament; les habitants s'en servent comme de l'eau commune. Bagard lui attribue cependant les propriétés médicinales des eaux ferrugineuses.

Les eaux minérales de Nancy, par M. Bagard; 1763, in-8°. Il n'est question dans cet ouvrage que des eaux de Saint-Thibault.

Analyse des eaux naturelles par les réactifs, par M. Mathieu de Dombasle; Nancy, 1810. L'auteur a fait l'application de sa méthode à l'analyse des eaux de la ville de Nancy.

SAINT-SANTIN (*département de l'Orne*).

Bourg à une lieue de l'Aigle et de Rugles. — La source minérale est dans une vallée. L'eau est froide;

elle contient, d'après les expériences de M. Huet de la Martinière, du carbonate de fer, du carbonate de chaux, et un peu de sulfate de chaux. M. Terrede conseille cette eau dans toutes les maladies asthéniques.

Les fontaines minérales de Saint-Évroult, Moulins-la-Marche, Cernières, Irai et Gauville, qui sont voisines de la ville de l'Aigle, jouissent des mêmes propriétés que celle de Saint-Santin.

Examen analytique des eaux minérales des environs de l'Aigle, par M. Terrede; 1776, in-12.

Eaux de Saint-Santin (*Hist. de la Société royale de médecine*, tom. 1, pag. 338). On trouve ici l'analyse de ces eaux faite par M. Huet de la Martinière.

FONTENELLES (*département de la Vendée*).

L'abbaye de ce nom se trouvait à une lieue O. S. O. de la Roche-sur-Yon, et 10 de Nantes. — La source minérale est dans un pré, et coule du nord-ouest au sud-est. L'eau est froide; son goût est ferrugineux. Analysée en 1767, par Cadet, elle a fourni du fer, qui s'y trouve dissous à l'état de carbonate, du muriate de soude, et du gaz acide carbonique libre. — Ces eaux sont assez fréquentées par les habitants du pays; elles sont employées dans l'atonie du canal digestif, et les coliques néphrétiques.

Examen chimique de l'eau minérale de l'abbaye des Fontenelles, en Poitou, par M. Cadet (*Mémoires de l'Acad. royale des sciences*, pag. 256). Ce mémoire mérite d'être consulté.

Sermaize (*département de la Marne*).

Bourg sur la rive de la Saulx, à 8 lieues de Châlons. La source qu'on nomme *fontaine des Sarrasins*, se trouve près d'un bois, à un quart de lieue du bourg. — On vante ses eaux dans les affections calculeuses des reins et de la vessie, et dans la chlorose.

Lettre sur les eaux minérales de la Champagne (Nature considérée, 1772, tom. 1, pag. 120). On y trouve une notice sur les eaux de Sermaize, par M. Navier.

Les ouvrages de Baugier et de Royer, sur les mêmes eaux, ne contiennent rien d'utile ni d'instructif.

Seneuil (*département de la Dordogne*).

Village à une demi-lieue de Riberac. — La fontaine minérale est près du village, dans un vallon marécageux. Elle est froide; son goût est ferrugineux; une pellicule irisée couvre sa surface. — M. le docteur Forestier a analysé ces eaux en 1776, et y a découvert du carbonate de chaux, du carbonate de soude et de fer. — Ces eaux sont toniques et quelquefois laxatives; elles sont propres à guérir les fièvres intermittentes invétérées, les engorgements des viscères du bas-ventre, etc.

Parallèle des eaux minérales d'Allemagne, etc.; par M. Raulin; 1777, in-12. Le dernier chapitre de cet ouvrage concerne les eaux de Seneuil.

Attancourt (*département de la Haute-Marne*).

Village à une demi-lieue N. N. O. de Vassy,

2 S. S. E. de Saint-Dizier, et 3 N. O. de Joinville. — La source minérale est aux environs du village, près la rivière de Bloise. Suivant M. Navier, l'eau puisée à la source a une saveur ferrugineuse très-forte. — Elle est employée depuis fort long-temps dans toutes les maladies où conviennent les eaux martiales.

Lettre sur les eaux minérales de la Champagne (*Nature considérée*, 1772, *tom.* 1, *pag.* 120). On y trouve une notice de M. Navier sur les eaux d'Attancourt.

BEAUVAIS (*département de l'Oise.*)

Chef-lieu de département, à 12 lieues S. d'Amiens, 10 N. O. de Senlis, 15 E. de Rouen, 18 N. de Paris. Les eaux minérales sont aux environs de la ville. Il y a deux sources principales, appelées, l'une les *Fontainieux*, l'autre la *Rouge verte*. Elles sont froides. — D'après l'analyse de M. Vallot, apothicaire de Beauvais, ces eaux contiennent beaucoup de fer. — Leurs propriétés médicinales sont identiques à celles des eaux ferrugineuses en général.

Theses medicæ inaugurales de principiis et virtutibus aquarum mineralium Bellovacensium; Duisburgi, 1759, in-4°, p. 7, soutenues, en 1759, à Duisbourg, par Jean-Baptiste Vallot.

ROYE (*département de la Somme*).

Ville à 5 lieues N. O. de Noyon, 26 par E. de Paris. — La source minérale est à Saint-Marc, à un quart de lieue de la ville; l'eau est froide. — Il résulte des expériences faites en 1771 par de Lassone et Cadet, qu'une pinte de cette eau contient :

Fer....................	1 grain 1/2
Carbonate de chaux.........	2
Muriate de soude...........	1/4
Muriate de chaux	1/2

Leurs propriétés médicinales sont celles des eaux ferrugineuses.

Analyse d'une eau minérale de la ville de Roye, par MM. de Lassone et Cadet (*Mém. de l'Acad. royale des sciences*; 1771, *pag.* 17).

Eaux de Roye (*Hist. de la Société roy. de médecine*, tom. 1, *pag.* 337). On trouve ici un extrait d'un mémoire de M. Boulanger sur les eaux de Roye.

BRIQUEBEC (*département de la Manche*).

Bourg dans une forêt du même nom, à 2 lieues et demie de l'Océan, 2 et demie O. S. O. de Valogne, 3 et demie S. de Cherbourg, et 8 et demie N. de Coutances. — La source minérale est près de ce bourg. Elle est froide. — D'après l'analyse de MM. Pia et Cadet, cette eau est martiale.

Examen des eaux de Briquebec, par M. Barbeu-du-Bourg (*Journal de médecine, janvier* 1761, *pag.* 66).

ABBECOURT (*département de Seine-et-Oise*).

Village à une lieue O. S. O. de Poissy, 5 O. N. O. de Paris. — La fontaine minérale est dans un pré; elle coule du midi au nord. L'eau est froide; elle est regardée comme ferrugineuse.

Traité des eaux minérales d'Abbecourt, par Gouttard; Paris, 1718, in-12. L'auteur exagère les vertus des eaux d'Abbecourt.

DIEU-LE-FILT (*département de la Drôme*).

Gros bourg à 4 lieues E. de Montelimart, 6 S. O. de Die. — Les eaux minérales sont à un quart de lieue du bourg, au bord du Jabron, au milieu de rochers de grès et de pyrites martiales. Il y a trois sources : 1° la Saint-Louis, 2° la Madeleine, 3° la Galienne. — On n'a point d'analyse exacte de ces eaux. Possiam les préconise dans toutes les maladies asthéniques.

Dissertation sur la nature, les vertus et l'usage des eaux de Dieu-le-Filt, par M. Possiam; 1701, in-8°, 57 pag.

Histoire médico-topographique de la ville de Montelimart, par M. Menuret (*Recueil d'observations de méd. des hôpitaux militaires*, tom. 2, pag. 121). On trouve ici une notice sur les eaux de Dieu-le-Filt.

PONT-DE-VESLE (*département de l'Ain*).

Petite ville sur la rive gauche de la Vesle, à une lieue S. E. de Mâcon, 4 O. N. O. de Bourg-en-Bresse. — Les eaux minérales sont dans un vallon, à un quart de lieue E. N. E. de la ville. Il y a deux sources; la première, qui coule de l'est à l'ouest, est appelée *Fontaine de Saint-Jean* ou *Fontaine de fer*; la seconde n'a point de nom, et n'est point en usage. Les eaux de l'une et de l'autre sont froides. — D'après l'analyse de M. Maret, faite en 1779, cette eau contient du carbonate de fer, un muriate terreux, du carbonate de chaux, de magnésie, et de l'argile. Elle jouit des propriétés médicinales des eaux ferrugineuses.

Analyse de l'eau de Pont-de-Vesle, par M. Maret; Dijon, 1779, in-8º, pag. 28.

Reims (*département de la Marne*).

Chef-lieu de département, à 10 lieues de Châlons, 30 de Troyes et 34 de Paris. — Il y a plusieurs sources minérales, parmi lesquelles une seule est connue ou au moins employée; elle est à la porte de Flechambault, dans la rue du *Moulin*, dont elle a pris le nom. L'eau est froide. Analysée par M. Gondain, pharmacien à Reims, elle a fourni par livre :

Fer. 1   1/4
Carbonate de chaux. . . . . } 3/4
Sulfate de chaux. . . . . }

Cette eau est employée dans toutes les maladies où il convient de donner du ton aux fibres affaiblies.

Examen chimique de l'eau de la Fontaine, communément dite de rue du Moulin, à Reims, par M. François Gourdin; 1772, in-12, pag. 21.

Macquart et Navier ont encore écrit sur les eaux de Reims.

Brucourt (*département du Calvados*).

Paroisse de la contrée d'Auge, près de Dives, à 3 lieues et demie E. N. E. de Caen. — La source minérale est dans le village; elle se trouve dans un chemin creux, au-dessus du niveau des marais de Varaville. On l'appelle aussi *fontaine de Dives*. L'eau est froide; elle contient, selon M. Deschamps, de l'acide carbonique, de l'oxyde de fer, un peu de muriate de soude, de sulfate de soude, beaucoup de sulfate de chaux et de carbonate de chaux. Cette source minérale est assez fréquentée pendant la belle saison; on associe à la boisson les bains de la mer, laquelle est très-voisine. Lépecq de la Clôture en fait un grand éloge, et assure que ces eaux sont utiles contre les dartres, les rousseurs et les taches de l'épiderme, la jaunisse, les engorgements des viscères.

L'hydrologie de la fontaine minérale de Dives, par Musnier; 1687, in-12. On trouve dans cet ouvrage, qui ne mérite pas d'être consulté, une discussion singulière, qui tend à examiner *si on peut faire usage de ces eaux dans les années bissextiles;* la planète de Saturne joue ici un rôle, et vient au secours de l'auteur pour décider la question.

Collection d'observations sur les maladies et constitutions épidémiques, par M. Lepecq de la Clôture; 1778, in-4°. On trouve dans cet ouvrage un article sur les eaux de Brucourt. L'analyse de M. Deschamps y est rapportée.

TRYE-LE-CHATEAU (*département de l'Oise*).

Bourg sur la rivière de Troëne, à une demi-lieue de Gisors, une lieue de Chaumont et 16 de Paris. — Les fontaines minérales sont près du bourg, dont elles ne sont séparées que par la rivière de Troëne.

Il y en a deux séparées par un chemin, l'une à l'est, appelée *fontaine de Conti*, l'autre à l'ouest, appelée *fontaine de Bourbon*. Les eaux sont froides et ont une saveur ferrugineuse. Examinées par Fourcy en 1779, elles ont fourni des carbonates de soude, de chaux et de fer. Elles sont recommandées dans toutes les maladies atoniques.

Analyse des eaux alcalines-martiales de Trye-le-Château, par M. Fourcy; 1779, in-12, pag. 35.

Ruillé (*département de la Sarthe*).

Petit village de l'arrondissement de Saint-Calais, situé sur la rive droite du Loir. — La source minérale connue sous le nom de *Torlaigne*, est située dans un vallon; l'eau est froide et a une saveur martiale. — D'après les expériences de MM. Dessaigne et Gendron, elle contient par pinte, mesure de Paris, en y ajoutant l'eau de cristallisation des matières salines:

Muriate de chaux......	3 gr.	23 cent.
Muriate de soude......	2	81
Sulfate de chaux......	0	75
Carbonate de chaux...	1	71
Carbonate de fer......	1	17
Alumine...............	0	234
Albumine végétale ou matière animale.........	0	43
Silice ferrugineuse.....	0	47
Acide carbonique libre..	2	3
Air atmosphérique.....		1/78 de son vol.

} 12 gr. 83 cent.

M. Gendron dit avoir obtenu de l'emploi de ces

ferrugineuses acidules froides. 431

eaux de très-bons effets dans les maladies asthéniques.

<small>*Précis de l'analyse des eaux minérales de Ruillé*, par M. Dessaigne, ex-professeur de chimie, et M. Gendron, médecin à Vendôme (*Annuaire du département de l'Eure*, 1807).</small>

WATWEILER (*département du Haut-Rhin*).

Bourg ou petite ville au pied des Vosges, sur le penchant d'un coteau, vis-à-vis et à une lieue des montagnes de la vallée de Saint-Amarin. — Les eaux minérales sont à 400 pas O. du village. Il y a deux fontaines, dont une est peu fréquentée. Les eaux sont froides; soumises à l'analyse, elles ont donné des carbonates de fer, de chaux, de soude, du muriate de soude, et de l'acide carbonique libre. — On les emploie dans les engorgements des viscères et les maladies du système lymphatique.

<small>Guérin, *De fontibus medicatis Alsatiæ*; 1769, in-4°. Le huitième chapitre traite des eaux de Watweiler.</small>

VERBERIE (*département de l'Oise*).

Village à trois petites lieues de Compiègne, sur la grande route de Paris. — La fontaine minérale appelée *Eaux de Saint-Corneille*, est à 200 pas du village, sur la rive méridionale de l'Oise. Elle est froide; elle verdit le sirop de violette, et paraît contenir du carbonate de chaux, de l'alcali et du fer. — Ces eaux ont eu beaucoup de célébrité à Paris, avant la découverte des eaux de Passy. Chycoineau les ordonnait dans les maladies néphrétiques et les fièvres invétérées.

Examen des eaux minérales de Verberie, par M. Demachy (*Journal de médecine*, décembre 1757, *pag.* 422).

Saint-Amand (*département du Nord*).

Ville sur la Scarpe, à trois lieues N. de Valenciennes, 5 N. E. de Douay, 6 S. E .de Lille, et 50 de Paris. On rencontre, près de la ville, deux sources sulfureuses (voy. *les eaux de cette classe*), et une fontaine ferrugineuse qui a été découverte en 1720. — L'eau de cette dernière source est froide, a un goût de fer, et offre une pellicule irisée à sa surface. —Analysée par Monnet, elle a fourni de l'oxyde de fer, du sulfate de chaux et du sulfate de soude. — Cette source jouit des mêmes vertus que les eaux ferrugineuses en général.

Nouvelle hydrologie, par M. Monnet; 1772, in-12.
(Voyez *Saint-Amand, classe des eaux minérales hydro-sulfureuses.*)

Plombières (*département des Vosges*).

Village à 5 lieues d'Épinal, 4 de Luxeuil, et à 90 de Paris. On y observe, outre les sources thermales, une fontaine ferrugineuse, qu'on nomme *La Bourdeille*. Elle est située au milieu de la grande promenade, dans une espèce de grotte. Elle possède les mêmes propriétés que les eaux ferrugineuses en général, on associe souvent, et avec succès son usage aux bains de Plombières.

Avis aux personnes qui font usage des eaux de Plombières, par M. Didelot; 1782. Le neuvième chapitre traite de la fontaine ferrugineuse de Plombières.

(Voyez l'article *Plombières*, classe des eaux salines.)

CASTERA-VIVENT (*département du Gers*).

Petit village sur la grande route d'Auch à Condom, à 3 lieues de ces villes et au N.O. de la première. — Outre la source sulfureuse que nous avons déjà décrite, on y rencontre une fontaine ferrugineuse qui a les propriétés physiques et chimiques des eaux de cette classe. Son usage seconde les bains et l'action de l'eau minérale sulfureuse.

Traité des eaux minérales de Verdusan, par M. Raulin; 1772, in-12.

BAGNÈRES-ADOUR (*département des Hautes-Pyrénées*).

Une source ferrugineuse a été découverte dernièrement près de Bagnères-Adour; il résulte de l'analyse faite par M. Vauquelin, que cette eau minérale appartient essentiellement à la classe des eaux ferrugineuses; les muriates et carbonates de potasse qu'elle contient peuvent encore ajouter à ses propriétés médicinales.

On administre avec avantage cette eau, lorsqu'il y a débilité générale ou partielle, et principalement lorsque l'estomac est dans l'atonie. Elle convient encore dans les cas d'aménorrhée suivie de chlorose, quand tout annonce un défaut de vitalité. — Cette source est déjà très-fréquentée; on peut associer avec avantage la boisson de ses eaux aux bains de Bagnères.

Gazette de santé, juin 1817.

CLASSE QUATRIÈME.

Eaux minérales salines.

CONSIDÉRATIONS GÉNÉRALES.

Les eaux salines sont celles qui tiennent assez de sels neutres en dissolution pour agir d'une manière marquée, et souvent purgative, sur l'économie animale.

Propriétés physiques. Leur saveur est très-variable; elle est tantôt amère, tantôt fraîche, tantôt piquante. Il est rare que ces eaux soient odorantes, à moins qu'elles ne contiennent une petite proportion de gaz hydrogène sulfuré. Elles sont susceptibles de contracter un haut degré de chaleur, et de le conserver long-temps. Les eaux salines sont chaudes ou froides.

Propriétés chimiques. On trouve dans ces eaux du sulfate de magnésie, des muriates et carbonates de magnésie de soude, de chaux, et plusieurs principes gazeux. On y rencontre quelquefois des substances terreuses et bitumineuses.

Propriétés médicales. Les eaux minérales salines sont en général toniques, apéritives et diurétiques. Il y en a plusieurs qui sont assez chargées de sels pour devenir purgatives lorsqu'on les prend à grande dose, par exemple, à celle de quatre, six ou sept livres, dans l'espace d'une heure.

L'expérience fait connaître que l'usage intérieur de ces eaux guérit certains vomissements, et quelques autres affections de l'estomac qui paraissent dépendre d'une sécrétion trop abondante de mucosités. Dans ces cas, on doit en général préférer les eaux salines purgatives, et en proportionner la dose à la constitution plus ou moins forte du sujet. Elles deviennent nuisibles lorsque ces maladies dépendent, soit d'un engorgement au pylore, soit d'une trop grande sensibilité ou d'une irritation de la membrane muqueuse de l'estomac.

On a recommandé les eaux salines dans l'hémiplégie et dans quelques cas d'épilepsie. Celles qui sont purgatives sont préconisées contre la jaunisse, les calculs biliaires, les fièvres quartes opiniâtres.

Les eaux salines sont avantageuses dans les coliques néphrétiques, la suppression des règles, les pertes utérines qui ne dépendent pas d'un état de pléthore.

En général on doit s'abstenir de ces eaux lorsqu'il existe une tumeur au pylore, où une trop grande sensibilité dans les organes de la digestion. Elles nuisent aux personnes qui ont la poitrine délicate, aux asthmatiques, et à ceux qui sont sujets au crachement de sang.

A l'extérieur, les eaux thermales salines jouissent de plusieurs propriétés communes aux eaux thermales.

Mode d'administration. On prend les eaux salines en boisson et en bains, douches, étuves. On administre les eaux minérales salines de différentes manières, suivant leurs diverses propriétés et les indications qu'on se propose de remplir. Les eaux salines purgatives doivent se prendre de bon matin, à grandes doses, et dans peu de temps, par exemple, à la dose de quatre, cinq ou six livres dans l'espace d'une heure. On conçoit que cette dose doit varier suivant le tempérament des malades. On les boit en général chaudes, et on aide ordinairement leur action par l'addition de quelque léger purgatif, sur-tout le premier et le dernier jour de leur usage. Cette addition est absolument nécessaire aux malades qui sont très-difficiles à purger; elle devient superflue à ceux qu'elles purgent d'une manière suffisante. On continue les eaux salines purgatives pendant trois jours, quelquefois même pendant six jours de suite, dans les maladies où il est important de nettoyer parfaitement les premières voies.

Les eaux salines qu'on prescrit comme *altérantes*, doivent être administrées à plus petite dose et continuées plus long-temps. Elles conviennent moins aux vieillards qu'aux personnes qui sont jeunes ou dans la vigueur de l'âge.

Comme les propriétés des eaux salines résident dans des principes fixes, on peut les transporter et les conserver long-temps sans qu'elles s'altèrent d'une manière notable.

Eaux minérales salines artificielles.

Rien n'est plus facile que de recomposer les eaux minérales salines ; il suffit de faire dissoudre dans l'eau la dose des susbtances démontrées par l'analyse. Ces eaux artificielles sont en général très-conformes aux naturelles, parce que les principes de celles-ci sont fixes, non susceptibles de se volatiliser. Nous ferons seulement ici une remarque applicable à toutes les eaux minérales thermales, c'est que l'on imprègne bien l'eau des substances minérales découvertes par l'analyse ; mais, jusqu'à présent, on n'a pu la pourvoir de ce calorique particulier, qui est le principal agent des propriétés des eaux thermales ; telle est sans doute la cause qui rend les bains d'eau minérale naturelle bien supérieurs, pour leurs vertus, aux bains d'eaux minérales artificielles.

Eau minérale saline imitant les eaux d'Epsom, de Sedlitz, Seydschutz, d'après M. Swédiaur.

Eau pure.	48 livres.
Sulfate de magnésie.	36 onces.
Magnésie.	2 gros.

Ces eaux ont la faculté d'être très-purgatives, de ne point fatiguer ceux qui en prennent, en tenant le ventre libre.

Plombières (*département des Vosges*).

Village à 5 lieues d'Épinal, 4 de Luxeuil, 3 de

Bains, 2 de Remiremont, et à 90 de Paris. Trois routes aboutissent à Plombières : 1° la route de Luxeuil, qui conduit à Vesoul, Besançon, est au sud ; 2° la route de Remiremont, qui conduit à Bâle et à Colmar, est à l'est ; 3° la route d'Épinal, qui conduit à Nancy, Lunéville, est au nord.

Plombières, qui renferme environ douze cents habitants, est situé dans une vallée profonde, arrosée par une petite rivière appelée *Eau Gronne*. Les maisons sont bien bâties, et sans être richement meublées, elles sont tenues proprement. En général les aliments sont de bonne qualité. L'atmosphère est un peu humide, sur-tout le soir ; aussi les malades ne doivent apporter aux sources que des habits d'hiver et d'automne. — Les environs offrent des promenades très-agréables.

Le village possède une église et un petit hôpital ; ce dernier édifice a été fondé par Stanislas, roi de Pologne, à la bienfaisance duquel Plombières doit une grande partie de sa beauté et de l'utilité de ses établissements. Ce même prince fit construire, au milieu de la grande rue, des arcades, sous lesquelles se promènent les buveurs d'eau. Au-dessus de la source du Crucifix est ouvert un salon public qui sert de point de réunion aux étrangers. — Les eaux thermales de Plombières paraissent avoir été connues des Romains ; depuis plusieurs siècles, elles sont fréquentées par les malades de tous les pays du monde. — On prend les eaux depuis le mois de mai jusqu'à la fin de septembre. La saison est de vingt-un jours; au bout de cet intervalle, si la maladie exige un nouveau traitement, il faut se reposer pendant une quinzaine, et renouveler l'usage des eaux minérales. Il est des maladies rebelles qui nécessitent deux ou trois voyages à Plombières. L'administration des sources thermales est confiée à un médecin-inspecteur.

Nature du sol. Le terroir du pays est sablonneux; à six lieues à la ronde, on aurait de la peine à découvrir une pierre calcaire. Les montagnes qui couvrent Plombières sont un assemblage de grès, de cailloux, de granites et de mica.

Bains et sources. Il y a quatre bains alimentés par des sources différentes : 1° le *grand bain* est au milieu de la grande rue, immédiatement après les arcades; il est divisé en trois parties : l'eau provient de deux sources principales. 2° Le *bain neuf* ou *tempéré* : trois sources lui fournissent. 3° Derrière le bain neuf, on voit le bain des *Capucins*, autrement appelé *petit bain* ou *bain des Gouttes*. L'eau venant d'une source située à l'extérieur, traverse le *trou des Capucins;* lorsqu'on vide le bassin, ce trou exhale des vapeurs chaudes. On a conseillé aux femmes atteintes de flueurs blanches, de s'asseoir sur ce trou; mais la chaleur vive et subite qui frappe les organes génitaux, peut provoquer un état inflammatoire. 4° Le *bain des Dames* est situé à l'extrémité orientale de la grande rue de Plombières. La source et le bain sont sur la rive gauche de la petite rivière d'*Eau Gronne*.

Source du Crucifix. On l'appelait autrefois *source ou bain du Chêne.* Elle est située au milieu des arcades, et renfermée par un beau grillage en fer.

Nous ne parlerons pas ici de la source ferrugineuse que nous avons déjà décrite. (*Voy.* la classe des eaux ferrugineuses acidules.)

Sources savonneuses. Il y en a deux principales. La première se voit sur la seconde terrasse du jardin des Capucins; elle sort du rocher, et se trouve renfermée dans une petite grotte. La seconde source est à l'entrée de la route de Luxeuil, en sortant de Plombières.

Il y a encore plusieurs sources savonneuses dont les habitants se servent pour les usages domestiques.

Etuves. Il en existe plusieurs; outre celles qui sont au grand bain, on en observe deux autres : 1° l'étuve dite de l'*Enfer*, est située au bas de la grande rue de Plombières, à gauche; c'est une chambre ou caveau construit en pierres de taille, et échauffé par la vapeur d'une source très-chaude. 2° L'étuve dite de *Bassompierre*, est placée vers le haut de la grande rue de Plombières.

Propriétés physiques. Les eaux de Plombières sont très-limpides, incolores; leur saveur est presque nulle; elles exhalent une odeur légèrement fétide et un peu sulfureuse; elles sont onctueuses au toucher. Renfermées dans des bouteilles, elles sont susceptibles de se geler, d'après les expériences de M. Nicolas. Leur poids spécifique, suivant M. Vauquelin, ne diffère pas sensiblement de celui de l'eau commune. Voici la température des différentes sources, estimée au thermomètre de Réaumur, par M. Martinet :

1re source du grand bain............	50°
2e source du grand bain............	44
Bain des Pauvres................	30
Bain neuf ou tempéré.............	26
Bain des Capucins (2 cases).....	32 et 28
Bain des Dames (2 cases)........	30 et 28
Source du Crucifix...............	40
1re source savonneuse au-dessus du terme de la glace................	11
2e source.....................	13

Analyse chimique. M. Vauquelin s'est occupé avec un soin particulier de l'analyse des eaux de Plombières; il résulte de ses recherches que ces eaux contiennent par chaque pinte :

	grains.	
Carbonate de soude............	2	1/6
Sulfate de soude..............	2	1/3
Muriate de soude.............	1	1/4
Silice.....................	1	1/3
Carbonate de chaux............	0	1/2
Matière animale..............	1	1/12

Il faut observer que dans l'estimation de ces diverses substances, on les a supposées à l'état de cristallisation, et non à l'état de siccité, parce que c'est ainsi que les gens de l'art les ordonnent en médecine. Les seules matières qui paraissent avoir quelque action sur l'économie animale, par l'usage intérieur, sont les carbonate, sulfate et muriate de soude; car la silice et le carbonate de chaux doivent être considérés comme des corps à-peu-près inertes, et de nulle valeur pour la guérison des maladies. Mais il est probable que la matière animale, dont l'existence a été confirmée par les expériences de M. Castiglioni, produit de bons effets dans son emploi pour les bains.

Propriétés médicales. Les eaux thermales de Plombières sont stimulantes, et activent la circulation. On les recommande avec avantage, à l'intérieur, dans la débilité de l'estomac, la lenteur des digestions, les coliques néphrétiques, le dérangement des règles par atonie, les pâles couleurs, les flueurs blanches, les affections qui surviennent à l'époque critique, les maladies laiteuses, les engorgements des viscères, tels que le foie, la rate, le mésentère, et dans tous les cas où l'ordre des sécrétions est dérangé ou perverti. A l'extérieur, les eaux minérales qui nous occupent sont efficaces contre la répercussion de la gale, des dartres, les pollutions, les rhumatismes simples et goutteux, les paralysies, les tumeurs blanches des articulations, les ankiloses fausses, les ulcères rebelles.

Dans toutes les maladies où l'irritation prédomine, dans la phthisie pulmonaire, la phlogose de l'estomac et des intestins. Dans le crachement de sang il faut s'abstenir des eaux thermales; on doit alors leur substituer les eaux savonneuses. Les eaux de Plombières sont encore nuisibles dans l'épilepsie idiopathique, les fièvres continues, les squirrhes invétérés, les abcès dans les viscères.

Mode d'administration. On boit ordinairement l'eau thermale à la fontaine du Crucifix. La dose est depuis quatre à cinq verres juqu'à vingt par jour; l'eau passe d'autant mieux, qu'elle conserve plus de sa chaleur naturelle. On peut corriger son action stimulante, soit en la mêlant avec moitié ou deux tiers d'eau savonneuse, soit en la buvant refroidie, soit en la coupant avec du lait. Elle détermine quelquefois la constipation; elle agit principalement par la voie des sueurs ou des urines.

Les eaux savonneuses doivent être bues chaudes; on peut les échauffer au bain-marie; lorsqu'elles sont froides, elles passent difficilement. On associe souvent et avec succès aux bains de Plombières, l'eau ferrugineuse de Bussang, que l'on se procure aisément.

A Plombières, le bain est très-favorable; il donne à la peau de la douceur, de la souplesse, et il affaiblit moins que les bains d'eau commune chauffés au même degré. Les baigneurs éprouvent quelquefois sur le corps des *ébullitions* qui disparaissent même en continuant les bains.

Pour la décence, il n'entre qu'un seul malade à-la-fois dans l'étuve; on y va à la sortie du bain.

Les douches descendantes ont de 12 à 14 pieds de haut; les tuyaux ont de 4 et de 4 1/2, 5 et 5 lignes 1/2 de diamètre. La douche ascendante est employée avec succès dans les maladies du rectum, du col de la matrice, et dans le traitement des flueurs blanches.

Les eaux thermales de Plombières peuvent être transportées, mais elles ne se conservent pas long-temps; elles contractent une odeur et une saveur fétides, résultat de la putréfaction qu'éprouve la matière animale qui entre dans la composition de cette eau.

Eau minérale artificielle de Plombières, d'après MM. Tryaire et Jurine.

Eau.	20 onces.
Acide carbonique.	1/20ᵉ du vol.
Carbonate de soude.	1 gr. 1/2
Sulfate de soude.	1 1/2
Muriate de soude.	1

Discours des eaux chaudes et bains de Plombières, par Dominique Berthemin; 1609, in-8°. Cet ouvrage ne présente ni analyse chimique, ni observations pratiques.

Nouveau système des eaux chaudes de Plombières en Lorraine, etc., par Camille Richardot; 1722, in-8°.

Essai historique sur les eaux et bains de Plombières, etc., par dom Calmet; 1748, in-8°.

Dissertation chimique sur les eaux minérales de la Lorraine, par M. Nicolas; 1778, in-8°.

Avis aux personnes qui font usage des eaux de Plombières, etc., par M. Didelot; 1782, in-8. Cet ouvrage est rempli d'observations de pratique sur les effets des eaux, des bains, des douches et des étuves de Plombières.

Nouvel essai sur les eaux minérales de Plombières, par M. Grosjean; 1799, in-8°.

Traité des maladies chroniques, par J.-F. Martinot, 1818, in-8°. L'auteur rapporte un grand nombre d'observations intéressantes sur les effets des eaux de Plombières dans plusieurs maladies chroniques.

Analyse des eaux de Plombières, par M. Vauquelin (*Annales de chimie*, tom. 39, pag. 160). Cette analyse est une des plus exactes que nous possédions.

Geoffroy, Rouverot, Malouin, Morand, Dumod, Monnet, ont écrit aussi sur les eaux de Plombières.

LUXEUIL (*département des Vosges*).

Ville au pied des montagnes des Vosges, à 12 lieues N. N. E. de Besançon, 6 N. E. de Vesoul. Les eaux thermales que l'on trouve dans la ville étaient fréquentées par les Romains, comme semblent l'attester des médailles, et plusieurs antiquités qu'on a découvertes en pratiquant des fouilles pour la réparation des bains. Ces eaux jouiraient d'une grande célébrité, si elles n'étaient pas voisines de Plombières, et si l'on trouvait, près des bains, des logements commodes. Les malades s'y rendent ordinairement pendant la belle saison.

Sources et bains. Les eaux minérales sont dans la ville. Il y a cinq bains: 1° *le bain des femmes*; 2° *le bain des hommes*; 3° *le bain neuf*; 4° *le grand bain*; 5° *le petit bain* ou *bain des pauvres*, ou *bain des cuvettes*. Il y a en outre deux sources froides, dont l'une est ferrugineuse et l'autre savonneuse.

Propriétés physiques. Les eaux thermales de Luxeuil sont limpides, onctueuses au toucher; elles impriment au goût un léger sentiment d'astriction.

Voici la température des sources estimée en 1780 au thermomètre de Réaumur, par M. l'abbé Tessier, la température atmosphérique étant à 18° :

Bain des femmes. 34
Bain des hommes. 29
Bain neuf. 32
Grand bain 35
Petit bain. 33 1/2
Source ferrugineuse. 19
Source savonneuse. 32

Analyse chimique. Elle est encore très-incomplète, malgré les travaux de Raulin et de Monnet. Il paraît qu'elle contient de l'acide carbonique, des carbonates de fer et de chaux, du muriate de soude, et une terre de nature calcaire.

Propriétés médicales. En boisson, les eaux thermales conviennent aux tempéraments les plus faibles. On les vante contre les engorgements du bas-ventre, les dégoûts, les vomissements opiniâtres, les pâles couleurs, la stérilité. En bains elles sont utiles contre les maladies cutanées, les rhumatismes goutteux.

On prescrit avec avantage l'eau savonneuse dans la phthisie pulmonaire, le crachement de sang, la dysenterie. En 1719 une dysenterie épidémique ravageait les bourgs et villages voisins de Luxeuil; les malades ne trouvèrent point de remède plus prompt et plus efficace que cette eau, prise en boisson.

Mode d'administration. On fait usage des eaux de Luxeuil intérieurement, et sous forme de bains d'immersion, de bains de vapeurs et de douches.

Traité historique des eaux et bains de Plombières, de Bourbonne, de Luxeuil et de Bains, par dom Calmet; 1748, in-8°.

Essai historique sur les eaux de Luxeuil, par M. Fabert; 1773, in-12.

Dunod, Morand, Monnet, Paillard, Didelot, ont encore écrit sur les eaux de Luxeuil.

BAINS (*département des Vosges*).

Bourg à 5 lieues N. d'Epinal, 3 de Plombières, 7 N. O. de Mirecourt, 5 S. de Luxeuil. Les routes d'Epinal, de Mirecourt et de Luxeuil y aboutissent. Ce bourg est situé dans un beau vallon, dirigé de l'est à l'ouest, et traversé par un petit ruisseau appelé *Baignerot*.

Les eaux thermales paraissent avoir été connues des Romains. En 1752, en cherchant la principale source de l'ancien bain qui était déviée, on trouva, au-dessous d'une pierre qui avait six pieds de hauteur, six cents médailles romaines, à l'effigie d'Auguste Agrippa et d'autres, jusqu'à Domitien; on découvrit aussi quelques petites médailles grecques.

Le village de Bains offre plusieurs maisons montées sur le ton des meilleures auberges; ses environs présentent des promenades agréables, peu fatigantes et des bois où l'on peut se réfugier contre la chaleur du jour. A une demi-lieue ouest est une manufacture de fer-blanc très-intéressante, et que tous les voyageurs vont visiter.

L'usage des eaux, fixé anciennement à vingt-un jours, doit être continué jusqu'à ce qu'on éprouve un mieux être sensible. Il y a un médecin-inspecteur.

Sources. Elles sont nombreuses et servent à alimenter les bains; on en compte sept principales; trois sont au milieu du bourg et renfermées dans un bâtiment assez vaste, dit le *bain vieux*; trois autres sont à l'extrémité orientale, renfermées dans le bâtiment appelé *bain neuf*. La 7e source est à gauche du Baignerot; elle est entourée d'un petit pavillon; on la nomme *fontaine des vaches*.

Toutes ces sources, excepté la dernière, fournissent les eaux à quatre grands bassins de température différente, et à tous les autres établissements, tels que les douches et les étuves. Le second bassin du bain vieux offre à sa partie moyenne un robinet de fer.

Propriétés physiques. Les eaux de toutes ces sources sont sans couleur, sans odeur lorsqu'elles sont froides; chaudes, elle dégagent une légère odeur de foie de soufre; leur saveur est fade et légèrement salée; leur pesanteur est à-peu-près égale à celle de l'eau distillée.

Voici la température de chaque source estimée au thermomètre de Réaumur :

Robinet de fer.......................... 33°
Source la Romaine...................... 34 à 38
Grande source........................ 39 à 42
Source de Saint-Colomban ou sa-
vonneuse............................ 28 à 30
Source la Vache....................... 23

Température des bassins :

Bain vieux. Bassin pour les usages
domestiques......................... 32 à 34°
Bassin pour les baigneurs............. 28 à 30
Bain neuf. Premier bassin........... 24 à 26
    Second bassin.................. 26 à 28

Analyse chimique. Il résulte des expériences faites par M. Vauquelin, qu'un litre d'eau du robinet de fer contient :

Sulfate de soude cristallisé............ 28 centigr.
Muriate de soude..................... 8
Sulfate de chaux..................... 8
Silice et magnésie................... traces inappr.

Les propriétés chimiques des autres sources ont paru analogues à celle du robinet de fer.

Propriétés médicales. C'est à leur chaleur que les eaux de Bains doivent leur principale vertu. En bains elles sont très efficaces contre les rhumatismes chroniques, les dartres, les paralysies récentes, les ankiloses incomplètes. A l'intérieur on les vante dans les obstructions de l'abdomen, l'inappétence, la jaunisse, les fièvres intermittentes quartes, les engorgements dits laiteux, les fleurs blanches, le catarrhe chronique de la vessie, les affections hypochondriaques et hystériques.

Mode d'administration. En boisson, on prend ces eaux à la dose de trois ou quatre verres, et on augmente successivement jusqu'à dix ou douze. Lorsqu'elles ne passent pas facilement, on peut les couper avec une tisane convenable à l'état du malade. On prétend savoir par expérience que l'eau thermale est nuisible aux dents; en conséquence il est d'usage général de mâcher un peu de pain après avoir bu. Il n'est pas indifférent de boire l'eau de telle ou telle source; il faut choisir celle que l'estomac supporte le mieux.

Les bains sont plus ou moins chauds; ils provoquent quelquefois à la peau une éruption miliaire qui n'est d'aucun danger.

On trouve à Bains des douches descendantes, ascendantes et latérales.

Les étuves sont formées par un petit cabinet carré, bien voûté, échauffé par la vapeur d'un réservoir d'eau thermale, lequel est couvert seulement de quelques planches que l'on peut ôter à volonté. On entre nu dans l'étuve, on y est droit ou assis sur une chaise disposée à cet effet. Le malade peut y rester depuis un quart d'heure jusqu'à une heure et plus; dans les premiers instants il éprouve une certaine gêne de la respiration qui se dissipe spontanément.

Mémoire sur les eaux thermales de Bains, en Lorraine, par M. Morand (*Journal de médecine, février* 1757, *pag.* 114).

L'auteur pense que les eaux de Bains sont supérieures à celles de Plombières.

Dissertation chimique sur les eaux minérales de la Lorraine, par M. Nicolas; 1778, in-8°.

Essai sur les eaux de Bains, par M. Thiriat; Paris, 1808, broch. in-8°.

BOURBONNE-LES-BAINS (*département de la Haute-Marne*).

Petite ville à 7 lieues de Langres, 20 de Nancy, 18 de Besançon, 70 de Paris.

Les eaux thermales qu'on y observe étaient déjà célèbres du temps des Romains.

La ville de Bourbonne est assez vaste, et renferme plusieurs bâtiments propres à recevoir les étrangers; elle offre un bel établissement de bains et une promenade agréable.

En 1732 on construisit un hôpital, où sont envoyés tous les ans, dans le mois de mai, les militaires à qui les eaux sont jugées convenables. Cet asile assure aux défenseurs de la patrie les moyens de guérison ou de soulagement dont ils sont susceptibles.

L'époque des eaux dure depuis le mois de mai jusqu'au mois d'octobre; on a l'habitude de prendre les eaux pendant dix-huit ou vingt-quatre jours, et si la maladie l'exige, on fait une seconde et même une troisième saison, en mettant dix ou quinze jours d'intervalle entre chacune. L'inspection des eaux est confiée à M. Therrin.

Nature du sol. Le sol de la montagne sur la

croupe de laquelle se voit la ville, est entièrement calcaire. Au sud on trouve de vastes carrières de plâtre, dont l'usage est général dans les pays environnants; on a également tiré de l'albâtre assez blanc, avec lequel est construit en partie le maître-autel de l'église de Bourbonne.

Sources. Les sources d'eau thermale sont au vallon du midi, dans le bâtiment neuf des bains. Le grand puits des bains de madame Chartraire-Davaux, paraît renfermer plusieurs sources; une entre autres est très-abondante.

Propriétés physiques. Séparée de la source et renfermée dans des vases de cristal, l'eau de Bourbonne est limpide, sans couleur, et parfaitement inodore. Cependant, dans le bâtiment des bains, où elle est continuellement élevée et remuée en grande masse dans les réservoirs supérieurs, elle dégage une légère odeur de gaz hydrogène sulfuré.

L'eau est fortement salée et légèrement amère; elle n'est point douce au toucher, encore moins savonneuse. Les médecins ont même remarqué qu'elle donne de la rudesse à la peau des baigneurs.

Quant à la pesanteur spécifique, cette eau, entièrement refroidie, marque 2° et demi à l'aréomètre de Baumé pour les sels. C'est une des eaux minérales les plus riches en substances salines.

Plusieurs expériences faites sur les lieux avec des instruments très-exacts, ont appris que l'eau de la fontaine de la place, marque, au thermomètre de Réaumur. . . . . 46° 1/2

Celle du grand puits de madame Chartraire-Davaux, à la surface. 42

Celle du premier puits de l'hôpital militaire. 39

Celle du deuxième puits du même hôpital. 34

Enfin la source qui se trouve dans la maison du sieur Marant. 32

En fouillant le sol de Bourbonne, pour diriger les sources d'eau thermale dans les puits de l'hôpital militaire, on a trouvé, à 41 pieds et demi au-dessous du niveau de la rue, un tuyau de construction romaine. L'eau qu'il renfermait marquait 60°, thermomètre Réaumur; ce qui porte à croire que dans les cavités souterraines l'eau doit avoir le degré de l'eau bouillante.

Analyse chimique. Il résulte de l'analyse faite par MM. Bosc et Bezu, qu'une livre d'eau de Bourbonne contient :

Muriate de chaux.	8 gr.	76 cent.
Muriate de soude.	50	80
Carbonate de chaux.	4	0
Sulfate de chaux.	8	88
Substance extractive mêlée avec un peu de sulfate de chaux. . . .		50
Total.	69 gr.	94 cent.

On peut ajouter toute confiance à ces résultats: chaque fois qu'on a douté d'une expérience ou d'une quantité, l'opération a été confirmée par un second essai.

Propriétés médicales. Les eaux de Bourbonne sont très-actives; elles ne conviennent qu'aux malades qui sont dans une sorte de collapsus, de débilité; elles sont nuisibles aux personnes d'un tempérament bilieux et pléthorique. C'est faute d'avoir fait cette distinction essentielle, qu'on a vu des malades périr par les efforts même qu'on employait pour les guérir.

Les eaux qui nous occupent sont très-recommandées, par les plus grands médecins, dans les paralysies, dans celles même qui sont la suite d'apoplexie. En boisson elles conviennent dans les maladies de l'estomac causées par des matières bilieuses, glaireuses et acides, les engorgements des viscères du bas-ventre, les fièvres intermittentes, tierces, quartes ou anomales, les scrophules, la suppression des évacuations périodiques, les catarrhes chroniques de la vessie, les flueurs blanches.

En bains on s'en sert avec succès dans le rachitis, les rhumatismes chroniques, la goutte naissante, les dartres, les gales rebelles qui ne sont pas compliquées du vice syphilitique, l'ankilose fausse, l'engorgement blanc des articulations, les rétractions des membres, suite de coups de feu.

Le docteur Thérrin, d'après une expérience personnelle, vante sur-tout l'efficacité de ces eaux dans le traitement des accidents produits par la congélation.

Il faut s'abstenir des eaux de Bourbonne dans

l'hémoptysie, la phthisie pulmonaire, les fièvres bilieuses, dans les tumeurs qui menacent suppuration, et en général dans toutes les maladies aiguës.

Mode d'administration. On boit les eaux depuis la dose de trois verres, le matin, jusqu'à un litre et demi. Dans les commencements, les malades supportent difficilement la chaleur des eaux, mais ils s'y habituent insensiblement. Il arrive souvent que ces eaux, quoique réputées purgatives, produisent la constipation, sur-tout les premiers jours. Dans ce cas, il faut prendre de temps en temps une pilule laxative.

Les bains, lorsqu'ils sont jugés nécessaires, se prennent après avoir bu les eaux pendant huit jours et s'être purgé, si l'indication l'exige. Alors on diminue la boisson d'un tiers, et même de moitié, selon les cas. Il faut avoir soin de laisser refroidir un peu l'eau du bain avant que de s'y plonger.

M. Mongin de Montrol a remarqué que les douches sur la tête peuvent occasioner une attaque d'apoplexie, et que celles qu'on dirige sur le ventre et la poitrine causent de l'agitation, et déterminent quelquefois des accidents graves.

Les boues qui se rassemblent au fond des sources, loin d'être émollientes, sont un puissant astringent; lorsqu'on veut s'en servir dans les douleurs et les maladies des articulations, il faut en faire précéder l'emploi par des ablutions avec l'eau minérale, et unir aux boues une décoction de plantes mucilagineuses.

Comme les propriétés des eaux de Bourbonne résident dans des principes fixes non évaporables, on peut les conserver long-temps sans altération. Aussi en transporte-t-on beaucoup dans les différents départements.

Eau minérale artificielle de Bourbonne, d'après M. DUCHANOY.

Faites dissoudre, dans chaque pinte d'eau, chauffée à des degrés qui varient depuis le 45º jusqu'au 55º degré therm. de Réaumur,

Muriate de soude.	1 gros.
Sulfate de chaux.	8 grains.
Sulfate de magnésie.	quelques grains.

Eau de Bourbonne, d'après MM. TRYAIRE et JURINE.

Eau pure.	20 onces.
Acide carbonique	2 fois le vol.
Muriate de soude.	72 grains.
Sulfate de magnésie.	2

Petit Traité des eaux et bains de Bourbonne, par Thibault; Langres, Boudrot, 1658, in-8º. Cet ouvrage ne contient ni analyse des eaux, ni faits de pratique.

Traité des propriétés des eaux minérales de Bourbonne, par Nicolas Juy; Chaumont, 1716, in-12. L'auteur donne une liste très-nombreuse de guérisons opérées par les eaux de Bourbonne.

Dissertation sur les eaux de Bourbonne, par Réné Charles, 1749, in-12. Ce livre mérite d'être consulté, mais avec discernement. Les propriétés des eaux de Bourbonne y sont trop multipliées.

Traité des eaux minérales de Bourbonne-les-Bains, par M. Baudry; Dijon, 1736, in-8°.

Dissertation contenant de nouvelles observations sur la fièvre quarte et l'eau de Bourbonne, par M. Juvet; Chaumont, 1750, in-8°. L'auteur assure que les eaux de Bourbonne sont un très-bon fébrifuge, et sont préférables au quinquina. Il rapporte cinq observations de guérisons de fièvre quarte opérées par ces eaux.

Mémoire et observations sur les effets des eaux de Bourbonne-les-Bains, par M. Chevalier; Paris, Vincent, 1772, in-8°. C'est un recueil de soixante-onze observations sur les effets des eaux de Bourbonne.

Essai pratique sur les eaux de Bourbonne, par Mougin-Montrol; Langres, 1810. Cet opuscule annonce un excellent praticien.

Extrait d'un mémoire sur l'analyse des eaux minérales de Bourbonne, par MM. Bosc et Bezu (*Bulletin de pharmacie*, tom. 1, pag. 116).

Notice sur les eaux minérales de Bourbonne-les-Bains, et observations sur l'hôpital militaire de cette ville, par M. Therrin; 1813, in-12. Cette notice rassemble, dans un espace assez circonscrit, plusieurs notions variées et intéressantes.

BALARUC (*département de l'Hérault*).

Bourg près de la grande route de Montpellier à Narbonne, à trois quarts de lieue O. S. O. de Frontignan, une lieue et demie E. N. E. de Cette, et 4 lieues S. O. de Montpellier. Les eaux thermales que l'on y observe étaient déjà célèbres du temps des Romains, ainsi que plusieurs monuments l'attestent. Depuis long-temps les médecins de Montpellier les recommandent dans plusieurs maladies, et il n'est pas douteux qu'elles jouiraient de leur antique célébrité, et qu'elles seraient de nouveau très-

salines thermales.

fréquentées, si le propriétaire y faisait les améliorations nécessaires pour l'agrément et la commodité des malades.

Les eaux se prennent depuis le mois de mai jusqu'à la fin de septembre.

Nature du sol. Au nord de la source, il y a une petite montagne de nature calcaire, qui présente des traces de fer, et qu'on présume avec assez de fondement être traversée par l'eau minérale.

Source. Elle est dans une plaine, près d'un étang salé qui communique avec la Méditerranée. Les eaux sourdent dans un bassin couvert, et coulent dans un autre grand bassin où les malades se baignent; l'eau superflue va se perdre dans l'étang.

Carrère fait mention de plusieurs bains; savoir: 1° le bain de la Source; 2° le bain de l'Hôpital 3° le bain de la Cuve ou tempéré; 4° le bain de vapeur ou étuve. Il indique encore un bassin où on prend l'eau pour la boisson.

La source est très-abondante dans tous les temps; elle l'est néanmoins davantage dans les saisons pluvieuses.

Propriétés physiques. L'eau est limpide, un peu onctueuse au toucher, répand une odeur légèrement sulfureuse; sa saveur est un peu salée, mêlée d'amertume. Sa température, d'après M. Figuier, est de 38°, thermomètre Réaumur, celle de l'atmosphère étant à 20°. Pouzaire l'a trouvée au-dessous de 37°.

La pesanteur spécifique, comparée à celle de

l'eau distillée, la température étant à 9 degrés, est comme 1000 à 1023.

Il se dégage à des distances très-rapprochées une grande quantité de bulles qui viennent crever à la surface de l'eau. M. Figuier a reconnu que ce gaz n'était que de l'acide carbonique.

La chaleur des bains de Balaruc, quelque grande qu'elle paraisse en y mettant la main, ne peut point cuire les œufs. Leroy de Montpellier y enfonça un œuf, et le laissa pendant six heures; cet œuf ne se trouva pas plus altéré que s'il avait trempé dans de l'eau fraîche. Il éprouva de même que les feuilles d'oseille, celles de poirée ou de laitue ne s'y flétrissaient pas, quelque temps qu'on les y tînt enfoncées. Il paraît que cette chaleur des bains est aussi propre à faire éclore les œufs, que la chaleur même des poules qui les couvent, et à-peu-près dans le même nombre de jours.

Analyse chimique. L'eau de Balaruc a été analysée par MM. Duclos, Dortoman, Regis, Leroy, Virenque, Brongniart, et, en dernier lieu, par M. Figuier, professeur de chimie à l'école de pharmacie de Montpellier. Il résulte que six kilogrammes d'eau de Balaruc contiennent, d'après les expériences de M. Figuier :

Acide carbonique. . . . . 36 ponc. cub.
Muriate de soude. . . . . 45,05 grammes.
   de magnésie. 8,25
   de chaux. 5,45
Carbonate de chaux 7

Carbonate de magnésie . . . . 0,55 grammes.
Sulfate de chaux. 4,20
Fer. . . . . quantité impondér.

L'analyse du dépôt de la source a donné pour résultat à ce chimiste, sur cent parties de sédiment:

Carbonate de chaux. . . . . . 1,40 grammes.
   de fer. 0,66
   de magnésie.. . . . 0,27
Sulfate de chaux. 0,78
Muriate de soude.. 0,06
Sable siliceux. 1,80
Perte. 3

M. Saint-Pierre, médecin à Montpellier, a fait une nouvelle analyse de ces eaux. Il a reconnu qu'il se dégage de la source une grande quantité d'azote.

Propriétés médicales. Tout n'est pas dit, selon M. Baumes, sur les eaux de Balaruc. On les vante comme purgatives, toniques, apéritives. En général elles conviennent dans toutes les maladies qui reconnaissent pour cause le relâchement et l'atonie; en boisson, ces eaux sont recommandées contre l'inappétence, le dégoût opiniâtre, les vomissements muqueux dépendants de la débilité de l'estomac, les pâles couleurs, les engorgements récents des viscères de l'abdomen, les flueurs blanches, la suppression et le retardement des règles chez des femmes cacochymes. Sous forme de bains, elles sont avantageuses dans les rhumatismes chroniques, les paralysies récentes qui ne sont précédées d'aucune affection du cerveau. Fouquet, Lamure, M. Chrestien, pensent que ces eaux sont nuisibles aux malades atteints de paralysie, suite d'apoplexie: l'expérience leur a prouvé que quelques hémiplégiques paraissent d'abord s'en trouver mieux, mais qu'ensuite ils éprouvent une nouvelle attaque. — Les douches réussissent dans les douleurs rhumatismales, la sciatique, les céphalées produites par la suppression de la transpiration du cuir chevelu, dans la surdité commençante. Le docteur Arnal (*Journal de Montpellier*, t. 1, pag. 95) rapporte quelques observations qui prouvent l'efficacité des douches de Balaruc dans quelques aliénations mentales, et sur-tout dans celles qui sont accompagnées d'une atonie générale. Elles sont contraires dans les cas d'éréthisme et de mobilité nerveuse.

Chirac a regardé les eaux de Balaruc comme un des meilleurs détersifs, et comme le plus utile moyen de guérir les affections rebelles de la peau, du tissu cellulaire, des muscles et des tendons.

M. Py, médecin distingué, a inséré dans le 13ᵉ volume de la Bibliothèque médicale, p. 357, l'histoire d'un cas de convulsions tétaniques traitées avec succès par les eaux de Balaruc, d'après l'inutilité reconnue des antispasmodiques les plus puissants.

Mode d'administration. En boisson, les eaux de Balaruc sont purgatives, lorsqu'on en prend trois pintes par jour. Si on les boit comme purgatives, il faut les continuer pendant quatre à cinq jours seulement.

Lorsqu'on les emploie comme toniques et apéritives, leur dose ne doit pas aller au delà d'une pinte chaque matin. Elles activent la circulation, augmentent la chaleur naturelle, et déterminent une sueur abondante. On doit s'en abstenir lorsque la poitrine est délicate, et que l'estomac et les intestins sont irrités.

Les bains sont très-efficaces à raison de leur grande chaleur. On fait baigner dans le bassin de la source ceux qui sont assez robustes. On doit les retirer aussitôt que le pouls est fréquent, élevé, et que la sueur découle du visage. Il serait dangereux pour le malade d'y rester plus long-temps. Quand il se trouve trop faible pour soutenir un bain aussi chaud, on a soin d'en faire préparer un dans une cuve que l'on remplit de l'eau des bains, et que l'on laisse refroidir.

La douche que l'on donne à Balaruc ne dure jamais sans danger au delà de quinze minutes, suivant Leroy, sur-tout si on la dirige sur la tête.

Observations sur les eaux de Balaruc, par M. Leroy (*Mém. de l'Acad. roy. des scienc.*, 1752, *pag.* 625). Ce mémoire est très-bien fait, et mérite d'être consulté.

Traité des eaux minérales de Balaruc, par M. Pouzaire; Montpellier, 1771, in-8°. Le cinquième chapitre contient dix-sept observations de guérisons de différentes maladies, opérées par les eaux de Balaruc.

Annales de médecine pratique de Montpellier, tom. 19. On y trouve une notice sur les eaux de Balaruc, et le résultat de l'analyse de M. Figuier.

Analyse des eaux de Balaruc, par M. Brongniart (*Journal de Montpellier*, tom. 1, pag. 193).

Notice sur les eaux de Balaruc, par M. Fouquet (*Journal de Montpellier*, tom. 1, pag. 99). L'auteur rapporte plusieurs observations intéressantes sur des vomissements chroniques guéris par l'eau de Balaruc prise en boisson.

Essai sur l'analyse des eaux minérales en général, et sur celles du département de l'Hérault en particulier, par M. Saint-Pierre (*Thèses, Montpellier, août* 1809). Cette dissertation annonce un chimiste habile.

Serrier, Olivier, Fournier et M. Valentin, ont encore écrit sur les eaux de Balaruc.

Bagnères-Adour (*département des Hautes-Pyrénées*).

Petite ville de la vallée de Campan sur l'Adour, à 15 lieues S. d'Auch, 23 S. O. de Toulouse, 4 N. E. de Baréges, 4 S. E. de Tarbes, 212 S. O. de Paris. Un savant écrivain, M. Ramond, en fait une peinture séduisante : « Bagnères, ce lieu charmant, où le plaisir a ses autels à côté de ceux d'Esculape, et veut être de moitié dans ses miracles ; séjour délicieux, placé entre les champs de Bigorre et les prairies de Campan, comme entre la richesse et le bonheur ; ce cadre enfin, digne de la magnificence du tableau ; cette fière enceinte, où la nature oppose le sauvage au champêtre ; ces cavernes, ces cascades visitées par tout ce que la France a de plus aimable et de plus illustre ; ces roches trop verticales peut-être, dont l'aridité contraste avec la parure de ces heureuses vallées ; ce pic du midi suspendu sur leurs utiles retraites, comme l'épée du tyran sur la tête de Damoclès :.... menaçants boulevards qui me font trembler pour l'élysée qu'ils renferment. »

Depuis long-temps les eaux thermales de Bagnères sont très-fréquentées et en grande vénération : on a trouvé dans la ville des inscriptions et des restes de monuments élevés par les Romains, en l'honneur des nymphes protectrices des eaux minérales.

Dans la belle saison, les jeux, les spectacles sont permanents à Bagnères ; de nombreuses et brillantes sociétés s'y rassemblent, et tout se dispute à l'envi le droit exclusif de rétablir la santé des malades. Les vallées offrent de toutes parts des promenades agréables; les eaux, après avoir rappelé à la vie d'innombrables malades, servent encore, dans leur fuite précipitée, à arroser les prairies voisines, à les pénétrer d'une chaleur vivifiante, à entretenir une végétation inépuisable et un printemps éternel.

Bagnères offre toute espèce de ressources pour les besoins de la vie.—On y trouve une église et un hôpital pour les indigents. — L'époque des eaux est depuis le mois d'avril jusqu'à la fin d'octobre. Il y a un médecin-inspecteur.

Tubes de Bagnères. Cette ville baigne, pour ainsi dire, sur une rivière d'eau thermale, chauffée des mains de la nature. Les habitants percent verticalement la terre, jusqu'à ce qu'ils rencontrent d'abord la couche des eaux, puis le terrain solide. Ils enfoncent dans le trou un tube ou canon de pompe qui, descendant jusqu'au terrain solide, capte l'eau, et la fait remonter d'elle-même en siphon jusqu'à une hauteur donnée, d'où elle s'écoule dans des réservoirs et fournit aux bains. Comme la couche d'eau est commune, celui qui enfonce le mieux son tube, soutire l'eau à ses voisins; celui qui élève le moins l'orifice de la pompe a le plus d'eau. De là naissent les contestations entre voisins.

Sources et bains. Le nombre des sources est très-considérable; on compte seize établissements particuliers, c'est-à-dire soixante-sept bains et huit douches. Les établissements les plus fréquentés sont ceux de Santé, de Salut, du Théas, du Pré, de la Guttière et des Cazeaux. Les autres, dont les sources sont plus chaudes, sont : 1° la Reine ou source de Bagnerolles. Elle est située sur une colline agréable, dominant la ville; selon Bordeu, elle est la maîtresse source, la plus légitime, la moins mêlée. Elle jaillit du marbre, et n'alimente que deux cuves et deux baignoires; la quantité d'eau qu'elle donne pourrait fournir facilement à des piscines, si, comme à Baréges, on voulait en établir. 2° Le Dauphin; 3° la fontaine nouvelle attenant au Dauphin; elle a trois sources, la première fournit à une douche; les deux autres à deux baignoires;

4° Saint-Roch; 5° les deux bains de Foulon; 6° le petit bain qui est dans la ville; 7° la fontaine de Salies; 8° le petit Prieur qui, situé au bas de la montagne de la Reine, fournit à deux baignoires; 9° le bain des Pauvres; 10 la source d'Artigue-longue. Celle-ci est maintenant désignée sous le nom d'eaux minérales de Pinac, du nom du médecin qui les dirige, et qui a fait sur leurs vertus une multitude de recherches intéressantes. Comme ces eaux ont des propriétés sulfureuses, nous les avons rangées parmi celles de cette classe.

Excepté la source de la Reine, Salut, et peut-être quelques autres, la plupart des sources de Bagnères sortent de dessous terre, dans un terrain bas, entrecoupé de ruisseaux, avec lesquels elles se mêlent parfois, ce qui paraît en altérer la pureté.

Propriétés physiques. Les eaux sont claires, transparentes, inodores; leur saveur est styptique, austère, et produit la sécheresse de la langue, et une espèce de resserrement dans le gosier. La pesanteur spécifique de l'eau de la Reine, comparée à l'eau distillée, est de 24 grains par livre de plus. L'aréomètre a marqué zéro. Dans les réservoirs on remarque un sédiment terreux de la nature de l'argile, mêlé d'un peu de fer, ce qui a pu donner lieu à la méprise de certains médecins, qui ont regardé les eaux de Bagnères comme ferrugineuses.

Voici la température des sources, estimée avec le therm. de Réaumur, par M. le baron de Chazal, la température atmosphérique étant à 20°.

La Reine..................	43° 1/2
Le Dauphin................	29
La Fontaine nouvelle, 1re source....	37
2e source....	42 1/2
3e source....	42 3/4
Saint-Roch................	43 1/2
Les deux bains de Foulon......	33
Le petit bain..............	44 1/2
Fontaine de Salies...........	47
Le petit Prieur.............	32
Bain des Pauvres, 1re source.....	35
2e source......	40

Quant à la quantité d'eau fournie dans l'espace d'une heure, par chaque source, M. Ramond l'a évaluée à 495 pieds cubes pour la Reine, 3 pouces cubes pour le Dauphin, demi-pouce cube pour les deux bains de Foulon.

Analyse chimique. La source de la Reine étant la plus ancienne, la plus renommée, la plus abondante, une des plus chaudes, et peut-être la mère de toutes, le docteur Poumier s'est borné à faire son analyse. Deux myriagrammes d'eau lui ont donné :

Muriate de magnésie.....	0 gros	15 grains.
Muriate de soude........	0	17
Sulfate de magnésie......	1	25
	1	57

salines thermales.

Ci-contre.	1 gros	57 grains.
Sulfate de chaux.	4	0
Carbonate de chaux. . . .	0	65
Silice.	0	4
Perte.	0	6
Total.	6 gros	60 grains.

Propriétés médicales. Les eaux de Bagnères méritent la réputation dont elles jouissent. Elles sont diurétiques, un peu purgatives et toniques. Bordeu les conseille dans la débilité de l'estomac, les engorgements des viscères abdominaux, le relâchement des poumons, les catarrhes chroniques de la vessie, l'anasarque essentiel, la suppression des règles. On les préconise dans les pâles couleurs lorsque la poitrine est en bon état, dans les coliques néphrétiques.

Les bains sont très-efficaces dans les paralysies récentes et les rhumatismes chroniques.

On croit que plusieurs sources sont spécifiques dans certaines maladies : 1° les bains de Foulon, dans les dartres, la gale, les tumeurs froides; 2° la fontaine de Saint-Roch, dans la surdité; 3° la fontaine de Salut, dans les engorgements du foie, l'hypochondrie, la suppression des règles; 4° la fontaine du Pré, dans la débilité de l'estomac; 5° la fontaine Salies, dans les salivations opiniâtres; 6° la fontaine de la Reine, dans le diabétès.

On doit employer les eaux de Bagnères avec

précaution dans le traitement des dartres, qu'elles suppriment trop brusquement.

En général on ne doit pas les prescrire quand il faut adoucir, humecter, relâcher et porter un véhicule doux, onctueux dans les solides et les fluides ; les eaux Bonnes sont préférables dans ces cas.

Les eaux de Bagnères sont nuisibles dans le crachement de sang habituel, l'épilepsie, les convulsions, le scorbut, l'épuisement à la suite de l'excès des plaisirs, les vieux cancers, la syphilis, et les abcès du foie.

Mode d'administration. On boit les eaux depuis une livre jusqu'à quatre. Il faut être sobre sur leur usage, commencer par les plus douces, et passer graduellement aux plus fortes. Elles excitent des secousses de tout le corps, même chez les gens robustes ; elles appesantissent la tête, rendent la respiration un peu laborieuse, et provoquent des sueurs qui ressemblent assez bien à celles que produit la course.

Les bains impriment à la peau une certaine rudesse : il faut varier leur température, selon les maladies et la constitution du sujet. On laisse refroidir dans des réservoirs l'eau de la Reine, avant que de la diriger dans les baignoires. C'est en associant les bains et les douches à la boisson des eaux, que l'on obtient les résultats les plus heureux.

Comme les propriétés de ces eaux dépendent en grande partie de leur chaleur naturelle, on conçoit qu'il ne faut pas songer à les transporter, et qu'il est absolument nécessaire de les boire à la source.

Traité de la propriété et effets des eaux de Bagnères et de Baréges, par Pierre Descaunets; Toulouse, 1729, in-12. Cet ouvrage contient plusieurs observations pratiques assez bien faites.

Lettres sur les eaux minérales du Béarn, par Théophile Bordeu; 1746, in-12.

Eaux minérales de Bagnères: par Xavier Salaignac; Paris, 1752, in-12. Cet ouvrage est terminé par une dissertation singulière, sous le titre de *Première cure remarquable des eaux minérales de Bagnères; fondation de la ville de Bagnères*. L'auteur y raconte que le dieu Mars combattant au siége de Troie, sous l'habit d'un Troyen, y fut blessé par Diomède, et qu'il trouva sa guérison aux eaux de Bagnères. Le séjour de ce dieu y attira plusieurs habitants de l'Olympe, parmi lesquels *Hébé* fut guérie d'une suppression de règles par les eaux d'*Artigue-longue*, et, sensible aux plaisirs de l'amour, donna, dans ce pays même, plusieurs preuves de fécondité. On y trouve la description de la guerre des Géants, après laquelle *Vénus*, *Hébé*, et leurs enfants, s'étant retirés sur les Pyrénées, y fondèrent Bagnères. On y voit paraître *Hébé* passant plusieurs nuits au *Vivac*; *Vénus*, entraînée par un penchant décidée en faveur de la nature humaine, s'*humaniser vingt-sept fois* en faveur d'un habitant du pays, et en avoir vingt-sept enfants; les Pyrénées arrangées circulairement des mains de cette déesse; le dieu Mars parfumé avec la *poudre à la dauphine*, etc.

Mémoire sur les eaux minérales des Pyrénées, etc., par Lomet; Paris, an III. On trouve, pag. 86, un article sur les eaux de Bagnères.

Analyse et propriétés médicales des eaux minérales des Pyrénées, par M. Poumier; Paris, 1813, in-8º.

Labaig, Secondat, Thierry, le président d'Orbessan, d'Asquier, Marcorelle, Campmartin, ont parlé des eaux de Bagnères dans des écrits divers.

Eaux minérales.

Néris (*département de l'Allier*).

Bourg assez considérable à une lieue S. E. de Mont-Luçon, à la tête du canal du Cher, sur la grande route de Moulins à Limoges. Sa position est agréable; on y parvient par des routes très-faciles.

Dans les fouilles que l'on fait chaque jour, on a trouvé des médailles romaines, des débris de vases et autres monuments précieux d'antiquité, qui semblent attester que ces eaux étaient connues des Romains.

Néris offre plusieurs auberges commodes, où l'on se procure facilement les ressources nécessaires à la vie; une vaste promenade, ornée de belles plantations d'arbres, sert de refuge aux malades contre les chaleurs du jour. — Il n'y a point de bâtiment thermal; dans toutes les auberges il existe des salles de bains qui contiennent huit à neuf baignoires construites en ciment; quoique peu élégantes, ces baignoires sont assez commodes.

On trouve à Néris un hôpital où plus de cent-vingt malades sont, chaque année, logés, nourris, baignés, douchés et médicamentés gratuitement. La saison des eaux s'ouvre le 20 mai et se termine à la fin d'octobre. La durée des saisons est ordinairement de vingt à vingt-cinq jours; ce laps de temps, consacré par l'usage, est presque toujours insuffisant. Les eaux minérales sont dirigées par un médecin-inspecteur, M. Boirot-Desserviers, qui a publié à leur sujet plusieurs observations intéressantes.

Nature du sol. L'intérieur du sol de Néris, dit M. Philippe, est formé par la craie, la marne et le caillou; il s'y trouve des roches entières d'une espèce de cristal à facettes, en quelques endroits des rochers colorés comme l'améthyste, et des matières chargées de principes ferrugineux.

Sources. Les eaux sourdent avec force et abondance dans un vaste bassin de forme ovale, de deux cent vingt-six mètres de circonférence, divisé en trois portions, et renfermant quatre sources ou puits auxquels on a donné différents noms; le premier, qui est ovale, est appelé *puits de la Croix;* le second, situé presque au milieu de la grande division, se nomme *puits de César* ou *grand puits;* le troisième est le *puits carré* ou *tempéré.* Il y a une quatrième source qui jaillit avec abondance depuis le fameux tremblement de terre de Lisbonne, en 1755. C'est en vain qu'on a cherché à l'enclore comme les trois autres; l'extrême chaleur, d'une part, et la trop grande mobilité du sable à cet endroit, ont formé un obstacle invincible à cette entreprise.

Propriétés physiques. Les eaux sont très-limpides, onctueuses, insipides et inodores; les œufs y restent long-temps sans subir aucune altération; les légumes s'y cuisent bien. La pesanteur de l'eau diffère à peine de celle de l'eau distillée. Voici la température estimée au therm. Réaum. par M. Boirot-Desserviers :

Source nouvelle................ 42°
Puits de César................. 40
Puits de la Croix.............. 39
Puits carré.................... 16

MM. Michel et Philippe ont obtenu des résultats différents. Il paraît que la chaleur des eaux de Néris a varié depuis plusieurs années.

Le fond de la plus grande division du bassin est tapissé très-abondamment d'un limon verdâtre, spongieux et gélatineux, dont l'utilité médicale est très-reconnue. Ce limon est un cryptogame de Linné, appelé *ulva thermalis*.

Analyse chimique. Le docteur Mossier et M. Vauquelin ont analysé le résidu de l'évaporation des eaux minérales de Néris. D'après de nouvelles expériences, M. Boirot-Desserviers pense que deux litres d'eau contiennent en principes volatils :

Gaz acide carbonique........ 20 grains.
Gaz azotique................ 6
Gaz oxygène................. 14
Gaz hydrogène sulfuré....... incalculable.
   Total......... 40 grains.

100 parties de résidu des principes minéralisateurs fixes ont fourni :

Carbonate de soude.......... 23 grains.
Sulfate de soude............ 17
Muriate de soude............ 12
Carbonate de chaux.......... 1
Silice...................... 7
         60

Ci-contre............	60 grains.
Eau...............	8
Matière animale et perte......	32
Total........	100 grains.

Propriétés médicales. Il résulte des observations pratiques du docteur Boirot-Desserviers, que les eaux de Néris ont réussi contre les dartres, la gale, le catarrhe chronique de la vessie, les gonorrhées anciennes, les flueurs blanches, la péritonite chronique, les rhumatismes anciens, tant articulaires que goutteux, la stérilité, les accidents qui surviennent à l'époque critique, l'hypochondrie, l'hystérie, les paralysies, les vomissements nerveux, la chlorose, les coliques nerveuses, les affections syphilitiques, sur-tout les douleurs ostéocopes, le scorbut, les scrophules, le rachitis, les tumeurs blanches, la difficulté des mouvements à la suite des entorses, des luxations, des fractures et des plaies d'armes à feu.

M. Michel, ancien médecin de l'hôpital de Néris, regarde comme dangereux l'usage intérieur de ces eaux dans toutes les maladies de poitrine, et surtout dans l'hémoptysie. Elles font cracher le sang et causent des hémorrhagies considérables.

Mode d'administration. On boit de préférence aux autres sources l'eau du puits de la Croix, depuis la dose de deux verres jusqu'à dix ou douze. On a coutume de boire dans le bain. Malgré leur grande chaleur, les eaux passent très-bien, ne causent point de douleur de tête, et n'excitent point d'envie de vomir. On peut couper les eaux avec le lait, lorsque les malades sont d'un tempérament trop irritable.

A l'égard des bains, la chaleur élevée des eaux ne permet guère de les prendre dans le bassin. On se baigne, comme nous l'avons dit, dans les maisons des particuliers, où l'eau est conduit par des canaux. La température des bains varie depuis 18° jusqu'à 36 et 40°. On les prend depuis quatre heures du matin jusqu'à neuf. Il est d'usage, après le bain et la douche, de se remettre au lit et d'y passer quelques heures.

On se sert à Néris des bains de limon dans les maladies articulaires, les paralysies, les engorgements chroniques. Comme ces bains sont partiels, on les prend le soir.

On administre à Néris des douches ascendantes et descendantes; cette dernière a trois mètres de hauteur; la chaleur de l'eau est ordinairement de 40°; on la tempère quand le cas l'exige. Le docteur Boirot-Desserviers a également établi des fumigations sulfureuses, d'après la méthode de M. Galés. Dans le traitement des maladies, il associe aux eaux beaucoup de médicaments, et sur-tout la boisson de plusieurs eaux minérales, de Vichi, Saint-Pardoux, Saint-Myon, etc.

Recueil d'antiquités égyptiennes, étrusques, grecques, romaines et gauloises, par le comte de Caylus; 1761, in-4°, t. 4. On trouve, pag. 370, une courte notice de l'état où se trouvaient alors les sources et les bains de Néris.

Description et analyse des eaux minérales de Néris, par M. Michel (*Journal de médecine*, août 1766, pag. 159).

Mémoire sur les eaux thermales de Néris, par M. Philippe, apothicaire à Mont-Luçon (*Journal de médec.*, janv. 1786).

Recherches et observations sur les eaux thermales de Néris, par M. Boirot-Desserviers; Paris, 1817, in-8°. L'auteur rapporte un grand nombre d'observations, dont plusieurs sont très-intéressantes.

SYLVANÈS (*département de l'Aveyron*).

Vallon fertile et riant qui fait partie du canton de Camarez, à 4 lieues de Saint-Affrique, 6 de Rhodez et de Mende. En passant par le village de Mont-Laur, on trouve une route assez praticable qui conduit à Sylvanès.

Près des sources thermales, on voit un beau bâtiment destiné aux bains et au logement des malades. Cet édifice qui était, naguère, une abbaye de bernardins, s'élève au milieu d'une immense prairie. A Sylvanès l'air est pur, la nourriture saine. Les bains sont assez fréquentés depuis le mois de mai jusqu'à la fin de septembre. La saison est communément de 15 à 20 jours; cette durée est le plus souvent insuffisante. M. Caucanas, médecin-inspecteur, a publié un ouvrage sur ces eaux et sur celles de Camarez.

Nature du sol. Le terrain est rouge dans la partie occidentale de la montagne d'où jaillissent les eaux minérales, et sur son sommet on aperçoit des terres noires, grasses, bitumineuses, combustibles, qui ont des facettes blanches, brillantes, et dont le paysans des hameaux voisins font des vernis pour embellir leurs fenêtres. — Le sol du vallon est pierreux, granitique.

Sources. A la base d'une montagne, qui borne au levant et au nord le vallon, on voit jaillir d'un côté, les eaux minérales chaudes de Sylvanès, de l'autre, les eaux minérales froides de Camarez (voyez *Camarez, classe des eaux ferrugineuses*). Les sources de Sylvanès coulent vers le midi; elles sont au nombre de deux; 1° l'une, dont les eaux jaillissent en bouillonnant dans un grand réservoir, est située au milieu du bâtiment; elle sert aux bains; 2° à vingt pas derrière le bâtiment, et sur le bord même de la petite rivière de Sylvanès, coule, à l'air libre, une petite fontaine appelée la *petite source*, dont les eaux sont semblables à celles de la première. On en use en boisson.

Propriétés physiques. Les eaux sont limpides, leur odeur est sulfureuse, leur goût douceâtre; mais quand on les a retenues dans la bouche pendant quelques minutes, on trouve qu'elles ont une saveur ferrugineuse, légèrement salée, et acerbe. On voit à la surface de l'eau une pellicule nuancée en rouge et en bleu; elle dépose un sédiment d'un jaune rouge, doux, onctueux et cotonneux. Le thermomètre de Réaumur, plongé dans la source, s'élève à 32°, et dans les bassins où l'on se baigne à 30°.

Analyse chimique. M. Virenque, professeur de chimie à Montpellier, a obtenu par livre d'eau de

Sylvanès, deux grains de sulfate, de muriate de soude et de magnésie, du carbonate de fer, de l'acide carbonique (cinq grains par livre d'eau), et une certaine quantité d'hydrogène sulfuré.

Propriétés médicales. En boisson les eaux de la *petite source* sont très-salutaires dans les affections chroniques de la poitrine, l'asthme, la toux convulsive, les catarrhes anciens, la suppression des règles, les flueurs blanches. Les bains de Sylvanès sont spécialement vantés contre les affections vaporeuses, hystériques et hypochondriaques; ils réussissent également dans beaucoup de cas de rhumatismes chroniques, la plupart des sciatiques, les affections dartreuses et psoriques, les ulcères rebelles, le rachitis, la roideur des ligaments, les contractures des membres, les ankiloses incomplètes. On peut aussi recourir à ces bains dans quelques paralysies, sur-tout lorsque les individus ont une constitution sèche et nerveuse.

On doit s'abstenir des eaux de Sylvanès dans les cas d'épuisement et d'enflure, de tumeurs squirrheuses des viscères, pendant la grossesse, et dans toutes les maladies accompagnées de fièvre. Les personnes pléthoriques, sujettes à l'hémoptysie, et celles qui ont des dispositions à la phthisie pulmonaire, doivent en user avec circonspection.

Mode d'administration. En boisson, on prend trois ou quatre verres d'eau de la petite source; il est souvent à propos d'y ajouter un tiers de lait.

Les bains se prennent le matin; les deux sexes se

baignent séparément, dans deux bassins, ou dans des baignoires particulières. Chaque bassin peut contenir une douzaine de personnes à-la-fois. On associe fréquemment aux bains la boisson des eaux de Camarez.

On use des douches dans le cas de sciatiques, de douleurs fixes, d'engorgements lymphatiques des articulations.

En injections les eaux de Sylvanès ont quelquefois guéri la surdité, sans doute lorsqu'elle dépendait d'un amas de cérumen.

La boue grasse, onctueuse, que les eaux déposent, est résolutive et peut seconder l'action des douches.

Les eaux de Sylvanès, renfermées dans des bouteilles bien closes, conservent une partie de leurs propriétés.

Mémoire sur les eaux minérales chaudes de Sylvanès, etc., par M. Malrieu; 1776, in-12.

Traité analytique et pratique sur les eaux minérales de Sylvanès et de Camarez, par Paul Caucanas; an X, in-8º. Dans la seconde partie de son ouvrage, l'auteur traite des eaux de Sylvanès.

Aix (*département des Bouches-du-Rhône*).

Grande et belle ville à 5 lieues N. de Marseille, 16 S. E. d'Avignon, 185 S. de Paris. Les eaux minérales d'Aix sont connues depuis long-temps. On pense généralement que c'est Caïus Sextius Calvinus, proconsul romain, qui le premier a fait usage de ces eaux, et qui, par reconnaissance, a fait construire les bains. Une preuve de cette assertion, c'est que les eaux d'Aix portent encore le nom de *Sextius*, qu'elles ont conservé depuis plusieurs siècles. Pendant long-temps ces eaux thermales furent désertes et oubliées. Ce n'est qu'en 1600 que des médecins d'Aix qui en connaissaient tout le prix, achevèrent de les rétablir dans leur ancienne splendeur. M. Reynaud, qui a l'inspection de ces eaux, a beaucoup contribué à faire restaurer l'établissement thermal tombé presque en ruines; cet édifice, situé sur un des boulevards de la ville, est vaste, commode, et offre plusieurs appartements garnis. — On prend les eaux depuis le mois de mai jusqu'au mois d'octobre. Le docteur Valentin témoigne les avoir prescrites en toute saison à des malades qui n'en ont jamais éprouvé le moindre inconvénient.

Source et bains. La source principale, appelée *fontaine de Sextius*, vient des dehors de la ville; les eaux se rendent dans le bâtiment des bains, et sont distribuées dans quatorze baignoires en marbre. Des cabinets particuliers sont disposés pour les douches descendantes et ascendantes.

Propriétés physiques. La source ne tarit point, et les saisons ne paraissent même exercer sur elle aucune influence; sa température, qu'on ne voit pas varier bien sensiblement, élève à 28° le thermomètre de Réaumur.

Limpide et transparente comme l'eau la plus pure, l'eau thermale ne présente ni odeur ni saveur particulière. Elle se rapproche, par sa densité, de l'eau distillée, et, comparée à celle-ci, elle n'offre pas de différence appréciable à l'aréomètre, lorsque l'une et l'autre sont soumises à la même température.

Analyse chimique. Vingt-cinq livres d'eau thermale évaporée, ont donné à M. Laurens :

Carbonate de magnésie. . . . . . 18 grains.
Carbonate de chaux. 12
Sulfate calcaire. 7

Il faut ajouter une petite quantité de matière animale ou gélatine que ces eaux recèlent.

Propriétés médicales. Si les propriétés des eaux d'Aix étaient en raison des principes minéralisateurs qu'elles renferment, elles n'en jouiraient d'aucune, car, comme nous venons de le voir, on n'y découvre presque aucune substance minérale. Cependant l'expérience de chaque année témoigne leur efficacité dans plusieurs maladies. Comme eaux tièdes elles assouplissent la peau, relâchent les tissus qui sont dans un état de tension et de rigidité morbide. Elles conviennent dans les rétractions musculaires, les ankiloses fausses, les rhumatismes chroniques, les paralysies récentes, les dartres, la gale, la couperose. Dans le traitement des maladies cutanées, très-communes dans le département des Bouches-du-Rhône, le docteur Valentin, pour donner plus d'activité à l'eau, ajoute au bain une forte dissolution de sulfure de potasse.

En boisson, les eaux d'Aix sont utiles contre les engorgements des viscères abdominaux, la suppression des règles, les fleurs blanches, la gravelle.

Parmi le grand nombre de propriétés aussi merveilleuses les unes que les autres, celle de détruire la stérilité des femmes et de faciliter la procréation de l'espèce humaine, paraît sur-tout avoir été la plus célébrée, et avoir attiré pendant quelque temps une foule de buveurs; ce qui a donné lieu à une épigramme d'un poëte comique, mais trop libre pour que nous puissions nous permettre de la rapporter ici.

En lotions, M. Robert regarde les eaux d'Aix comme propres à rafraîchir le teint des dames, et à entretenir long-temps l'éclat de leur beauté. Cette propriété cosmétique est due sans doute à la gélatine contenue dans les eaux.

La boisson des eaux d'Aix est nuisible aux personnes âgées, bilieuses, faibles, aux jeunes gens maigres et secs, aux mélancoliques adultes; elles sont très-avantageuses aux personnes replètes, d'un tempérament lymphatique. On doit s'en abstenir dans les paralysies suite d'apoplexie, les hydropisies avec obstructions, les éruptions critiques à la peau, les diarrhées, l'hépatite chronique, les engorgements cancéreux, la suppuration des reins et de l'utérus.

Mode d'administration. La dose des eaux thermales d'Aix, en boisson, est depuis cinq verres jusqu'à quinze. Quelle que soit la maladie dont on est affecté, il faut commencer par boire les eaux, dont l'action est apéritive, diaphorétique. On peut faire usage des eaux aux repas.

Le bain se prend le matin; la douce chaleur de l'eau est très-agréable; il ne faut pas s'y plonger brusquement: dans quelques cas, on se borne, pendant les deux premiers jours, à ne le prendre que jusqu'à la ceinture, sur-tout lorsqu'on a lieu de craindre une congestion cérébrale.

M. Davin a combiné avec avantage le traitement électrique aux eaux de Sextius dans le cas de paralysie.

Ces eaux peuvent être transportées. M. Robert assure que plusieurs personnes se sont bien trouvées des eaux d'Aix, quoiqu'elles les aient bues à une distance de 12 à 20 lieues.

Traité des bains de la ville d'Aix en Provence, par Castelmont; 1600, in-8º.

Histoire naturelle des eaux chaudes d'Aix en Provence, par Honoré-Marie Lautier; 1605, in-8º.

Traité des eaux minérales d'Aix en Provence, par Louis Arnaud; 1705, in-12. Cet ouvrage contient trente-cinq observations pratiques sur les bons effets des eaux d'Aix.

Analyse des eaux minérales d'Aix en Provence, par Antoine Aucane Emerich; 1705, in-8º. L'auteur rapporte huit observations assez intéressantes.

Histoire naturelle de la Provence, par Darlue; 1782. Le chapitre trois traite des eaux d'Aix.

Notice sur les eaux d'Aix, par M. Valentin (*Journal de méd.* de MM. Corvisart, Boyer, Leroux, tom. 21, pag. 198).

Analyse des eaux d'Aix, par M. Laurens (*Annales de chimie, novembre* 1813, *pag.* 214).

Essai historique et médical sur les eaux thermales d'Aix, par M. Robert; 1812, in-8º. Cet ouvrage contient un extrait judicieux de la plupart des traités précédents.

Saint-Gervais (*Savoie*).

Village à environ 11 lieues S. E. de Genève, deux petites lieues de la ville de Sallanches, non loin de la route qui conduit de cette ville à Saint-Gervais. M. Gontard a découvert, dans la vallée, des eaux thermales qui maintenant jouissent d'une réputation assez étendue. Les chemins pour y parvenir sont faciles. Les environs offrent des promenades agréables et des sites pittoresques. — Il existe un établissement thermal où l'on se procure aisément toutes les commodités de la vie; on y trouve des baignoires très-propres et des cabinets particuliers destinés aux bains et aux douches. Les eaux minérales sont très-fréquentées depuis le mois de mai jusqu'au mois d'octobre. Des médecins de Genève viennent, pendant la belle saison, diriger les malades dans l'emploi des eaux.

Nature du sol. Dans le vallon où jaillissent les sources thermales, on observe des bancs de sulfate de chaux ou de gypse.

Sources. A l'extrémité de la plaine Saint-Gervais, et dans un bosquet de sapins qui la termine, se trouvent les eaux minérales, qui sont reçues dans trois bassins, d'environ six pieds carrés. Une galerie a été construite sous voûte pour l'écoulement des eaux, sur une hauteur de 7 à 8 pieds, au bord de la rivière, et contre laquelle se manifestent des efflorescences blanchâtres sapides.

Au niveau des sources chaudes, et à côté d'elles, sort une autre source dont la température est fort inférieure, et dont on a empêché le mélange. Elles se réunissent ensuite à l'entrée de la galerie d'écoulement, et forment ensemble le ruisseau qui sort.

Propriétés physiques. Les sources sont abondantes, exhalent une odeur sulfureuse; leur saveur est très-décidément saline, accompagnée d'une légère amertume. Des bulles d'air sortent par bouffées et à intervalles presque égaux, d'environ demi-minute, du fond des bassins. La température des sources est de 33 à 35°, therm. Réaum. La pesanteur spécifique de l'eau minérale comparée à celle de l'eau distillée, est comme 10043 est à 10000.

Analyse chimique. Elle a été faite sur les lieux, à la source même. En voici les résultats; trente-deux onces d'eau minérale ont fourni :

	gros	grains
Sulfate de chaux mêlé de 1/7 carbonate de chaux..............	«	22 64/100
Sulfate de soude............	«	40 32/100
Muriate de soude............	«	19 76/100
Muriate de magnésie........	«	6 56/100
Pétrole évalué à............	«	« 1/13
Acide carbonique concret....	«	1 60/100
Total......	1	18 88/100

N.B. Ici on évalue le gaz acide carbonique d'après l'expérience. La quantité des produits salins est assez élevée, n'ayant été évaluée que sous l'état de sécheresse, et non sous celui de cristallisation, tels qu'on les voit dans le commerce. On peut même présumer que ces eaux thermales seront encore plus riches en principes salins, si on réussit à détourner le cours d'eau ordinaire qui en altère la qualité et la température.

Propriétés médicales. Il résulte des observations pratiques rapportées par MM. Jurine, Odier, Blanc, médecins célèbres de Genève, que les eaux thermales de Saint-Gervais prises en boisson et en bains, sont très-efficaces contre les maladies de la peau, et sur-tout contre les dartres, les affections rhumatismales, les paralysies, les engorgements des organes du bas-ventre, les catarrhes pulmonaires chroniques. Les médecins dont nous venons d'invoquer l'autorité, accordent à ces eaux des propriétés analogues à celles de Bourbonne et de Balaruc.

Mode d'administration. En boisson la dose des eaux minérales de Saint-Gervais est depuis trois verres jusqu'à deux pintes. Elles sont purgatives à la dose de cinq à six verres; quelques personnes, pour aider leur action, y ajoutent quelques gros de sel de Glauber. — En bains elles agissent comme font celles qui sont hydro-sulfureuses. On se sert, pour les bains, de la source dont la chaleur est de 35°. — On trouve à Saint-Gervais des douches descendantes et ascendantes.

Essai sur les eaux minérales naturelles et artificielles, par M. Bouillon-Lagrange; 1811. On trouve, page 479, un article assez étendu sur les eaux de Saint-Gervais, suivi de quelques observations.

CHAUDES-AIGUES (*département du Cantal*).

Petite ville sur la rivière de Remontacon, à deux lieues S. E. de Roubelet, et 4 S. O. de Saint-Flour. Cette ville a reçu son nom des eaux thermales qui se trouvent dans son voisinage, et qui étaient déjà fameuses du temps des Romains, sous le nom de *Calentes Baiæ*.

Nature du sol. Les eaux minérales sortent d'un terrain composé de gneissfeldspathique jaunâtre, de schistes micacés, et de schistes argileux grisâtres qui contiennent quelquefois des pyrites, et sont souvent recouverts de sulfates effleuris.

Sources. Elles sont nombreuses; on en compte douze principales. On trouve au bas et sur la pente d'une montagne la *fontaine du Parc*.

Propriétés physiques. Les eaux n'ont aucune odeur ni aucune saveur particulière; elles ont cependant une qualité savonneuse, reconnue par les gens du pays, qui les emploient à laver et à fouler les étoffes de laine. La température des sources, en sortant de la terre, est de 88°, therm. centigrade. Leur chaleur, leur limpidité et leur quantité ne varient jamais. Elles forment un léger dépôt ocracé, et encroûtent les tuyaux qu'elles parcourent de concrétions calcaires assez minces et un peu ferrugineuses.

Analyse chimique. Elle a été faite récemment par M. Berthier, ingénieur des mines : il a trouvé que les eaux renferment les matières suivantes :

	sels calcin.	sels cristall.
Muriate de soude.	0,000134	0,000143
Sous-carbonate de soude.	0,000400	0,001070
Carbonate de chaux.. . .	0,000048	0,000048
Carbonate de fer..	0,000002	0,000002
Total. . . .	0,000584	0,001263

Les eaux ne contiennent aucun gaz.

Il est bien remarquable qu'aucun des principes énoncés ci-dessus, ne soit renfermé dans les rochers qui constituent le sol d'où sortent les eaux de Chaudes-Aigues. Cette observation importante s'applique au plus grand nombre des eaux minérales connues, et fait voir que nous n'avons encore aucune idée juste, ni sur les causes qui introduisent dans les eaux les matières que la chimie y fait reconnaître, ni sur la nature ou la profondeur des couches où les eaux s'emparent de ces matières. (Berthier.)

Propriétés médicales. On connaît, dit M. Alibert, tant d'eaux minérales dont les vertus sont bien loin d'être aussi puissantes que celles des eaux de Chaudes-Aigues, qu'on a lieu de s'étonner de l'oubli profond où celles-ci ont été laissées. Cet oubli paraît d'autant plus inexplicable, qu'elles avaient une sorte de renommée dans l'antiquité. Sidoine Apollinaire, qui en fait une mention spéciale, leur accorde d'excellentes qualités.

Les habitants du pays n'en usent comme remède qu'une fois l'année, la veille de la Saint-Jean, et ils en font alors une sorte d'excès qui leur est souvent funeste. Tout porte à croire que les eaux de Chaudes-Aigues pourraient être employées avec de grands avantages, en bains et en douches, dans les affections rhumatismales chroniques, dans la paralysie partielle, les engorgements des viscères abdominaux, etc.; mais on serait obligé de rendre leur température plus supportable en les mitigeant. Si les habitants de Chaudes-Aigues élevaient dans leur ville quelques établissements commodes, ces sources obtiendraient bientôt la réputation qu'elles méritent.

Les habitants se servent de leurs eaux minérales pour laver le linge, préparer leurs aliments et chauffer leurs maisons. M. Berthier fait la remarque assez curieuse que ces eaux thermales tiennent lieu à cet égard aux habitants de Chaudes-Aigues, d'une forêt de chênes qui aurait au moins 540 hectares.

Œuvres de M. Bosc-d'Antic; 1780, in-12, 2 vol. On trouve dans le second volume un *examen des eaux thermales de Chaudes-Aigues.*

Notice sur les eaux de Chaudes-Aigues, par M. Berthier (*Bulletin de la Société philomatique,* octobre 1810).

Nouveaux éléments de thérapeutique et de matière médicale, par M. Alibert. On trouve, tom. 2, pag. 705, 3ᵉ édition, un article sur les eaux de Chaudes-Aigues.

BOURBON-LANCY (*département de Saône-et-Loire*).

Petite ville sur un monticule, à trois quarts de lieue E. de la Loire, 7 lieues E. de Moulins, 12 S. O. d'Autun, 20 N. O. de Mâcon. Elle est traversée par trois grandes routes, qui, sans être de première classe, sont commodes et assez fréquentées.

A Bourbon-Lancy la température du climat est douce, l'air très-pur; les environs sont coupés de bois, de prés et de petits ruisseaux. On se procure assez facilement, dans la ville, ce qui est nécessaire à la vie. Les pauvres y trouvent un hôpital auquel appartient la propriété des sources minérales. Celles-ci sont célèbres depuis long-temps, et les vestiges de quelques édifices érigés par les Romains, constatent leur ancienneté. Le printemps et l'automne sont les saisons où l'on se rend aux eaux; la durée du séjour est communément de vingt à vingt-cinq jours. L'inspection des eaux est confiée à M. Verchère.

Nature du sol. Le sol est un composé d'argile et de sable.

Sources. Les eaux thermales de Bourbon-Lancy sont situées dans le faubourg dit de Saint-Léger. On remarque au bas d'un roc, coupé à pic, de la longueur de trente toises, situé au midi, une vaste cour, d'où sortent sept sources, six chaudes et une absolument froide. La première, qui est la plus considérable, est appelée le *Lymbe* ou *grand puits;* elle a environ quarante pieds de profondeur, et fournit une très-grande quantité d'eau; les autres sont beaucoup moins considérables; elles sont connues sous les noms de fontaines de la Reine, des Ecures et de Saint-Léger; les trois autres n'ont point reçu de nom.

Dans l'enceinte de la cour, on voit un grand réservoir, appelé *bain royal*, de forme circulaire; il a quarante-deux pieds de diamètre; le fond est pavé en marbre; son architecture porte à croire qu'il est un ouvrage des Romains.

Propriétés physiques. Les eaux de la principale source, dite le *Lymbe*, sont très-limpides, sans odeur ni saveur bien déterminées. Refroidies elles contractent une odeur pénétrante et nauséabonde. Elles bouillonnent continuellement, phénomène que l'on doit attribuer au dégagement du gaz acide carbonique. Dans le conduit de décharge on observe une incrustation pierreuse. Au tour du bassin on voit une espèce de conferve.

Les autres sources, à part leur température, présentent toutes à-peu-près les mêmes propriétés physiques. Voici la température des fontaines, estimée au thermomètre de Réaumur, par M. Verchère :

Lymbe. . . . . 46°
Fontaine des Ecures. 42 1/2
Fontaine Saint-Léger. 33
Fontaine de la Reine. 44
Bain royal. 35

Dans les saisons chaudes, il y a une augmentation de 4 à 5°.

Analyse chimique. M. Jacques Verchère indique pour principes minéralisateurs des eaux de Bourbon-Lancy, le gaz acide carbonique; plus, des muriates de soude et de magnésie, et un peu de fer. Il serait utile d'avoir une analyse plus exacte.

Propriétés médicales. C'est à leur température très-élevée que les eaux de Bourbon-Lancy doivent en grande partie leurs vertus. Lieutaud en faisait beaucoup de cas; il les recommande en boisson dans le traitement des fièvres intermittentes rebelles. Jean-Marie Pinot les croit avantageuses dans la débilité de l'estomac et des intestins, les flueurs blanches, les engorgements des viscères du bas-ventre (1).

A l'extérieur elles jouissent d'une grande efficacité dans les paralysies rhumatismales, les sciatiques, les ankiloses fausses, les contractures des membres à la suite des blessures, des entorses, des luxations et des fractures.

Leur usage intérieur est nuisible dans les maladies aiguës, l'état fébrile, les spasmes violents.

(1) Catherine de Médicis, épouse de Henri II, dut sa fécondité aux eaux de Bourbon-Lancy; son médecin, *Fernel*, lui ayant conseillé ces eaux en boisson, bains et douches, elle eut au bout de neuf mois Henri III, ensuite Charles IX et François II, qui ont tous régné successivement. Elle eut aussi plusieurs princesses. En reconnaissance, elle donnait, toutes les fois qu'elle accouchait, 10,000 écus à son médecin; ce qui était une somme considérable dans ces temps-là.

Mode d'administration. En boisson, on prend les eaux de Bourbon-Lancy à la dose de trois ou quatre verres le matin, à jeun. La température des bains est de 30 à 32°, therm. Réaum.; celle de la douche est de 38 à 40°. On se sert de l'étuve dans quelques circonstances. Ce n'est qu'en associant les bains à la boisson, et *vice versâ*, qu'on obtient les plus heureux succès.

De la nature des bains de Bourbon, etc., par Isaac Cattier; 1650, in-8°.

Dissertation sur les eaux minérales de Bourbon-Lancy, par Jean-Marie Pinot; 1752, in-12.

Notice sur les eaux minérales en général, et sur celles de Bourbon-Lancy ou Bellevue-les-Bains, par Jacques Verchère (*Thèses, Montpellier, janvier* 1809). Cette dissertation est ce qu'il y a de mieux sur les eaux de Bourbon-Lancy.

LAMOTTE (*département de l'Isère*).

Bourg à 5 lieues S. de Grenoble.

Source. La fontaine minérale est dans le bourg, sur la rive droite et au bord du Drac; elle jaillit au pied d'une montagne.

Propriétés physiques. Les eaux de Lamotte sont claires, limpides; leur goût est salé. Leur saveur est assez analogue à celle d'une lessive de soude. La température est de 45°, therm. Réaum.

Analyse chimique. D'après l'analyse faite en 1780, par M. Nicolas, il résulte qu'une pinte d'eau de Lamotte contient :

salines thermales.

	grains.	
Carbonate de chaux...........	3	29/48
Sulfate de chaux.............	24	5/16
Muriate de soude.............	48	
Sulfate de magnésie..........	18	
Matière extractive...........	1/2	

Propriétés médicales. On administre ces eaux contre l'atonie de l'estomac, la langueur des organes digestifs, les flueurs blanches, l'aménorrhée, les affections rhumatiques.

Mode d'administration. Prises en boisson, ces eaux sont apéritives, diurétiques, laxatives. Les bains et les douches produisent les mêmes effets que ceux de Bourbon-Lancy.

Eau minérale artificielle de Lamotte, d'après MM. Tryaire et Jurine.

Eau pure.............	20 onces.
Acide carbonique........	2 fois le volum.
Sulfate de soude........	16 grains.
Muriate de soude........	36
Carbonate de magnésie....	3

Pour imiter les eaux de Lamotte, d'après M. Duchanoy, on fait dissoudre dans chaque pinte d'eau chaude au 45e degré de Réaumur :

Muriate de soude........	48 grains.
Sulfate de soude........	24
Muriate de magnésie.....	12
Alumine...............	1
Sulfate de chaux.......	25

Parallèle des eaux minérales d'Allemagne, etc, par M. Raulin; 1777, in-12. On y trouve, dans la septième section, une analyse des eaux de Lamotte par les réactifs et l'évaporation.

Histoire des maladies épidémiques qui ont régné dans la province de Dauphiné, depuis l'année 1775, par M. Nicolas; 1780, in-8º. On y trouve un précis d'analyse des eaux de Lamotte.

Dax (*département des Landes*).

Ville très-ancienne, située sur la rive gauche de l'Adour, à 10 lieues N. E. de Bayonne, 14 O. d'Aire, et 10 de Bordeaux. Cette ville offre un séjour commode et agréable; on peut s'y procurer facilement et à bon marché tout ce qui est nécessaire aux besoins et aux délices de la vie. Les eaux minérales se prennent pendant toute l'année, mais sur-tout au printemps.

Nature du sol. Toutes les terres qui sont au nord de la ville, sont légères, sablonneuses, et présentent une surface plane.

Sources. Elles sont très-nombreuses; on en rencontre presque par-tout, dans quelque endroit que l'on creuse de quatre à dix mètres de profondeur; on distingue sur-tout la *fontaine chaude*, les *sources des fossés de la ville*, les *sources des Baignots*, et les *sources adouriennes*.

Fontaine chaude. Elle était connue dans le 13e siècle sous le nom de la fontaine de *Nelse*. Elle est située à l'extrémité de la ville, à cent pas de la rivière, où elle va se dégorger par un aqueduc. L'eau est retenue dans un bassin de forme à-peu-près carrée; on le remplit et on le vide à volonté.

Propriétés physiques. L'eau est limpide, des bulles de gaz viennent crever à sa surface; elle n'a point de saveur marquée; son odeur est faible et difficile à comparer; cette odeur s'affaiblit à mesure que l'eau se refroidit. Elle n'est pas agréable à boire. La source est abondante, même dans les plus grandes sécheresses; elle offre dans son bassin le *tremella thermalis*, et dans le canal de décharge le *conferva tremelloïdes*.

Analyse chimique. D'après les expériences de MM. Jean Thore et Pierre Meyrac, il résulte que cinquante litres d'eau thermale de la fontaine chaude ont fourni :

Muriate de soude......	0 gros	30 grains.
Muriate de magnésie sèche.	1	18
Sulfate de soude.......	1	70
Carbonate de magnésie...	0	26
Sulfate de chaux.......	2	16
Total.....	6 gros	10 grains.

Sources des fossés de la ville. Elles sont infiniment abondantes; elles ne présentent, quant aux propriétés chimiques, rien qui ne soit commun à toutes les autres sources thermales pures. On trouve dans les environs des boues qui ne sont que de l'argile ou du limon déposé par l'Adour; elles sont mêlées avec le détritus des végétaux qui y croissent. Elles sont à découvert dans le quartier de *Saint-Pierre*; aussi ne sont-elles fréquentées que par la classe la moins fortunée du peuple.

Il n'en est pas de même au quartier de *Bibi*. Ici on a fait construire des baraques en planches, qui sont bien closes, bien couvertes et proprement tenues; on a construit plusieurs loges pour la décence et la commodité des malades.

Des Baignots. On connaît sous ce nom le local des bains publics, situés à environ 400 pas de la ville; on y parvient en longeant la rivière, à l'ombre d'une belle allée d'ormeaux. On y trouve un bâtiment composé de logements vastes, commodes et bien distribués.

La source minérale est dans un charmant potager, où l'on rencontre des bains et des boues thermales à toutes les températures, depuis 25 degrés jusqu'à 49, thermomètre Réaumur. On peut ainsi prendre des bains de vapeurs et des douches; celles-ci sont disposées de manière que le valétudinaire peut en même temps recevoir la douche, et être plongé dans les eaux ou les boues thermales.

Les propriétés physiques et chimiques de ces eaux ne diffèrent pas de celles de la fontaine chaude.

Sources adouriennes. On comprend sous ce nom une multitude de sources que l'on voit à chaque pas sur les bords de l'Adour, ou même dans son lit. On en remarque sur-tout deux très-abondantes. Jusqu'à présent, on n'a tiré, peut-être à tort, aucun parti de ces sources.

Propriétés médicales. M. Dufau regarde les eaux de Dax comme utiles dans les maladies qui dépendent d'une suppression subite de la transpiration, et dans quelques affections de l'estomac; il les recommande sur-tout, ainsi que le docteur Thore, dans les rhumatismes chroniques, les douleurs vagues, les paralysies, les distensions violentes des ligaments articulaires, dans les contractures des muscles, et dans toute espèce de difficulté de mouvements.

Mode d'administration. On fait peu d'usage à l'intérieur des eaux de Dax, à cause de leur haute température.

Lorsqu'on les emploie à l'extérieur, le malade doit passer d'un bain tempéré à un plus chaud, et ainsi successivement, s'il veut prévenir une attaque d'apoplexie, ou des fièvres bilieuses, inflammatoires.

Essai sur les eaux minérales de Dax, par M. Dufau; 1746, in-12. Le même auteur a publié en 1759 des observations sur les eaux thermales de Dax.

Relation de la fontaine bouillante de Dax, par M. de Secondat (*Mém. de Trévoux*, septembre, 1747).

Mémoire sur les eaux et boues thermales de Dax, Préchac, Saubuse, etc., par Jean Thore et Pierre Meyrac; 1809, in-8°.

TERCIS (*département des Landes*).

Village à une petite lieue et à l'ouest de Dax, à 6 lieues de Bayonne, à mi-côte d'un joli vallon arrosé par le *Luy*. On y voit un très-bel édifice, ingénieusement distribué, bien meublé, où l'on trouve une nourriture très-saine. Les eaux minérales sont conduites dans un pavillon partagé en cellules, et se distribuent dans des baignoires séparées les unes des autres, et entretenues proprement.

Source. L'eau sourd à travers un banc de roches calcaires, où se font remarquer différentes espèces de coquilles, madragores, et autres productions marines. La source fournit trois pieds cubes d'eau par minute.

Propriétés physiques. L'eau est limpide; elle n'a point de mauvais goût; son odeur est un peu sulfureuse. Sa température, qui est constamment la même, est de 33°, thermomètre Réaumur.

Analyse chimique. Vingt livres d'eau minérale de Tercis ont fourni à MM. Thore et Meyrac :

Muriate de soude.	5 gros	40 grains.
Muriate de magnésie	0	36
Carbonate de magnésie. . .	0	16
Sulfate de chaux.	0	4
Carbonate de chaux.	0	8
Soufre	0	2
Une substance terreuse, non soluble, non vitrifiable. . . .	0	6
Total. . . .	6 gros	40 grains.

Propriétés médicales. En bains et en douches, les eaux de Tercis ont, à peu de chose près, les mêmes propriétés que les eaux de Dax. On les emploie dans les affections cutanées, les engorgements lymphatiques, les paralysies, les sciatiques, la suppression du flux hémorrhoïdal.

Lettres contenant des essais sur les eaux minérales du Béarn, etc., par Théophile Bordeu; 1746, in-12. Il est question des eaux de Tercis dans la dix-neuvième lettre.

Observations sur la nature et les propriétés des eaux thermales de Tercis, par M. Dufau; 1747, in-8°.

Mémoire sur les eaux et boues thermales de Dax, Préchac, Tercis, Saubuse, par MM. Jean-Thore et Meyrac; 1809; in-8°.

SAUBUSE (*département des Landes*).

Les eaux et boues thermales de Saubuse, connues sous le nom de *bains de Joannin*, sont situées sur la rive droite et à une demi-lieue de l'Adour, au milieu d'une lande marécageuse, à deux lieues de Dax, et à quelques centaines de pas d'un moulin dit *Joannin*. On ne trouve dans cet endroit aucun établissement, et cependant les bains sont très-fréquentés, durant l'été et une partie de l'automne, par les habitants des pays voisins.

Source. La source où l'on se baigne est un bourbier où il existe à peine un mètre d'eau; le reste est une vase très-onctueuse, résultant de la tourbe délayée dans l'eau thermale.

Propriétés physiques. La chaleur de l'eau et des boues thermales est de 25 degrés, Réaumur. L'eau n'a pas de mauvais goût, ni d'odeur désagréable; son abondance et sa limpidité varient beaucoup.

Analyse chimique. D'après les expériences de

MM. Thore et Meyrac, quarante livres d'eau ont fourni :

Muriate de magnésie	0 gros	18 grains
Muriate de soude	2	30
Muriate de chaux	0	36
Sulfate de chaux	0	18
Substance savonneuse, glutineuse, jaunâtre, attirant l'humidité de l'air	0	4
Total	3 gros	34 grains

Propriétés médicales. Les boues de Saubuse sont efficaces contre les rhumatismes chroniques, les douleurs vagues, les engorgements des articulations.

Mode d'administration. On ne fait usage de ces eaux qu'à l'extérieur. Hommes et femmes, jeunes et vieux, tous les valétudinaires s'enfoncent dans le bourbier jusqu'aux épaules. Les baigneurs assurent que la chaleur de ce bain est douce, agréable, et calme leurs souffrances.

<small>Mémoire sur les eaux et boues thermales de Dax, Préchac, Saubuse, Tercis, par Pierre Meyrac; Bordeaux, 1809, brochure in-8°.</small>

PRÉCHAC (*département des Landes*).

Village à 3 lieues N. E. de Dax, à une lieue de Poyanne. Cet endroit est insalubre; on n'y trouve qu'un édifice mal distribué. Les bains ne sont fréquentés que par la classe la moins aisée du peuple. Quand on s'y rend, il faut se précautionner comme pour un voyage de long cours; car si l'Adour venait à déborder, on risquerait de périr de faim.

Sources. Les eaux minérales sont situées sur la rive gauche de l'Adour, à une demi-lieue de Préchac. Elles sont conduites dans l'édifice thermal, où elles sont reçues dans une caisse en pierre de cinq pieds de large, sur soixante-six de long, sans aucune espèce de séparation, en sorte que les malades sont obligés d'être dans le bain pêle-mêle.

Propriétés physiques. Les eaux ont un goût piquant, désagréable, nauséabond; elles sont très-limpides, répandent une odeur d'hydrogène sulfuré. Leur température est de 43°, therm. Réaumur.

Analyse chimique. D'après les expériences de MM. Thore et Meyrac, quarante livres d'eau de Préchac, soumises à l'évaporation, ont fourni 5 gros 50 grains de résidu, composé de

Muriate de magnésie......	0 gros	44 grains.
Muriate de soude........	1	54
Sulfate de soude........	1	48
Carbonate de chaux.....	0	4
Sulfate de chaux........	1	38
Terre siliceuse..........	0	6
Total.....	5 gros	50 grains.

Propriétés médicales. M. Thore pense que les eaux minérales de Préchac jouissent des mêmes propriétés que celles de Dax. M. Dufau les recommande contre les rhumatismes, les tremblements des membres, l'œdème. Il regarde les boues comme propres à achever les guérisons que les bains auraient laissées imparfaites.

Abrégé des propriétés des eaux minérales de Préchac, par Dufau; 1761; une feuille.

Mémoire sur les eaux et boues thermales de Dax, Préchac, Saubuse, Tercis, par MM. Jean Thore et Pierre Meyrac; 1809, in-8°.

SAINTE-MARIE (*département des Hautes-Pyrénées*).

Commune située au pied d'une montagne assez élevée, à une lieue S. de Saint-Bertrand, et à côté de la grande route qui conduit à Bagnères-de-Luchon. L'aspect du pays est agréable; l'air est pur; on s'y procure aisément ce qui est nécessaire à la vie. Un bâtiment thermal élevé depuis quelques années, offre des baignoires fort commodes.

Sources. Elles sont au nombre de quatre. Les deux sources, connues sous le nom de *grande source* et de *source noire*, sont enfermées dans le bâtiment des eaux; les deux autres n'en sont éloignées que de quelques pas.

Ces quatre sources ne tarissent jamais; les pluies ni la sécheresse ne leur font éprouver aucune altération. Toutes ayant présenté les mêmes phénomènes avec les réactifs, M. Save a donné la préférence à l'eau de la grande source pour ses expériences.

Propriétés physiques. L'eau de la grande source est parfaitement limpide, inodore; sa saveur est d'abord douceâtre, puis amère. La température est de 14 degrés, thermomètre de Réaumur.

Analyse chimique. D'après les expériences de M. Save, il résulte que dix livres d'eau de la grande source contiennent :

Sulfate de chaux........	1 gros 64 grains.
Sulfate de magnésie.....	54
Carbonate de magnésie...	2
Carbonate de chaux......	34
Acide carbonique.......	30

Propriétés médicales. Depuis environ quatre-vingts ans, les médecins du pays prescrivent avec avantage les eaux de Sainte-Marie dans les engorgements lents des viscères du bas-ventre, les longues convalescences, les maladies de la peau, les éphélides hépatiques, les affections nerveuses, et les dérangements des flux hémorrhoïdal et menstruel.

On use de ces eaux en boisson et en bains.

Mémoire sur l'analyse et les propriétés des eaux minérales de Sainte-Marie, par M. Save, *pharmacien à Saint-Plancard* (*Bulletin de pharmacie*, juillet 1812, pag. 289).

AVENNES (*département de l'Hérault*).

Petit village à 5 lieues S. O. de Lodève, 3 N. O. de Bedarieux, 3 N. E. de Saint-Gervais. La source minérale que l'on y observe, près de montagnes escarpées et très-élevées, a déjà obtenu une certaine réputation dans les départements voisins.

Source et bains. Les bains d'Avennes sont situés dans un petit vallon très-fertile que traverse la rivière d'Orbe. La source jaillit au pied d'une montagne nommée *Berdu*.

Propriétés physiques. L'eau est assez abondante, limpide, inodore, fade au goût, un peu onctueuse au toucher; des bulles éclatent à sa surface; un sédiment terreux garnit le fond du bassin. Pendant le mois de mai, sa température, estimée au thermomètre de Réaumur, par M. Saint-Pierre, était de 23°; on assure qu'elle varie peu dans les saisons; aussi en été paraît-elle presque froide.

Analyse chimique. 3 kilogr. 91 grammes d'eau ont fourni à M. Saint-Pierre :

Acide carbonique............	« grammes.
Carbonate de chaux........	0,238
Carbonate de magnésie....	0,026
Sulfate de chaux...........	0,052
Sulfate de soude...........	0,079
Muriate de soude...........	0,027
Muriate de chaux...........	0,053
Muriate de magnésie........	0,053
Total......	0,528 grammes.

Propriétés médicales. D'après cette analyse, l'eau d'Avennes contient à peine par livre un grain de matière saline; et les chimistes sont en droit de lui contester ses vertus. Cependant des médecins sans prévention les recommandent contre les maladies de la peau, telles que les dartres. C'est dans ce sens qu'elles sont citées par Bertrand de la Grésie (1)

(1) Essai sur le traitement des dartres.

et qu'en parlent les médecins de Montpellier, qui ont eu occasion de s'en louer.

La construction d'un bâtiment particulier, propre à prendre seulement des bains de jambes, lorsque ces parties sont attaquées d'ulcères atoniques, et le grand nombre de malades qui s'y rendent chaque année, semblent prouver l'efficacité de l'eau minérale d'Avennes contre ce genre d'affection, qui résiste souvent au traitement le mieux dirigé.

On administre les eaux d'Avennes en boisson et en bains.

Essai sur l'analyse des eaux minérales, etc., par M. St.-Pierre (*Thèses*, Montpellier, août 1809). On trouve, page 63, un article sur l'eau d'Avennes.

CAPBERN ou CAPVERN (*département des Hautes-Pyrénées*).

Village situé entre les villes de Tournay et de Lannemez, sur un joli et riant plateau bien cultivé; le site est pittoresque. On y a formé un établissement de bains qui offre plusieurs baignoires en marbre, des appartements assez commodes, un chauffoir, une salle de repos, une chapelle rurale, et deux chambres pour le fermier.

L'eau minérale est connue depuis environ soixante ans; sa découverte est due au hasard. On en fait usage pendant la belle saison.

Source. Elle est située à un quart de lieue du village; l'eau jaillit au pied d'un rocher; elle est si abondante qu'elle pourrait fournir à l'entretien d'une quarantaine de baignoires; elle n'en alimente que sept.

Propriétés physiques. L'eau est claire et limpide; elle n'exhale aucune odeur; sa saveur est fade, laissant à la gorge un peu de sécheresse. Sa température est de 19 degrés, l'atmosphère étant à 16. Sa pesanteur spécifique est de 24 grains par livre de plus que l'eau distillée; l'aréomètre a marqué zéro.

Le volume d'eau ne varie pas dans les pluies ni dans les temps de sécheresse.

Analyse chimique. On pensait autrefois que cette eau était ferrugineuse; mais M. Save, d'après des expériences très-exactes, a constaté qu'elle ne contenait pas un atome de fer. Un kilogramme d'eau lui a fourni :

	grains.
Sulfate de chaux............	17 5/10
Sulfate de magnésie........	11 5/10
Muriate de magnésie........	0 25/100
Carbonate de magnésie......	1/8
Carbonate de chaux........	3 1/8
Total......	32 gr. 5/10
Perte...............	1/8

On peut estimer environ à trois grains pour le poids, et à 4 pouces et demi pour le volume, l'acide carbonique contenu dans un kilogramme d'eau.

Propriétés médicales. Elles ne sont pas encore bien connues. Prises en boisson, ces eaux ont paru au docteur Poumier jouir d'une propriété laxative.

Analyse de l'eau de Capvern, par M. Save, pharmacien à Saint-Plancard (*Bullet. de pharmacie*, tom. 1, pag. 146).

Analyse et propriétés médicales des eaux des Pyrénées, par Poumier; 1813, in-8°. On trouve, page 122, un article sur les eaux de Capvern.

POUILLON (*département des Landes*).

Bourg entre les rivières de Leüi et du Gave, à 2 lieues S. E. de Dax et à 7 de Bayonne. Les environs offrent plusieurs villages où l'on peut se procurer les choses nécessaires à la vie. Les eaux minérales qu'on observe à Pouillon, paraissent avoir été connues des anciens.

Source. On y arrive en descendant un ruisseau qui coule de l'est à l'ouest de la métairie dite *Sallenave*, dont elle n'est éloignée que de quatre cents pas. Cette fontaine se trouve sur le bord même du ruisseau, entre deux chaînes de montagnes d'environ 16 mètres (50 pieds) d'élévation. L'eau jaillit dans un bassin; elle dépose dans son trajet un limon un peu ocreux.

Nature du sol. Le bassin repose sur un sol argileux, et, au-dessus de ce lit d'argile, on remarque une couche de terre noire qui contient beaucoup de racines de végétaux et de morceaux de bois dont le détritus est imparfait; au-dessus de cette couche, vient la terre végétale à la hauteur de près de 13 décimètres (4 pieds) jusqu'à la surface du sol.

Propriétés physiques. L'eau minérale de Pouillon est claire, inodore, pétillante, d'une saveur très-salée et un peu amère; exposée à l'air libre, elle ne s'y trouble pas. — La source fournit par minute 17 mètres cubes d'eau; cette abondance ne varie pas; il en est de même de sa température, qui est constamment à 16° au-dessus de zéro, therm. de Réaum. — L'aréomètre s'y tient élevé de trois degrés, ce qui annonce déjà que cette eau est chargée de principes salins.

Analyse chimique. Venel, Mitouart et Costel ont examiné les eaux de Pouillon; M. Meyrac, pharmacien à Dax, en a fait une analyse plus exacte; 29 kilogr. 34,88 gram. (6 livres) d'eau ont fourni :

	grammes	gros	grains.
Muriate de soude desséché	39,913	10	32
Muriate de magnésie	1,273	«	24
Sulfate de chaux	14,436	3	56
Carbonate de chaux	1,698	«	32
Total	57,320	15	

Propriétés médicales. Massies, ancien intendant des eaux de Pouillon, les recommande contre les fièvres intermittentes, les maux de tête habituels, les maladies chroniques de l'estomac, l'anasarque, l'asthme humide, les affections hypochondriaques, la jaunisse, les pâles couleurs, les rhumatismes chroniques.

D'après M. Dufau, on doit s'abstenir de ces eaux dans l'asthme convulsif, la difficulté de res-

salines froides.

pirer, les palpitations, les engorgements invétérés des viscères, les coliques néphrétiques. Elles sont nuisibles aux individus dont la poitrine est délicate, et à ceux qui ont un tempérament sanguin.

Raulin fait un parallèle de ces eaux avec celles de Sedlitz et de Seydchutz, et ce parallèle le conduit à donner la préférence à celles de Pouillon. M. Dufau ne partage pas ce sentiment.

Mode d'administration. A la dose de trois verres chaque matin, les eaux de Pouillon sont *altérantes* et stomachiques; à la dose d'une pinte, elles sont laxatives, et les évacuations qu'elles provoquent ne sont pas suivies de faiblesse. Elles facilitent la digestion. On peut déjeuner une heure après les avoir bues. Souvent l'état des malades exige qu'on les coupe avec partie égale d'eau commune.

Raulin prétend que les eaux de Pouillon transportées, conservent leurs vertus pendant plusieurs mois et même pendant des années.

Traité analytique des eaux minérales, par M. Raulin; 1774, in-12. Le sixième chapitre du second volume concerne les eaux de Pouillon.

Analyse des eaux de Pouillon, par M. Meyrac (*Journal de pharmacie*, tom. 1).

JOUHE (*département du Jura*).

Village à une lieue N. de Dôle. On y trouve une source minérale qui est en très-mauvais état. Les eaux se prennent depuis le mois de juin jusqu'à la fin de septembre ; on les continue pendant 15 jours ou trois semaines.

Nature du sol. Les terres sont noirâtres, et paraissent calcaires, argileuses.

Source. Elle est dans un pré voisin du village, près du chemin d'Auxonne. On l'appelait autrefois *puits de la Muyre.* Elle est remplie de joncs et de roseaux qui ne laissent apercevoir qu'un petit orifice circulaire d'environ deux pieds de diamètre. L'eau ne jaillit point ; elle est stagnante au niveau du sol.

Propriétés physiques. L'eau est très-limpide, sans couleur ; elle a une faible odeur de marécage ; sa saveur est fade, légèrement salée, laissant un arrière-goût métallique, quoiqu'elle ne contienne aucun métal en dissolution. Sa pesanteur spécifique, prise à la source, à la température de dix degrés, avec l'aréomètre de *Nicholson*, comparée à l'eau distillée, est de 1022. — La température de la source est de 9 degrés et demi au-dessus de zéro, celle de l'atmosphère étant à 7°, thermomètre de Réaumur.

Analyse chimique. Il résulte des expériences faites par M. *Massonfour*, que les eaux minérales de Jouhe ne contiennent aucune substance gazeuse, et que 20 livres de ce liquide lui ont fourni :

Muriate de magnésie. . . . . 1,18 gr.
Muriate de soude. 2,06
Soude excédante. 0,68

Magnésie. . . . . 0,10 gr.
Carbonate calcaire. 0,30
Sulfate de chaux. . . . . : 1,00

Il faut ajouter, dit l'auteur, à ces sels la quantité d'acide carbonique nécessaire pour tenir le carbonate calcaire en dissolution, et un peu d'extractif fourni par les végétaux qui croissent dans la fontaine.

Propriétés médicales. Les eaux de Jouhe ne sont pas susceptibles d'un emploi très-étendu, dit M. Alibert. Elles sont utiles dans les maladies cutanées, les engorgements des viscères, les catarrhes invétérés, et dans toutes les maladies où les forces sont affaiblies.

Mode d'administration. On boit les eaux depuis la dose d'une pinte jusqu'à quatre; elles produisent quelquefois les premiers jours des vomissements ou la diarrhée.

Elles s'altèrent peu par le transport.

Analyse des eaux de Jouhe, etc., par C. J. Normand; 1740, in-12. L'auteur préconise les eaux de Jouhe dans un très-grand nombre de maladies.

Analyse des eaux de Jouhe, etc., par M. Massonfour, pharmacien à Auxonne (*Bulletin de pharmacie*, juillet 1809.

NIEDERBRONN (*département du Bas-Rhin*).

Village assez considérable à 6 lieues de Bitche, 4 N. N. O. de Haguenau, et 9 N. O. de Strasbourg. Il est situé à l'entrée d'une vallée, dans laquelle coule un ruisseau assez fort, appelé le *Falckenstein*. Le site est pittoresque, l'air salubre. Les eaux minérales qui jaillissent dans cet endroit, jouissent d'une certaine réputation dans les départements voisins.

Nature du sol. Cette partie de la chaîne des Vosges, ainsi que les autres, est formée dans son intérieur de pierres, de sable ou de grès. Cette substance est inclinée par couches, et recouverte en plusieurs endroits de lits alternatifs de sable et d'argile, etc.

Source. Elle jaillit dans la vallée; elle paraît sourdre d'un banc de gravier; les eaux sont reçues dans deux bassins d'une forme hexagone, qui varient entre eux par les dimensions, ainsi que par le niveau: un seul sert à l'administration des eaux.

Propriétés physiques. L'eau est limpide, incolore, laisse échapper de petites bulles; sa saveur est d'abord saline, peu désagréable, puis fade et analogue à celle du petit lait; son odeur est très-faible et très-fugace. Elle est froide; sa pesanteur spécifique est supérieure à celle de l'eau pure. Dans les lieux où elle coule, elle dépose une matière jaune, floconneuse, qui décèle la présence du fer.

Analyse chimique. D'après les expériences de MM. Gerboin et Hecht, un demi-kilogramme ou environ (une livre) de cette eau contient:

Muriate de soude............	33,30 gr.
Sulfate de chaux............	0,18
Carbonate de chaux dissous dans l'acide carbonique.....	0,90
Carbonate de magnésie......	0,42
Carbonate de fer............	0,15

salines froides.

Muriate de magnésie......	3,60 gr.
Muriate de chaux........	5,90

Propriétés médicales. On regarde les eaux de Niederbronn comme apéritives, laxatives et toniques; on les a préconisées dans la débilité de l'estomac, les vices de la digestion, les engorgements chroniques des viscères, la constipation, l'hypochondrie, les coliques néphrétiques, la gravelle, les maladies des reins et de la vessie. Elles sont nuisibles dans tous les cas où la pléthore prédomine.

On a conseillé ces eaux en bains et en douches contre les dartres, les rhumatismes, les paralysies, etc; mais, dans ces maladies, les eaux de Niederbronn, qu'on est obligé d'échauffer artificiellement, ont des vertus peu différentes de l'eau commune.

Guérin, *De fontibus medicatis Alsatiæ*; 1769, in-4°. Le quatrième chapitre de cette dissertation traite des eaux de Niederbronn.

Joh. Lud. Leuchsenring, *Dissertatio de fonte medicato Niderbronnennis;* 1780.

Traité analytique sur les eaux minérales de Niederbronn, par M. Gérard. On en trouve un extrait dans le *Journal de médecine militaire,* tom 7, pag. 138.

Analyse des eaux de Niederbronn, par M. Gerboin, professeur de la Faculté de médecine de Strasbourg et Hecht, professeur de pharmacie de la même ville (*Annales de chimie,* tom. 74, pag. 250).

MERLANGE (*département de Seine-et-Marne*).

Village près de Montereau, entre Sens et Melun, au confluent de l'Yonne, à 15 lieues S. E. de Paris.

Le pays est riant et fertile, l'air sain; la vue se promène sur des coteaux agréables.

Source. Elle est placée au midi, au bas d'un monticule, dans un terrain formé de pierre à chaux, et d'une terre analogue à la marne et à la craie. Les eaux viennent se rendre dans un bassin.

Propriétés physiques. L'eau est froide, très-limpide, inodore, n'a point de goût désagréable; elle est seulement un peu douceâtre; sa pesanteur surpasse celle de l'eau distillée.

Analyse chimique. Il résulte des expériences faites en 1760, par des commissaires de la Faculté de médecine de Paris, que l'eau de Merlange contient du muriate de soude, du carbonate de soude, et une petite quantité d'acide carbonique.

Propriétés médicales. Les commissaires de la Faculté de Paris recommandent l'usage des eaux de Merlange aux tempéraments faibles, dans les maladies des reins et de la vessie.

Bourru les conseille dans les acidités de l'estomac, les obstructions, les maladies de la peau.

Traité des eaux minérales de Merlange, par MM. Cautwel, Hérissant et de La Rivière, commissaires de la Faculté de médecine de Paris; 1761, in-12.

Edme-Claude Bourru soutint en 1765 une dissertation sur les eaux de Merlange.

GAMARDE (*département des Landes*).

Bourg situé à l'est de Dax et à deux lieues de cette ville; sa position est agréable, l'air très-salubre.

salines froides.

Source. Sur la rive droite d'un ruisseau appelé le Lons, et au nord du bourg, on voit jaillir une source minérale que les habitants du pays appellent fontaine de *Buccuron*; elle est éloignée de près d'un quart de lieue de toute habitation.

L'eau minérale sourd dans le lit même du Lons; elle est reçue dans un petit bassin; sa quantité peut être évaluée à un décimètre cube (6 pouces par minute).

Propriétés physiques. L'eau est très-claire, répand une odeur d'œufs couvis, sa saveur est hépatique, sans laisser après elle aucun mauvais goût. Sa température est constamment de 11 degrés, thermomètre de Réaumur.

Analyse chimique. M. Meyrac, pharmacien à Dax, a retiré de 50 livres d'eau de Gamarde évaporée, deux gros quatre grains de résidu, lequel contenait les substances salines dans les proportions suivantes :

	gros	grains.
Muriate de magnésie............		8 1/2
Muriate de soude...............		32
Sulfate de chaux...............		9
Carbonate de chaux.............	1	13
Soufre........................		1 1/2
Substances végétales............		1 1/2
Silex.........................		6
Perte.........................		2
Total................	2 gr.	4 grains.

D'après cette analyse, l'eau de Gamarde est salino-sulfureuse.

Propriétés médicales. M. Meyrac dit qu'il a vu les eaux de Gamarde produire de très-bons effets dans tous les cas où les eaux sulfureuses étaient indiquées ; il ajoute que si la source était avoisinée d'habitations propres à loger les personnes qui s'y transportent pour prendre les eaux, elle jouirait bientôt d'une assez grande réputation.

Analyse des eaux minérales salino-sulfureuses de Gamarde, par Pierre Meyrac. (*Annales de chimie*, tom. 35, pag. 300).

EAU DE MER.

On peut ranger l'eau de mer parmi les eaux salines ; elle est en effet composée de plusieurs sels qui lui donnent des propriétés médicales assez puissantes.

Les médecins de l'antiquité faisaient un fréquent usage de l'eau marine. Dans ces derniers temps on a formé à Dieppe et à Boulogne plusieurs établissements : on voit à Boulogne un bel édifice, où l'on peut prendre les bains de mer dans des baignoires commodes, placées dans des cabinets séparés. La retenue d'eau de mer est à chaque grande marée d'environ trois mille mètres cubes. Cette eau, tous les jours renouvelée, est de la plus grande limpidité. La saison la plus favorable pour prendre les bains de mer est depuis le milieu de juillet jusqu'au mois de septembre.

Propriétés physiques. La mer environne toute la terre; son eau est inodore, transparente, onctueuse, et plus ou moins colorée, ayant une saveur salée, âcre et saumâtre. Toutefois les observations de Sparmann ont fait voir que l'eau de mer offrait des différences dans ses propriétés physiques, selon qu'elle était puisée à une profondeur plus ou moins grande. Sa pesanteur spécifique est à celle de l'eau distillée comme 1,0289 est à 1,0000. Ce caractère peut aussi offrir quelques différences. La température de l'eau de mer est en général du 12 au 15e degré, thermomètre de Réaumur. Moins l'eau de mer contient de sel, plus elle gèle facilement. — On ne connaît pas encore positivement la cause de la salure des eaux de la mer. Nous ne parlerons pas ici des moyens proposés pour rendre potable l'eau marine; il suffit de savoir que par la distillation on tire une eau potable.

Analyse chimique. Un grand nombre de chimistes, tels que Bergmann, Thompson, Bouillon Lagrange, Vogel, etc., se sont livrés à l'examen de l'eau de mer.

Voici les résultats de l'analyse de l'eau de la Manche, de la mer Atlantique, et de celle de la Méditerranée :

Eaux minérales

Noms des Eaux.	Poids.	Résultats de l'évaporation de matière saline.	Gaz acide carboniq.	Muriate de soude.	Muriate de magnésie.	Sulfate de magnésie.	Carbonate de chaux et de magnésie.	Sulfate de chaux.
	gram.	gram.	gram.	gram.	gram.	gram.	gram.	gram.
Eau de la Manche.	1,000	36	0,23	25,10	3,50	5,78	0,20	0,15
Eau de la mer Atlantique.	1,000	38	0,23	25,10	3,50	5,78	0,20	0,15
Eau de la Méditerranée.	1,000	41	0,11	25,10	5,25	6,25	0,15	0,15

Propriétés médicales. Les anciens ont connu les avantages de l'eau de mer. Pline dit, *aquam maris efficaciorem discutiendis tumoribus putant medici quidam et quartanis, dedere eam bibendam in tenesmis.*

Russel, médecin anglais, qui a publié un traité sur l'eau de mer, recommande son usage intérieur dans les engorgements chroniques du foie, les jaunisses, les diarrhées anciennes, les scrophules, les obstructions des ganglions du mésentère, la suppression des évacuations périodiques.

Gilchrist, autre médecin anglais, a vanté avec raison l'utilité des voyages faits sur mer, pour la cure de la consomption.

M. le docteur de Montégre (*Gazette de santé*, 1er *juillet* 1813) conseille les bains de mer dans les affections mélancoliques et hypochondriaques, les maladies des reins; on peut les prendre comme préservatifs des catarrhes et des rhumatismes. Les secousses que l'on reçoit du choc des vagues, deviennent un puissant remède contre la chlorose, les flueurs blanches, la faiblesse qui suit des couches laborieuses ou prématurées, la paralysie, l'affaiblissement des membres, et dans la plupart des maladies où il faut relever le ton des organes affaiblis.

On a regardé les bains de mer comme très-salutaires dans l'hydrophobie; mais cette assertion manque d'authenticité, et doit être considérée comme douteuse, jusqu'à ce que de nouveaux essais viennent complétement nous éclairer.

Il faut s'abstenir de l'eau de mer, tant qu'il existe dans les organes des signes d'irritation inflammatoire. Elle est nuisible aux vieillards disposés à l'apoplexie.

Mode d'administration. L'eau de mer est laxative, à la dose d'une livre. Les tempéraments les plus délicats supportent facilement cette boisson. Pour en seconder les effets, on peut unir à l'eau marine différents sels et le quinquina, suivant les circonstances où se trouvent les malades. Quand on use de l'eau de mer à l'intérieur, il faut la faire puiser au large par les pêcheurs.

Lorsqu'on se baigne sur les côtes de la mer, on trouve ordinairement des tentes pour se déshabiller et s'habiller. Des guides très-sûrs conduisent et soutiennent les baigneurs.

Pour les personnes qui ne peuvent pas quitter leur domicile, on peut, dans plusieurs cas, suppléer à l'eau de mer naturelle en se servant d'une eau artificielle.

M. Swédiaur en a proposé une qui peut s'employer en bain froid ou chaud pour toutes les maladies scrophuleuses, ou autres maladies du système lymphatique. Elle est composée de :

Eau . . . . 50 livres.
Muriate de soude . . . . 10 onces.
   de chaux 2
   de magnésie . . . . . . 10 gros.
Sulfate de magnésie . . . . . } 6 de chaque.
  de soude . . . .

MM. Bouillon Lagrange et Vogel ont proposé la composition suivante :

Eau . . . . 1 litre.
Muriate de soude. . . . . 24 grains.
Sulfate de magnésie 6
Muriate de magnésie. 4
Carbonate de magnésie. . . ⎫
        de chaux. . . . . ⎬ āā 15 centigr.
Sulfate de chaux. . . . . . . ⎭

On met toutes ces substances dans l'eau, et l'on y fait passer ensuite un courant de gaz acide carbonique, jusqu'à ce que les deux carbonates terreux soient dissous. Cette addition d'acide carbonique ne doit être faite que dans le cas où l'on prescrit l'eau de mer intérieurement. On pourrait même se dispenser d'ajouter pour les bains les deux carbonates.

Observations pratiques sur les bains d'eau de mer, par A. P. Buchan; *ouvrage traduit de l'anglais* par Rouxel; Paris, Gabon, 1812, in-8º.

Dissertation sur l'emploi externe et interne de l'eau de mer, par M. Le François (*Thèses*, Paris, 1812).

Mémoire sur l'eau de mer, par MM. Vogel et Bouillon Lagrange (*Annales de chimie*, août 1813.)

Plusieurs auteurs anglais, tels que Richard Russel, Charles Taylor, Robert Withe, ont écrit sur l'eau de mer.

OBSERVATION.

Quoique les eaux minérales de Pyrmont, de

Sedlitz, de Seydchutz et d'Epsom soient rarement fréquentées par les Français, cependant, comme on fait un fréquent usage de ces eaux transportées ou imitées par l'art, nous allons dire un mot de leurs propriétés.

PYRMONT (*royaume de Westphalie*).

Pyrmont est situé près de la rivière de Weser, à 4 lieues de Hamelet. Ce lieu est célèbre depuis plusieurs siècles par ses eaux minérales. M. Marcard, médecin de Hanovre, en donne une belle description.

Sources. Elles jaillissent dans un vallon riant et fertile; on distingue, 1° la source anciennement désignée sous le nom de *fontaine sacrée*, parce qu'on la voit sourdre du sein de la terre avec un bruit extraordinaire; c'est celle qui fournit journellement l'eau que boivent les malades; 2° la source où l'on se baigne; on la qualifie du nom de fontaine bouillante (*fons bulliens*); 3° l'*Aigrelette*, qu'on assure avoir des caractères tout différents des autres eaux de Pyrmont; 4° il en est une qu'on avait trop négligée jusqu'à ce jour; on l'appelle la *nouvelle source;* elle est située à un quart de lieue de Pyrmont; 5° il existe aussi, dans l'endroit même où est la fontaine principale, la *source des yeux*, ainsi désignée à cause de l'usage particulier qu'on en fait; 6° la *source aérienne* ou du bain inférieur; elle n'est guère en usage.

salines froides.

Propriétés physiques. Les propriétés physiques des eaux de Pyrmont diffèrent selon les sources d'où elles proviennent; les eaux qui s'écoulent de la fontaine principale, sont limpides et claires comme le cristal. Lorsqu'elles sont en repos, elles sont recouvertes d'une atmosphère de vapeur acide, qui est beaucoup plus apercevable l'hiver que l'été; leur fraîcheur est assez constamment la même; elle est à 13° + o du thermomètre centigrade. Les eaux de Pyrmont sont beaucoup plus pesantes que l'eau pure. — La source bouillonnante est moins claire que celle dont nous venons de parler. On voit s'élever à sa surface une grande quantité de bulles. Les mêmes phénomènes physiques se manifestent dans la source que l'on désigne sous le nom d'Aigrelette. L'eau de la nouvelle source est sur-tout remarquable par son agréable saveur. On aime à la boire mêlée avec du vin. Il en est qui la mêlent avec du sirop de framboises; et rien n'est plus propre à étancher la soif que cette boisson délicieuse durant les chaleurs ardentes de l'été. La source des yeux a les mêmes propriétés que les autres sources; mais elle les possède à un degré inférieur. Les eaux de la source ancienne sont ordinairement troubles et jaunâtres; comme on fait moins cas de cette source que des autres, les pauvres viennent en foule s'y baigner (Alibert).

Analyse chimique. Plusieurs chimistes ont analysé les eaux de Pyrmont. Suivant Fourcroy, qui les a examinées, elles contiennent de l'acide carbonique en assez grande quantité, des carbonates de chaux, de fer et de magnésie, des sulfates de chaux et de magnésie, et enfin du muriate de soude.

M. Wesrtrumb a aussi donné l'analyse de ces eaux. D'après les expériences de ce chimiste, cent livres d'eau contiennent :

	grains.	
Muriate de soude cristallisé.	122	
Muriate de magnésie.	134	
Sulfate de soude cristallisé.	289	
Sulfate de magnésie cristallisé.	547	
Carbonate de fer.	105	1/2
Carbonate de chaux.	348	3/4
Carbonate de magnésie.	339	
Principes résineux.	9	
	2,762	1/4

Cent pouces cubes de cette eau contiennent 187 pouces 1/2 cubes de gaz acide carbonique, ou bien 100 livres d'eau contiennent 1500 grains d'acide carbonique.

On voit, d'après cet exposé, que les eaux de Pyrmont peuvent être placées parmi celles qui sont les plus composées. En effet, il en existe peu qui contiennent autant de substances en dissolution.

Propriétés médicales. Ces eaux jouissent d'une vertu éminemment tonique; aussi doit-on les prescrire avec circonspection. On les administre dans l'affaiblissement et le relâchement des fibres; elles sont avantageuses dans les engorgemens des viscères du bas-ventre, lorsqu'il n'y a pas trop d'irritation; dans l'hypochondrie, la mélancolie et autres maladies nerveuses. On assure que ces mêmes eaux ont été efficaces contre les paralysies, les affections arthritiques. Werlhoof a recommandé les eaux de Pyrmont contre l'ictère chronique.

Quelques médecins regardent l'eau minérale de Châteldon comme pouvant remplacer celles de Pyrmont.

Eau minérale artificielle de Pyrmont, d'après MM. Tryaire et Jurine.

Eau pure...............	20 onces.
Acide carbonique........	5 fois le volume.
Muriate de soude........	2 grains.
Carbonate de magnésie....	12
Sulfate de magnésie......	8
Carbonate de fer........	1

Sedlitz (*Bohême*).

Village de Bohême, dans le cercle d'Elnbogen, à neuf milles de Prague. Ce village est devenu fameux par ses eaux minérales, qu'Hoffmann fit connaître en 1721.

Propriétés physiques. Les eaux de Sedlitz sont limpides, transparentes; leur odeur est nulle; elles ont un goût amer et salé. Leur température est de 12°, thermomètre Réaumur; la pesanteur spécifique est de 1,016.

Analyse chimique. Hoffmann a jadis procédé à l'analyse des eaux de Sedlitz. D'après de nouvelles expériences, cinq livres de ces eaux contiennent :

	grains
Matière résineuse	3 3/4
Carbonate de magnésie	6 1/4
Sulfate de magnésie	1,410
de soude	34 4/9
Sulfate de chaux	25 15/16
Carbonate de chaux	9 11/16
Acide carbonique	6

Propriétés médicales. Les eaux minérales de Sedlitz sont très-fréquemment employées dans tous les cas où l'on veut produire une purgation légère et peu abondante, ou bien lorsque l'âge et la délicatesse du tempérament ne permettent point l'administration de moyens plus énergiques.

On les recommande dans les engorgements des viscères du bas-ventre, les fièvres intermittentes rebelles. Hoffmann les regardait comme très-stomachiques; il les conseillait sur-tout aux hypochondriaques, et dans les cas de constipations opiniâtres. Elles ne sont pas moins utiles pour entretenir les évacuations, si avantageuses après les accouchements. Les médecins allemands les emploient dans les douleurs de goutte, et pour guérir toute espèce de fièvres.

Mode d'administration. La dose ordinaire en boisson était, du temps d'Hoffmann, d'une demi-pinte ou d'une livre. Il paraît, par l'effet actuel de

salines froides.

ces eaux, que, depuis Hoffmann, elles ont perdu de leur vertu purgative, puisqu'il en faut une pinte pour les tempéraments ordinaires.

En général il faut boire l'eau de Sedlitz chauffée au bain-marie; elle agit alors d'une manière plus efficace.

On s'en sert avec avantage dans les affections vermineuses des enfants; c'est alors le remède le plus agréable qu'on puisse leur donner.

Eau minérale artificielle de Sedlitz, d'après MM. Tryaire et Jurine.

Les eaux de Sedlitz, de Seydchutz ont à-peu-près les mêmes principes.

Eau pure. . . . . 20 onces.
Acide carbonique . . . . 3 fois le vol.
Sulfate de magnésie. . . . . . . 144 grains.
Muriate de magnésie 18

Seydchutz (*Bohéme*).

Bourg qui se trouve peu éloigné de Sedlitz. Hoffmann considérait les eaux qui sourdent en ce lieu, comme appartenant à la même source que celles de ce dernier village.

Propriétés physiques. La saveur de ces eaux est extrêmement amère et salée; elles sont claires, limpides, et déposent un précipité blanc lorsqu'on les pousse à l'ébullition. Leur pesanteur spécifique est de 10060, l'eau distillée étant 10000.

Analyse chimique. Bergmann, en soumettant

les eaux de Seydchutz à l'action des réactifs et à l'évaporation, y a trouvé des carbonates de chaux et de soude, du sulfate de chaux, du muriate et du sulfate de magnésie. La proportion de ce dernier sel est très-considérable. Elles contiennent moins d'acide carbonique que les eaux de Sedlitz.

Propriétés médicales. Les eaux de Seydchutz sont purgatives, et conviennent dans les engorgements abdominaux, les diarrhées chroniques, et en général dans les mêmes cas que les eaux de Sedlitz.

Epsom.

Village dans le comté de Surry, en Angleterre, à 7 lieues de Londres. C'est de la source qui s'y trouve qu'on extrait le sel qui se débite dans toute l'Europe, sous le nom de *sel d'Epsom*; c'est du sulfate de magnésie; on le nomme aussi *sel cathartique amer*.

Propriétés physiques. Les eaux minérales d'Epsom ont une saveur amère et salée; elles sont limpides.

Analyse chimique. Ces eaux contiennent le sulfate de magnésie dans la proportion de 0,03. Hoffmann prétend qu'on n'y trouve point de muriate de magnésie.

Propriétés médicales. Les eaux d'Epsom ont une propriété moins purgative que celles de Seydchutz et de Sedlitz. Du reste, elles sont recommandées dans les mêmes maladies.

APPENDICE

CONCERNANT LES EAUX MINÉRALES PEU CONNUES, SUR LESQUELLES ON NE POSSÈDE POINT D'ANALYSE EXACTE.

Nous ne nous sommes occupés, jusqu'à présent, que des eaux minérales qui jouissent d'une certaine réputation, et dont les chimistes modernes et les praticiens ont cherché à nous faire connaître les principes et les vertus. Il en est beaucoup d'autres qui ne sont fréquentées que par les habitants des lieux où elles jaillissent, et dont on ignore la nature par défaut d'analyse exacte : l'indication de plusieurs d'entre elles complétera cet ouvrage, et pourra exciter les recherches des chimistes et des médecins sur ces eaux encore peu connues. Quelques-unes de ces sources obtiendront peut-être un jour une grande vogue. Nous suivons, dans ce dénombrement, l'ordre alphabétique.

Abbeville. Ville sur la Somme, à 8 lieues N. O. d'Amiens. La source minérale est dans la ville; l'eau est froide et ferrugineuse.

Abein. Village à 4 lieues de la Queville, sur le chemin d'Issoire, près la Croix-Morond et du Mont-d'Or. Les eaux minérales sont chaudes. On les a recommandées autrefois contre la lèpre.

34.

Saint-Affrique. Petite ville à cinq lieues de Milhaud. La source minérale, appelée de *Vailhausy*, est près de cette ville; elle est froide.

Alet. Petite ville sur l'Aude, à 6 lieues S. de Carcassonne, 3 de Quillau. Il y a près de cette ville quatre sources minérales, trois froides, voisines l'une de l'autre, que M. *Soulère* dit très-ferrugineuses, et une chaude; celle-ci est à 300 pas de cette ville, et à 10 ou 12 pas de la rivière d'Aude, à côté du grand chemin de Mont-Louis. Il y a des bains appelés *bains de la borque*.

Ambonay. Village à 4 ou 5 lieues de Châlons, et 2 et demie E. N. E. d'Epernay. On trouve sur la montagne d'Ambonay plusieurs filets d'eau minérale. Celle-ci est froide. M. *Navier* la dit ferrugineuse.

Andely. Petite ville à 8 lieues S. E. de Rouen. La source minérale est à un quart de lieue de la ville. Elle est froide et légèrement martiale.

Archingeay. Bourg à trois lieues S. E. de Saint-Jean-d'Angely, 4 de Saintes. Il y a deux sources minérales qui jaillissent du pavé d'un bassin carré, ce qui a fait donner aux sources réunies le nom de fontaine carrée. L'eau est froide.

Argenson. Village dans les montagnes près de Veyres, à 5 lieues de Gap. Il y a près de ce village une source minérale appelée *fontaine de Saint-Pierre* ou *fontaine vineuse*. L'eau est froide et paraît être acidule.

Availles. Petite ville sur la rive gauche de la

Vienne, à 2 lieues N. O. de Confolans, 11 S. E. de Poitiers. Les sources minérales sont à mille pas de la ville; elles sont froides.

Avenheim. Village à 3 lieues N. O. de Strasbourg, dans lequel on trouve une source d'eaux minérales, appelée dans le pays *le puits intarissable*. Les eaux sont froides en été et chaudes en hiver; leur nature paraît être alcaline.

Auzon. Village à 2 lieues d'Alais et 3 d'Uzès. La fontaine est dans une prairie, près de ce village; on l'appelle la *fontaine puante*. Sauvages a parlé de ces eaux.

Bagnères (Saint-Félix). Village près de Condat et de Martel. — La source minérale est placée à l'extrémité de la plaine Saint-Michel. — Analysée par M. Vergne, pharmacien à Martel, elle a fourni de l'acide carbonique, une petite quantité d'hydrogène sulfuré, du muriate de magnésie, du sulfate de magnésie, du sulfate de chaux, du carbonate de chaux, une matière grasse, et du carbonate de fer.

Barberie (La). Cette fontaine est située à une demi-lieue de Nantes, sur la route de Rennes. L'eau est froide. Analysée par M. Dabit, elle a fourni du gaz acide carbonique, du muriate de magnésie, du muriate de soude, du sulfate de magnésie, du carbonate de magnésie, du carbonate calcaire, du carbonate de fer, et de l'argile.

Baurin. Village à trois quarts de lieue E. de Guise, 4 de Roye. On voit près de ce village, au pied d'une roche, une source minérale appelée *fontaine Saint-Martin*. L'eau est tiède. *Cadet de Vaux* y a trouvé du carbonate de chaux et du carbonate de potasse.

Beaulieu. Village à environ une lieue de la petite ville de Saint-Germain. La source minérale est au-dessous de ce village, sur la rive gauche de la rivière d'Aignon. L'eau est froide.

Bellesme. Ville à 3 lieues S. de Mortagne, 7 E. S. E. d'Alençon. Les eaux minérales sont à une demi-lieue de la ville dans la forêt du même nom. Il y a deux sources qui sont connues sous le nom de la *Herse*. Elles sont froides. M. *Dooland Desnos* les dit ferrugineuses.

Blaru. Village à une lieue S. E. de Vernon-sur-Seine et 4 et demie E. d'Evreux. La source minérale est froide.

Bourboule. Village à une lieue du Mont-d'Or. Il y a dans ce village deux sources d'eaux minérales chaudes.

Bourges. Ville à 10 lieues N. O. de Nevers. Il y a dans cette ville deux sources d'eaux minérales; l'une est appelée *fontaine de fer* ou *de Saint-Firmin :* l'autre, connue sous le nom de *source de l'Hôpital*, est à l'hôpital général.

Boursault. Village à une lieue et demie O. N. O. d'Epernay. La source est dans un bois, près du village. L'eau est froide; elle paraît être martiale.

Brossardière. Château sur le chemin des Fontenelles, à un quart de lieue de la Roche-sur-Yon. La source minérale est près de ce château, dans un chemin, sur un fossé et près d'un étang. L'eau est froide. M. *Gallot* la croit ferrugineuse.

Candé. Village à une lieue S. E. de Loudun, 4 N. de Chinon. Les eaux minérales sont dans une prairie, au bas du village. Elles sont froides et paraissent être ferrugineuses acidules.

Cernières. Bourg à cinq lieues de l'Aigle, 3 d'Orbec. La source minérale est près du bourg, dans un vallon, entre deux petites rivières et deux monticules. L'eau est froide. M. *Terrède* la regarde comme gazeuse.

Chanonat. Bourg à deux lieues S. de Clermont. La source d'eau minérale, qui est assez abondante, est à une demi-lieue de ce bourg, sur le penchant d'une colline.

Chartres. Ville sur l'Eure, à 20 lieues S. O. de Paris. Près des murs de la ville, on trouve la fontaine des *Petits Prés*, et le puits Petey, dont les eaux sont minérales. Elles ont fourni à M. *Cosme* du gaz acide carbonique, de l'oxyde de fer et du carbonate de chaux. Sur les bords de l'Eure on rencontre plusieurs autres sources ferrugineuses, parmi lesquelles on distingue celles de Pontgoin.

Châteaulin. Petite ville à 5 lieues de Quimper. La source minérale est à 200 pas de la ville. L'eau est froide. M. *Leclerc* la dit ferrugineuse.

Châtenoi. Petite ville à 9 lieues S. O. de Strasbourg. On voit près de la ville, dans un pré marécageux, une source intarissable, nommée *Badbrün-lein*. L'eau est tiède. *Guérin* la dit gazeuse.

Chaudebourg. Hameau à une demi-lieue de Thionville. On y trouve une source minérale dont l'eau est froide. M. *Parant* conclut de ses expériences, qu'elle est acidule et très-ferrugineuse.

Denis-lez-Bois (*Saint*), appelé aussi *Saint-Denis-sur-Loire*, paroisse à une lieue de Blois. La source minérale est dans la paroisse; on la nomme *fontaine de Médicis*.

Dié (*Saint*). Bourg sur la Loire, à 3 lieues de Soles. La fontaine minérale est à 3 lieues de ce bourg. On l'appelle la *bonne fontaine*, la *sainte fontaine*.

Dicq, près le *Bos-en-rivière*. La source minérale est connue sous le nom de *Cancavelle*. L'eau est froide. *Chifolian* la dit ferrugineuse.

Dige. Village à 3 lieues d'Auxerre. La source minérale est froide.

Dragé. Paroisse entre Avranches et Granville, à 2 lieues O. N. O. de la première de ces deux villes, et 3 lieues E. S. E. de la dernière. La source minérale est dans cette paroisse, sur un sol rempli de parties ferrugineuses. Elle est froide. M. *Houssard*, médecin à Avranches, la dit chargée de fer. Elle est très-fréquentée par les habitants des environs.

Evroult (*Saint*). Bourg à environ 3 lieues de l'Aigle. La source minérale est au bas d'une petite côte, à une demi-lieue de ce bourg. Elle est froide et martiale.

Feurs. Ville sur la Loire, à 11 lieues S. O. de

Lyon, 10 S. E. de Roanne. L'eau minérale sort d'un tronc d'arbre, à un quart de lieue de cette ville. On l'appelle *eau des quatre;* elle est froide; on la croit acidule.

Flétrive. Territoire à 2 lieues d'Auxerre. La source minérale est dans ce territoire, à un quart de lieue d'Epoigny, sur le bord de la rivière d'Yonne, à 10 pas de la grande route de Páris à Lyon. Elle est aussi connue sous le nom d'*Epoigny* ou *Apougny.* Elle est froide. *Berryat* la croit ferrugineuse.

Fonsanche ou *Fousanche.* Cette source est entre Sauve et Quissac, à la droite de la Vidourle, et assez près du lit de cette rivière. Cette fontaine est intermittente.

Gan. Village à une lieue de Pau. Il y a deux sources minérales; l'une, appelée du *Broca,* est dans un terrain marécageux, hors de ce village, du côté du midi, dans un bosquet; elle est froide. L'autre est de l'autre côté du village, à l'extrémité d'une prairie, près de la rivière; elle est connue sous le nom de *Lavillé;* elle est aussi froide.

Gauchin. Village à un quart de lieue de Saint-Pol. Les sources minérales, au nombre de trois, sont dans des prairies près de ce village. L'eau est froide. M. *Piot* la dit martiale.

Hauterive. Village sur l'Allier, à une demi-lieue de Vichi. Il y a deux sources minérales, à cinq ou six pieds l'une de l'autre, dans deux réservoirs circulaires, d'environ deux pieds de diamètre. Les eaux sont froides, et paraissent être acidules.

Hermonville. Paroisse à 3 lieues N. E. de Reims. Il y a deux sources d'eaux minérales; la première sort de dessous l'étang qui fait tourner le moulin de *Moncet;* la seconde sort de dessous le pignon de ce moulin, dont elles ont pris l'une et l'autre le nom. Elles sont froides.

Heucheloup. Lieu situé à 2 lieues de Mirecourt, arrosé par la rivière de Madon. La source minérale est dans ce lieu, à huit ou dix pas de la même rivière; l'eau est froide.

Holz ou *Holzbad.* Village près de Benfeld, à 6 lieues de Strasbourg. Les eaux minérales sont dans une espèce de puits. Elles sont froides.

Jaleyrac. Petite paroisse à 2 lieues de Mauriac, sur la route de Clermont. La source minérale sort d'un rocher, au pied d'une montagne. L'eau est froide.

Jean-de-Glaines (*Saint*). Hameau à 2 lieues de Billon. La source minérale est dans le territoire de ce hameau; elle sourd au pied d'une colline, sur laquelle est situé le château des *Cornets,* dont elle porte le nom; elle est appelée aussi *Fonsalada*, c'est-à-dire *fontaine salée.* L'eau est froide.

Jean-de-Seyrargues (*Saint*). Village entre Uzès et Alais, à un quart de lieue d'Yeuset, et 4 d'Alais, dans une petite plaine. La source minérale est sur le penchant d'une colline, entre ce village et celui de Saint-Hippolyte.

Joanette. Les eaux de Joanette sourdent à une demi-lieue des bourgs de Martigues-Briant et de Chavagne, à 5 lieues N. N. O. d'Angers, et 5 et demie E. S. E. de Saumur. Il y a quatre sources; trois froides qui sourdent dans un vallon, appelées: 1° *source martiale* ou *ancienne*; 2° *source volatile*; 3° *source alcaline* ou *source basse*; et une chaude, qui est au pied d'une colline opposée, à l'aspect du S. S. O.; elle retient le nom de *source chaude*. M. Linacier a fait l'analyse de ces eaux.

Lannion. Petite ville sur le Guer, à 7 lieues N. E. de Morlaix, et 3 O. S. O. de Tréguier. La source minérale est dans la ville. L'eau est froide et martiale.

Larrey. Paroisse à 2 lieues N. E. d'Alençon. L'eau minérale est dans une prairie de cette paroisse. Elle est froide.

Laurent (*Saint*). Village dans un vallon, à 4 lieues de Langonge et 5 de Joyeuse. La source minérale est au milieu du village; elle est thermale; il y a des bains.

Lodève. Ville sur la Lergue, au pied des Cévennes, à 11 lieues N. O. de Montpellier. La source minérale est froide.

Lurde. Village à l'entrée de la vallée d'Aspe, au pied d'une petite montagne. Les eaux sont près de ce village; il y a quatre sources, appelées *Saint-Cristau*. Elles sont chaudes.

Martres-de-Veyre. Paroisse sur la rive gauche de l'Allier, à 2 lieues S. E. de Vic-le-Comte, et 6 de Clermont. La source minérale est à 10 pas de l'Allier, sur le chemin du Mont-d'Or à Vic-le-Comte. L'eau est froide; elle est gazeuse.

Mens. Bourg à 2 lieues S. de Lamure, et 8 S. de Grenoble. La source minérale est entre ce bourg et Tremeni. Elle est froide et gazeuse.

Merindol. Village à une lieue et demie du Buys, et 3 et demie de Nyons. La source minérale est située au bas d'un coteau escarpé et aride, entre ce village et celui de Propiat. L'eau est froide.

Meynes. Village près de la rive droite du Gardon, à une lieue et demie O. N. O. de Beaucaire, et 3 d'Uzès. La source minérale est froide. M. Amoreux fils prétend qu'elle ne diffère pas de l'eau commune.

Monfrin. Village sur le bord du Rhône, sur le chemin d'Uzès à Beaucaire, à 5 lieues S. E. d'Uzès, et 4 N. E. de Nîmes. Les eaux minérales sont froides.

Mont-de-Marsan. Ville sur la Midouze, à 6 lieues N. O. d'Aire, 9 N. E. de Dax. La source minérale est à 100 pas nord de cette ville.

Montelimart. Ville sur le Roubion et le Jabron, à une lieue N. N. E. de Viviers. La source minérale est à une demi-lieue de la ville; elle est appelée la *sainte fontaine.* D'après l'analyse de M. Menuret, cette eau paraît être ferrugineuse acidule.

Mortain. Ville sur la petite rivière de Lances, à 4 lieues S. S. O. de Vire, et 6 E. S. E. d'Avranches. La source minérale, appelée *Bourberouge*, est aux environs de cette ville; on la croit ferrugineuse.

Moulins. Ville sur la rive gauche de l'Allier, à 12 lieues S. de Nevers. La source minérale, appelée *Bardon*, est près des portes de cette ville. Elle paraît être martiale.

Nectaire ou *Saint-Nitaire.* Village à 3 lieues de Clermont. La fontaine minérale, appelée du *gros bouillon*, est à un quart de lieue de ce village.

Nointot. Paroisse à une demi-lieue N. E. de Bolbec, et 4 N. O. de Caudebec. Les eaux minérales sont dans un vallon de cette paroisse. On les appelle aussi de *Bolbec*. Il y a trois sources; elles sont froides.

Ogen ou *Ogeu.* Village à une lieue S. E. d'Oleron. La source minérale est près de ce village, dans un enfoncement marécageux; l'eau est à peine tiède.

Ortez. Petite ville sur le penchant d'une colline, au pied de laquelle coule le Gave de Pau, à 7 lieues et demie S. E. de Dax, et 6 N. O. de Pau. Les eaux minérales, appelées *eaux de Baure*, du nom de la paroisse où elles sont situées, sont à une lieue de cette ville. Nous les rapportons sous le nom d'*Ortez* pour nous conformer à l'usage, qui a prévalu. Elles sont un peu chaudes.

Perols. Village à une lieue S. E. de Montpellier, du côté de la mer. On trouve à 150 toises de ce village un creux ou bassin toujours rempli d'une eau qui bouillonne, excepté dans les fortes chaleurs de l'été, où il est à sec. On lui donne le nom de *Boulidou*. L'eau est froide.

Pol (Saint). Ville à 7 lieues d'Arras et 10 de Saint-Omer. Les eaux minérales sont près de la place de cette ville, sur le terrain du four banal de Middelbourg, dont elles ont pris le nom. L'eau est froide.

Pont-à-Mousson. Ville dans un large vallon, sur la Moselle, à 5 lieues N. O. de Nancy, et 6 S. O. de Metz. Il y a près de cette ville quatre sources, qu'on a regardées comme minérales; la première sort du milieu de la montagne de Mousson, par des fentes du rocher; elle bouillonne sans être chaude; la seconde, appelée *fontaine rouge*, est à un quart de lieue de la ville, au levant de la côte Saint-Pierre; la troisième est à Montrichard; la quatrième est sur la côte de *rupt*. Ces eaux sont froides.

Pourrain. Paroisse près du hameau appelé les Meures, à 2 lieues et demie S. O. d'Auxerre. La source minérale est appelée *fontaine punaise*. Elle est froide. M. *Berryat* la dit martiale.

Quievrecourt. Paroisse voisine et au N. O. de Neufchâtel. — La fontaine minérale s'appelle *source de Cramillon*. Elle est froide. D'après M. *Mithu*, elle contient du gaz acide carbonique, et du carbonate acidule de fer.

Rançon. A trois quarts de lieue de Caudebec. Il y a trois sources d'eaux minérales. Elles sont froides.

Réaumur. Bourg à 6 lieues N. N. O. de Fontenay-le-Comte. La source minérale est dans la prairie du château de ce bourg, dans un lieu marécageux. Elle est froide.

Repes. Hameau à un quart de lieue de Vesoul, à 9 lieues N. de Besançon, et 6. de Luxeuil. On donne à la source minérale le nom de Repes et de Vesoul. L'eau est froide.

Roujan. Village à 2 lieues N. O. de Pesenas, et 4 et demie N. E. de Béziers. La fontaine minérale, appelée *source de Saint-Méjan*, est près de ce village. Elle est froide.

Sail-lez-Château-Morand. Village près de la Paccaudière, à 5 lieues N. O. de Roanne. Les eaux minérales sont à 200 pas de ce village, dans deux prés voisins. Il y a quatre sources, trois thermales et une froide.

Sorède. Village à 4 lieues S. E. de Perpignan, et 2 N. O. de Colliouvre. La source minérale est près de ce village. Elle est froide.

Saint-Suliac. Bourg assez considérable, à mi-côteau, sur les bords du Rance, à 2 lieues de Saint-Malo. La source minérale est près de ce bourg, au bord de la mer et au milieu de la grève. Elle est froide. On la croit martiale.

Sultz ou *Sultzbad*. Village à 5 lieues N. N. O. de Strasbourg. Les eaux minérales sont près de ce village, dans une prairie. Elles sont froides en été, et tièdes en hiver. Elles exhalent beaucoup de vapeurs.

Sultzbach. Village de la vallée de Saint-Grégoire, à 3 lieues de Colmar. La source minérale est à 100 pas de ce village, au pied d'une montagne. Il y a trois sources, appelées, la première *fontaine vineuse*, la seconde *fontaine sulfureuse*, la troisième *fontaine du bain*. Elles sont froides.

Tintry, près de Gisors. La source minérale est froide.

Touci. Village à 4 lieues O. d'Auxerre. La source minérale, appelée *fontaine de Saint-Louis*, est dans le terroir de ce village, près de Maimpou. L'eau est froide. M. *Berryat* dit cette eau ferrugineuse.

Vaupereux. Village entre Bièvre et Igny, paroisse de Verrières, à 4 lieues de Paris. On y trouve plusieurs filets d'eau minérale.

Velotte. Village à une lieue S. E. de Mirecourt ; la source minérale, connue sous le nom de *fontaine de fer* ou *fontaine de Velotte*, est à une demi-lieue de ce village, presqu'au sommet d'une montagne couverte d'une terre noire. L'eau est froide.

Vendres. Village à une lieue et demie S. de Béziers, et 3 N. E. de Narbonne. On y trouve trois sources, connues sous le nom de *Castelnau*.

Vic-en-Carladez. Gros bourg sur la Cère, à 3 lieues N. N. E. de Carlat, 16 S. S. O. de Clermont. La fontaine minérale est à 300 pas au delà de la rivière de Cère, à environ un demi-quart de lieue de Vic, et à l'extrémité du vallon. Elle est appelée dans le pays *Font-salada*, c'est-à-dire *fontaine salée*. L'eau est froide.

Ville-Franche. Petite ville à une lieue N. E. de Jegun, et 3 N. N. O. d'Auch. Les eaux minérales sont au milieu d'une prairie, près de la rivière de Nive. Elles sont froides.

Vitré. Ville sur la rive droite de la Vilaine, à 8 lieues E. de Rennes. La source minérale est à une lieue de cette ville, au bas d'un coteau. L'eau est froide.

Wière-au-Bois. Village à 4 lieues de Boulogne-sur-mer. La source minérale est froide. On la dit martiale.

Yeuset. Village entre Uzès et Alais, à 4 lieues d'Alais. La source minérale est à un quart de lieue de ce village, dans une plaine aride, à 100 pas du grand chemin d'Uzès à Alais. Elle est froide.

REMARQUE.

D'après l'invitation de plusieurs praticiens, nous avons joint ici le Prospectus des Eaux minérales artificielles de MM. Tryaire et Jurine, et celui des Eaux naturelles de MM. Arnaud et Poulard, et de M. Véré, chirurgien.

Nous indiquons le prix de chaque Eau minérale.

Prospectus de MM. Tryaire et Jurine, *directeurs et propriétaires de l'Établissement des Eaux minérales factices*, rue Saint-Lazare, n° 88, sous Tivoli, à Paris.

Prix des Bains et Douches.

	f.	c.
Bain et douche d'eau minérale..........	6	
Service du baigneur.............	1	
Bains et douches par abonnement de vingt cachets, service compris.................	120	
Dits, par abonnement de dix cachets, service compris...................	65	
Douche d'eau naturelle, service compris.....	4	50
Douche ascendante d'eau naturelle, service compris......................	3	
Dite d'eau minérale, service compris........	4	50
Bain d'ondée, service compris...........	3	50
Bain d'eau naturelle...............	3	
Dits, par abonnement de six cachets........	15	
Bain de vapeurs par encaissement, avec lit....	9	
Dit, partiel, sans lit...............	5	
Bain de vapeurs sulfureux, avec lit........	9	
Bain de vapeurs à l'orientale...........	12	
Dit, avec douche ou bain	15	
Bain épilatoire..................	12	
Dit, partiel, de.................	3 à 9	

Eaux minérales.

Lit après bain et douche 1 50
Lit par abonnement. 1

Nota. Le service de ces bains est laissé à la discrétion du public, et se paie ordinairement dans la proportion des soins qu'ils exigent.

La douche ordinaire dure un quart d'heure ; quand on la désire plus prolongée, on la paie à raison de sa durée.

Le bain d'eau minérale avec ou sans douche est d'une heure; passé ce temps, on paie moitié en sus par heure. Ce réglement n'a lieu que jusqu'à l'heure de midi, et en été seulement, vu l'affluence des malades.

Nom et prix des eaux en boisson qui se trouvent toujours preparées; la bouteille de 5,50 *à* 6,11 *hectogrammes, soit* 18 *à* 20 *onces.*

Aix en Savoie.	⎫	Enghien.	⎫
Aix-la-Chapelle. . . .		Eau de mer.	
Bagnères-de-Luchon .		Forges.	
Balaruc.		Loèche.	
Baréges.		Mont-d'Or.	
Bonnes.	⎬ 75 c.	Passy.	⎬ 75 c.
Bourbonne.		Plombières.	
Bussang.		Pyrmont.	
Cauterets.		Seltz.	
Châteldon.		Spa.	
Contrexeville. . . .	⎭	Vichi.	⎭

Sedlitz (2 gros). . . . . f. 75 c.
Sedlitz (4 gros). 90
Sedlitz (8 gros). 1 20

Eaux des environs de Naples.

Sulfureuse, ⎫
Gurgitelli, ⎬ à. 1 50
Pisciarelli, ⎭

Eaux composées.

Acidule. 75
Sulfureuse. 75

35.

Eaux minérales.

Hydro-sulfurée forte.............................	1 f. 50 c.
Alcaline gazeuse (1 gros carbonate de potasse)..	75
Sodawater simple (1 gros carbonate de soude)...	75
Dite double (2 gros).............................	1 20
Dite triple (3 gros)...........................	1 50
Limonade acidulée...............................	1 50

En petites bouteilles de 9 à 10 onces.

Bonnes, Baréges, Cauterets, Seltz, Sodawater simple, Spa, à	50 c.
Sedlitz (4 gros)...............................	75

On prépare de même en petites bouteilles les autres eaux ci-dessus, quand on les demande quelques jours d'avance.

Préparations pour Bains d'eaux minérales.

Bains d'eau sulfureuse, deux bouteilles, nos 1 et 2...	3 fr.
Lotions ou bains partiels d'eau sulfureuse, deux petites bouteilles, nos 1 et 2..................	3
Bains de Baréges, deux bouteilles, nos 1 et 2.....	3
Bains de Plombières, deux bouteilles............	3

Nota. On prépare en outre, pour boisson et pour bains, toutes les eaux de la France et de l'étranger dont l'analyse est bien connue.

On reprend les bouteilles vides lorsqu'elles sont propres et en bon état.

Les grandes pour................................	25 c.
Les petites.....................................	20
Les plus petites à lotions.......................	10

On se charge, quand on le désire, de l'emballage et de l'expédition des eaux. Elles supportent fort bien de longs trajets par terre et par mer, et se conservent très-long-temps quand on les tient couchées dans un endroit frais.

Prix des emballages.

Pour 6 bouteilles...	1 f. 50 c.	Pour 12 bouteilles...	1 f. 75 c.
8........	1 50	16........	2

Eaux minérales.

Pour 20 bouteilles...	2 f. 50 c.	Pour 40 bouteilles...	4 f. 50 c.	
24........	3	50........	5 50	
30........	3 50	60........	6 50	
36........	4			

On trouve dans l'établissement de MM. Tryaire et Jurine, 1° des *bains d'ondée ou par arrosement*, bains reconnus fort utiles dans le traitement de plusieurs maladies nerveuses ; 2° des bains de vapeurs par encaissement ; 3° des bains de vapeurs sulfureuses ; 4° un bain de vapeurs à l'orientale ; 5° une machine électrique et une pile galvanique. — Une maison vaste, entourée d'un beau jardin, offre un grand nombre d'appartements, de chambres et de cabinets de tous prix, destinés à loger les personnes qui viennent suivre des traitements par les eaux minérales.

Prospectus de MM. Arnaud et Poulard, rue J.-J. Rousseau, n° 14, et de M. Véré, chirurgien, rue J.-J. Rousseau, n° 18, propriétaires d'un dépôt d'Eaux minérales naturelles françaises et étrangères.

Dénomination et prix des eaux minérales naturelles qui se trouvent dans ces établissements.

Bouteilles de quatre pintes ou environ.

Balaruc.............................	10 f.	c.
Cransac.............................	10	
Merlanges.........................	4	
Vals.................................	10	
Lamothe.............................	10	

Bouteilles de trois chopines.

Sedlitz en Bohême.................	5	50
Seydchutz en Bohême.............		75
Tœplitz en Bohême.................	5	75

Bouteilles d'une pinte ou environ.

Aix-la-Chapelle.....................	2
Bonnes.............................	3

Eaux minérales.

Baréges...	3 f. c.
Cauterets...	3
Balaruc...	2 50
Mont-d'Or...	2 50
Seltz ou Selter...	2
Spa...	2
Plombières...	2 50
Enghien...	1
Vichi...	1 25
Pougues...	2
Châtel-Guyon...	2
Saint-Myon...	2
Bussang...	1 50
Contrexeville...	1 50
Bourbonne-les-Bains...	1 50
Châteldon...	1 50
Forges...	1
Sainte-Reine...	1
Anciennes eaux de Passy...	30

FIN.

TABLE DES MATIÈRES.

Rapport de MM. Vauquelin et Geoffroy, lu à la Société de la Faculté de médecine de Paris. . page j
Introduction. ix
Aperçu sur l'histoire des eaux minérales. 1

PREMIÈRE PARTIE.

Considérations générales sur les eaux minérales. . . 16
Chap. Ier. Définition des eaux minérales; leur parallèle avec l'eau commune, et leur division admise par les chimistes. . . . . *Ibid.*
De l'utilité des eaux minérales. 19
Dangers des eaux minérales. 26
Remarques sur l'association des médicaments aux eaux minérales. 27
De l'époque où l'on peut prendre les eaux. 28
Précautions à prendre avant l'usage des eaux minérales. 30
Régime que l'on doit suivre pendant l'usage des eaux minérales. 32
Hygiène du buveur d'eau minérale 36
Hygiène du baigneur. 40
Accidents qui peuvent survenir pendant l'usage des eaux minérales. 43
De la durée du séjour aux sources minérales. . . . 46
Précautions à prendre après l'usage des eaux minérales. 47
Précautions nécessaires dans le transport des eaux et des boues minérales. 48
Chap. II. Des bains. Notions générales sur les bains des différents peuples. 52

Bains des Grecs et des Romains. 52
Bains des Russes et des Finlandais. 54
Bains des Turcs. 56
Bains des Indiens. 57
Bains des Égyptiens 59
Des bains domestiques. 60
Bain froid. 61
Bain très-chaud 63
Bain tempéré 64
Des bains d'eaux thermales minérales 66
Opinions des auteurs sur la cause de la chaleur des
    eaux thermales. 68
Propriétés médicales des bains d'eaux minérales . . 73
Des boues minérales. 74
Des bains de vapeurs ou étuves. 75
Des douches. 79
Douche descendante. 80
Douche ascendante. 81
Propriétés médicales 82
Précautions. 83
Chap. III. De l'analyse chimique. 85
Des substances contenues dans les eaux minérales. . 86
Extraction des matières volatiles. 92
Extraction des matières fixes. 94
Du degré d'utilité des analyses chimiques. 106
Parallèle des eaux minérales artificielles et natu-
    relles; degré d'utilité des premières. 108
Préparation des eaux minérales artificielles 112

SECONDE PARTIE.

Considérations générales sur les eaux minérales
    hydro-sulfureuses. 113
Considérations générales sur les eaux minérales
    acidules 231

Table des matières.

Considérations générales sur les eaux minérales ferrugineuses acidules. 316
Considérations générales sur les eaux minérales salines. 435
Prospectus de MM. Tryaire et Jurine concernant les eaux factices de Tivoli. 546
Prospectus de MM. Arnaud et Poulard, et de M. Véré, chirurgien, concernant les eaux minérales naturelles. 549

FIN DE LA TABLE DES MATIÈRES.

TABLE ALPHABÉTIQUE

Des Lieux où les sources d'Eaux minérales sont situées.

A.

Abbecourt	426	Ambonay	532
Abbeville	531	Andely	ib.
Abein	ib.	Archingeay	ib.
Affrique (Saint-)	532	Argenson	ib.
Aigues caudes	146	Attancourt	424
Aix	480	Availles	532
Aix en Savoie	185	Avenheim	333
Aix-la-Chapelle	194	Avennes	505
Alais	411	Audinac	262
Alet	532	Aumale	363
Alban (Saint-)	280	Auzon	533
Amand (Saint-)	171-432	Ax	164

B.

Bagnères-de-Luchon	158	Beaulieu	534
Bagnères-Adour	154-433-464	Beauvais	425
Bagnères Saint-Félix	533	Bellesme	534
Bagnoles	267	Besse	297
Bagnols	175	Bilazai	214
Bains	418	Blaru	534
Bains de Rennes (*Voyez* Rennes)		Bleville	400
		Bonnes	149
Bains-près-Arles	222	Boulogne	401
Balaruc	458	Bourbon-l'Archambault	325
Bar	304	Bourbon-Lancy	491
Barberie (la)	533	Bourbonne-les-Bains	452
Barbotan	210	Bourboule	534
Baréges	122	Bourges	ib.
Baurin	533	Boursault	ib.

Briquebec	426	Brugeirou (*Voy.* Langeac).	
Brossardière	534	Bussang	366
Brucourt	428		

C.

Camarez	403	Chartres	535
Cambo	206-394	Châteldon	288
Campagne	341	Châteaulin	535
Candé	535	Châtel-Guyon	274
Capus	272	Châtenoi	535
Capvern	507	Chaudebourg	536
Castera-Vivent	208-433	Chaudes-Aigues	488
Cauterets	134	Clermont-Ferrand	275
Cernières	535	Contrexeville	370
Chapelle-Godefroy (la)	412	Cours de Saint-Gervais	313
Chanonat	535	Cranssac	379
Charbonnières	389		

D.

Dax	496	Dige	536
Denis-lez-Bois (Saint-)	536	Digne	178
Dicq	ib.	Dinan	392
Dié (Saint-)	ib.	Dives (*Voyez* Brucourt).	
Dieu-le-Filt	427	Dragé	536

E.

Eaux Bonnes (*Voy.* Bonnes).		Enghien (*Voyez* Montmorency).	
Eaux chaudes (*Voy.* Aigues caudes.)		Epsom	530
Ebeaupin (Source de l')	415	Evaux	216
Encausse	264	Evroult	536

F.

Féron	414	Foncaude	277
Ferrières	397	Fonsanche	537
Feurs	536	Fontenelles	423
Flétrive	337	Forges	357

G.

Gabian	306	Gervais (Saint-)	485
Galmier (Saint-)	300	Gondon (Saint-)	399
Gan	537	Gournay	407
Gamarde	516	Gréoulx	182
Gauchin	537		

H.

Hauterive	537	Holz ou Holzbad	538
Hermonville	538	Honoré (Saint-)	204
Hencheloup	ib.		

J.

Jaleyrac	538	Jonas (fontaine de)	421
Jean de Glaines (Saint-)	ib.	Josse (*Voy.* Médague)	
Jean de Seirargues (St-)	ib.	Joube	511
Joanette	539		

L.

Labassère	227	Laurent (Saint-)	539
Laifour	405	Leuk	199
Lamotte	494	Lodève	539
Langeac	296	Louesche (*Voy.* Leuk)	
Lannion	539	Lurde	ib.
Larrey	ib.	Luxeuil	446

M.

Madelaine (Source de la)	312	Merindol	540
Malou (la)	269	Merlanges	515
Marie (Sainte-)	504	Meyues	540
Mart (Saint-)	279	Molitx	219
Martin de Fenouilla (St-)	310	Monfrin	540
Martres de Veyre	540	Monbrison	301
Médague	298	Mont-de-Marsan	540
Mens	540	Mont-d'Or	236
Mer (Eau de)	518	Montelimart	540

Table alphabétique.

Montlignon............ 381 Moulins............. 54
Montmorency........... 224 Myon (Saint-)....... 293
Mortain............... 541

N.

Nancy................. 422 Niederbronn......... 513
Nectaire (Saint-)..... 541 Nointot............. 541
Néris................. 472 Noyers.............. 403

O.

Ogeu.................. 541 Ortez............... 541
Olette................ 218

P.

Pardoux (Saint-)...... 396 Pornic.............. 416
Parize (Saint-)....... 314 Pougues............. 282
Passy................. 384 Pouillon............ 509
Perols................ 542 Pourrain............ 542
Plaine (la)........... 418 Préchac............. 502
Plombières......... 432-438 Preméaux............ 311
Pol (Saint-).......... 542 Preste (la)......... 212
Pont-à-Mousson........ ib. Provins............. 368
Pont-de-Vesle......... 427 Pyrmont............. 524

Q.

Quievrecourt.......... 542

R.

Rançon................ 543 Roche-Pouzay (La)... 228
Réaumur............... ib. Rouen............... 377
Reims................. 428 Roujan.............. 543
Reine (Sainte-)....... 311 Roye................ 425
Rennes (Bains de)..... 333 Ruillé.............. 430
Repes................. 543

S.

Sail-lez-Château-Morand.. 543 Sauveur (Saint-).... 131
Sail-sous-Couzan...... 302 Seltz............... 291
Santin (Saint-)....... 422 Segray.............. 398
Saubuse............... 501 Seneuil............. 424

Sermaise	424	Sultz	544
Sedlitz	527	Sultzbach	ib.
Seidchutz	529	Sultzmatt	285
Saint-Suliac	543	Sylvanès	477
Spa	344		

T.

Tercis	499	Touci	544
Tintry	544	Trye-le-Château	429
Tongres	409		

U.

Ussat. 257

V.

Vals	373	Vernière (Source de la)	313
Vaupereux	544	Vic-en-Carladez	545
Velotte	ib.	Vic-le-Comte	303
Vendres	ib.	Vichi	246
Verberie	431	Ville-Franche	545
Verdusan (*Voyez* Castera-Vivent).		Vinca	220
		Vitre	545
Vergèze	314	Watweiller	431
Vernet	162	Wière-au-Bois	545

Y.

Yeuset. 545

FIN DE LA TABLE ALPHABÉTIQUE.

ERRATA.

Page 80, *ligne* 30, déterminer, *lisez* diminuer.
Page 155, *ligne* 10, citantes, *lisez* excitantes.
Page 443, *ligne* 28, *substituez* au point une virgule.
Page 476, *ligne* 8, conduit, *lisez* conduite.
Page 496, *ligne* 28, Nelse, *lisez* Nehe.

De l'Imp. de CELLOT, rue des Grands-Augustins, n° 9.

www.ingramcontent.com/pod-product-compliance
Lightning Source LLC
Chambersburg PA
CBHW070409230426
43665CB00012B/1310